JN494238

마취통증의학과 보험진료지침서

- 통증편 -

발행인 : 대한마취통증의학회 이사장 이일옥(고려의대)

저 자 : 대한마취통증의학회 보험진료지침서 위원회
위원장 : 대한마취통증의학회 보험이사 연준흠(인제의대)
부위원장 : 홍상현(가톨릭의대), 신화용(중앙의대)
위원 : 김재헌(건국의대), 김연동(원광의대), 문호식(가톨릭의대), 양종윤(굿모닝통증의학과), 이준호(순천향의대)

감 수 : 건강보험심사평가원 상근수석위원 및 위원장 대리 조석현, 건강보험심사평가원 상근위원 윤덕미

대한마취통증의학회
The Korean Society of Anesthesiologists

메 디 안 북

마취통증의학과 보험진료지침서 - 통증편 -

초판 인쇄 : 2018년 11월 5일
초판 발행 : 2018년 11월 12일
2판 발행 : 2019년 8월 12일

저 자 : 대한마취통증의학회 보험진료지침서 위원회
감 수 : 건강보험심사평가원 조석현, 윤덕미
발행인 : 김용덕
발행처 : 메디안 북
편 집 : 최수정
등 록 : 제 2010-000051호
주 소 : 서울시 마포구 마포대로 63-8, 818호(도화동 삼창프라자 빌딩)
전 화 : 02-732-4981
팩 스 : 02-711-4981
홈페이지 : www.mcbooks.co.kr

ISBN : 978-89-93340-84-6 93510

정 가 : 38,000원

본서는 대한마취통증의학회와의 계약에 의해 발행한 책으로 내용 일부 혹은 전부를 도서출판 메디안북의 동의 없이 무단으로 복제하는것을 금합니다.

※ 낙장이나 파본된 책은 교환해 드립니다.

이 책자에 사용된 그림과 사진 자료는 대한통증학회의 양해 및 허가 하에 통증의학 4판, 통증수기의 정석, 통증 초음파 실전 22례의 그림과 사진을 사용하였음을 미리 밝힙니다.

마취통증의학과 보험진료지침서

- 통증편 -

발행인 : 대한마취통증의학회 이사장 이일옥(고려의대)

저 자 : 대한마취통증의학회 보험진료지침서 위원회
위원장 : 대한마취통증의학회 보험이사 연준흠(인제의대)
부위원장 : 홍상현(가톨릭의대), 신화용(중앙의대)
위원 : 김재헌(건국의대), 김연동(원광의대), 문호식(가톨릭의대),
양종윤(굿모닝통증의학과), 이준호(순천향의대)

감 수 : 건강보험심사평가원 상근수석위원 및 위원장 대리 조석현,
건강보험심사평가원 상근위원 윤덕미

발간사

친애하는 대한마취통증의학회 회원 여러분,

'마취통증의학 보험진료지침서'는 보험진료지침서 위원회의 노력과 학회의 적극적인 지원의 결실로 2017년 11월부터 1년여 동안 준비 기간을 거쳐 2018년 발간하게 되었습니다. 학회 회원 여러분들과 더불어 함께 축하해 맞이하고 싶습니다.

돌이켜보면 대한마취통증의학회는 1956년 창립된 이후 회원 여러분들의 부단한 학문적 연구와 끊임없는 임상적 노력으로 엄청난 발전을 이루어 세계 속의 마취통증의학과로 지평을 넓히게 되었으나, 내적으로는 경쟁력 강화와 회원 권익을 위한 마취통증의학 보험진료지침서조차 없었던 점을 아쉬워하지 않을 수 없습니다. 이에 새로이 '마취통증의학 보험진료지침서'를 만들어 대한마취통증의학회 학회 회원들의 진료에 많은 도움을 주고자 합니다. 전 국민 의료보험제도가 시작된 이후 사 반세기 동안 계속되는 열악한 의료 환경과 급변하는 외부의 변화, 비급여의 급여화, 3차 상대가치, 건강보험요양급여, 자동차보험 및 산재보험 등으로 인한 의료보험심사에 따른 갈등이 계속되고 있기에 회원들에게 의료정책에 대한 이해의 폭을 넓히고, 보다 다양한 기준과 정부의 각종 고시, 심사 지침, 공개 심사례 등을 공유하게 하여 현 실정에 능동적으로 대처할 수 있도록 하였습니다.

끝으로 방대한 분량의 내용들을 면밀하고 정확히 재수정 집필해 주신 진료지침서위원회 위원장 연준흠 보험이사를 비롯한 7인의 위원들, 감수해 주신 진료심사평가위원회 조석현 심사수석 및 위원장직무대리님, 윤덕미 상근위원님을 비롯한 일선의 개원가에서 활동하고 계시는 여러 선생님들의 노고에 깊은 감사와 경의를 표합니다. 이사장으로서 앞으로의 바람이 있다면, 이 지침서 발간을 계기로 개정판은 물론이거니와 마취와 중환자 관리를 포함한 '마취통증의학' 분야를 총 망라하는 진정한 '대한마취통증의학회 보험진료지침서'의 발간이라고 생각합니다.

2018년 10월

대한마취통증의학회 이사장

이일옥

축사

존경하는 대한마취통증의학회 회원 여러분,

이번에 우리 학회에서도 잘 정리된 보험진료지침서를 발간하여 회원 여러분의 임상 진료에 따른 정확한 건강보험요양급여 청구의 길잡이로서 도움을 드리게 되어 대단히 기쁘게 생각합니다. 특히, 신경차단술을 중심으로 한 통증 진료 분야를 우리 마취통증의학과가 주도하고 바른 보험 진료 청구를 유도한다는 점에서 더욱 의의가 있다고 할 수 있습니다. 향후 다음 판의 개정 작업이 이루어지는 경우에는 마취와 중환자 관리 편이 추가되고 이번에 미진했던 점이 있다면 이를 보완하여 더욱 완벽한 지침서가 될 것입니다.

우리 대한마취통증의학회는 1956년에 창립되어 올해 62주년을 맞은 우리나라의 대표적인 학회로서 양적, 질적으로 발전하면서 학문적, 임상적 분야가 매우 다양하게 세분화되고 전문화되어 왔습니다. 현재의 마취통증의학과 의사들은 안전한 수술을 위한 수술 전 환자 관리와 수술 중 최선의 마취 방법을 선택하여 마취 관리를 시행하고 있습니다. 또한 수술 후 급성 통증 관리, 중환자 관리, 호흡 관리, 수술 후 회복 환자 관리를 담당하고 있습니다. 그리고 수술 후 통증 관리 뿐 아니라 다양한 시술을 통해 급만성 통증 환자들의 통증 관리를 시행하여 왔으며 이를 계기로 2002년에 '마취과'에서 '마취통증의학과'로 진료과목 명칭이 변경된 후 더욱 많은 마취통증의학과 전문의들이 통증클리닉을 개설하고 개원하여 환자들의 다양한 급만성 통증 관리를 위해 노력하고 있습니다.

이에 그 동안의 우리나라의 보건의료정책과 급여기준의 변화에 따른 건강보험심사평가원의 건강보험 요양급여 심사기준의 변화를 반영하면서 통증 치료의 전반에 걸쳐서 신경차단술료의 적용기준, 산정기준, 실시 방법, 검사료, 치료재료 고시 및 산정기준, 급여기준, 관련 심사례와 함께 자동차보험 진료수가에 관한 기준, 산업재해 보상 원칙 등에 대한 지침서의 상세한 기술은 우리 회원들의 적정진료의 시행과 정확한 건강보험급여청구에 크게 기여하리라고 확신합니다.

다시 한 번 '마취통증의학과 보험진료 지침서'를 발간하게 됨을 모든 회원 여러분과 함께 기쁘게 생각하며 보험진료지침서 위원회 위원장이신 연준흠 보험이사를 비롯한 7분 위원님들의 노고에 깊은 감사를 드리고, 지침서 발간을 진심으로 축하합니다.

2018년 10월

대한마취통증의학회 회장

신용섭

축사

매일같이 진료실에서 환자와 씨름을 하면서 울고 웃는 것이 의사들의 일상입니다. 임상의사들은 여기에 더해서 자신이 진료한 내용을 바탕으로 건강보험심사평가원에 요양급여비용을 청구하고 그에 대한 비용을 받습니다. 하지만 때로는 실제로 환자에게 제공한 진료 내용이 건강보험요양급여의 규정과 달라, 진료비가 청구했던 것과 다르게 책정되어 적은 비용을 받는 경우에는 또 다른 깊은 시름을 안아야 합니다.

대한마취통증의학회와 대한통증학회가 마취통증의학과 선생님들의 고충을 덜어드리고자 보험진료지침서를 발간하게 되었음에 진심으로 다행이라 생각됩니다. 이번에 발간하게 된 보험진료지침서는 학회 회원들의 지속적인 요구에 보험위원회에서 약 1년에 걸쳐 자료를 모으고, 열과 성을 다한 분석과 논의 끝에 완성된 것입니다. 학회는 이러한 작업을 통해 현재의 심사기준이 임상 현장의 사정을 반영하지 못하는 부분이 일부 있다는 것을 발견할 수 있었고, 이번 지침서 작업을 통하여 확인한 차이들은 본 학회에서 지속적인 노력을 통하여 심사기준을 현실화 할 수 있도록 해야할 것입니다.

본 지침서가 발간되기까지 헌신의 노력을 기울여주신 대한마취통증의학회, 대한통증학회 보험위원회와 보험진료지침서 소위원회 위원들에게 다시 한번 깊은 감사 말씀 드리며, 이 지침서가 진료를 보시는 모든 마취통증의학과 선생님들에게 많은 도움이 되었으면 하는 바램입니다.

감사합니다.

2018년 10월

대한통증학회 회장

조대현

축사

2000년 의약분업 이래 급격한 개원 증가에 따라 통증분야에도 진료비가 상승되었고 이에 대하여 보험재정의 안정화와 적정한 보장성을 주요 목표로 채택된 심사기준이 현재까지 운영되고 있습니다.

그러나, 개원가 진료현장에서는 다양한 환자들을 접하면서 심사기준에 따른 치료 행위의 제한으로 인해 수 많은 삭감 사례들이 누적되어왔고, 심사평가원 중앙심사조정위원회를 통해 개별 심사된 사안들이 일선 심사위원들에게는 어떤 확고한 기준이나 되는듯 일반화되는 경우도 있다 보니 개원가에서는 도무지 내가 진료한 내용들이 과연 정당한 심사를 받게 될 것인지에 대한 일말의 불안과 의구심을 떨칠 수 없습니다.

이러한 수많은 사례들을 모아 '마취통증의학 보험진료지침서'라는 책자로 발간된다고 하니 감회가 새롭습니다.

물론 터무니 없이 과잉진료를 한 경우도 있겠지만, 진료 수준을 반영하지 못하는 심사기준을 초과했다고 이를 과잉 진료로 보는 것은 한번 더 생각해봐야 할 것입니다.

의사들이 보험재정 형편까지 감수해야 하는 건 아니라고 봅니다. 오직 환자들의 빠른 치유를 위해 최선의 의료를 제공하는데 매진하는게 당연히 의사들이 해야할 몫입니다. 의료비 지불 구조는 의사들이 노력한 대가를 적정하게 보장받도록 하는데 그 역할을 충실히 해야한다고 생각합니다. 그러나 지금의 심사체계로는 열심히 환자를 보면 볼수록 과잉 진료로 인식되어 돈벌이에 몰입한 범죄자처럼 인식되는 지경이 아쉽습니다.

따라서 대한마취통증학회에서 발간하는 보험진료지침서를 통해 그간의 심사사례들을 잘 정리하고, 보험재정 안정화 시각에서 바라보는 심사보다는 의사들의 소신 진료가 권장되는, 보다 현실적인 심사기준을 통해 성실한 의사들에게는 진료에 따른 적절한 보상이 보장되는 날이 오길 기대합니다.

수고하신 모든 분들에게 큰 축복이 있으시길 기원합니다.

2018년 10월

대한마취통증의학과의사회 회장

이상율

인사말

해마다 마취통증의학 전문의 외에 '마취통증의학'을 표방하며, 신경차단술을 실시하는 요양기관이 급증하고 있습니다. 이러한 신경차단술 청구의 증가에는 의료기술의 발달, 퇴행성 질환 및 만성 통증 관리에 대한 관심 증가, 수술적 치료보다 비수술적 치료를 선호하는 국민 경향 및 사회의 노령화 등이 원인으로 생각됩니다. 따라서, 매 분기 공개되는 진료심사평가위원회 공개심의사례를 보면 신경차단술 관련 심사례가 거의 항상 언급이 되고 있는 현실입니다.

그러나, 본 학회의 대부분의 회원들은 (특히, 개원한지 얼마 안되는) 오로지 학문적 지식에는 관심이 많았으나, 이러한 마취통증의학 분야의 고시 및 법규, 심사 지침, 심사례 등에 대한 지식과 정보가 부족하여 반복되는 청구에 대한 삭감으로 고생하고 있습니다. 이에 여러 뜻있는 회원들이 보험이사인 본인에게 '마취통증의학과 의사로서 진료를 함에 실질적인 도움이 될 수 있는 보험진료지침서'를 학회 차원에서 만들어 주기를 수차례 건의하였습니다. 이러한 회원들의 꾸준한 요구에 대한마취통증학회 보험위원회에서는 학회 회원들에게 '올바른 건강보험 요양급여 청구'를 안내하기 위해 '마취통증의학 보험진료지침서'를 발간하기로 결정하였고, 이일옥 이사장님과 신용섭 회장님의 전폭적인 지원하에 2017년 1월 보험진료지침서 위원회를 구성하였습니다.

지난 1년여의 짧은 기간 동안 저를 포함한 8명의 위원들이 보험위원회에 누적된 전산자료 외에 보건복지부 관련 고시 및 법규, 건강보험심사평가원 발간 책자 20여 종 및 공개 심사례, 자동차보험, 산재보험 자료, 보험위원들의 연구 자료 등을 공유하고, 분석하였으며, 수십 차례의 온라인, 그리고 오프라인 회의에서 지난한 토론 끝에 '대한마취통증의학회 보험진료지침서 – 통증편'을 KoreAnesthesia 2018에 맞춰 2018년 11월에 발간하게 되었습니다. 이 책자는 건강보험요양급여와 자동차, 산재 보험을 망라하여 마취통증의학의 진단, 치료, 투약에 대해 전반적인 내용을 다루고 있으며, 저를 포함한 8명의 집필진이 지난 1년 동안 주말을 반납하며 집필에 매달린 노고로 완성되었습니다. 이에 같이 고생하신 홍상현, 신화용, 김재헌, 김연동, 문호식, 이준호 교수와 양종윤 원장에게 감사드립니다. 또한, '보험위원회의 무모한 도전'에 기꺼이 지원과 응원을 해주신 대한마취통증의학회 이일옥 이사장님과 신용섭 회장님, 대한통증학회 조대현 회장님, 대한마취통증의학과 의사회 이상율 회장님께 감사 인사 드리며, 첫걸음에 아쉬운 마음도 많지만, 근시일 내에 마취를 포함한 개정증보판을 발간하여 진정한 '마취통증의학 보험진료지침서'로 회원들의 기대에 부응하겠다는 약속을 감히 드리며, 이로써 인사말을 매조지 하고자 합니다.

대한마취통증의학회 보험이사 및 진료지침서 위원장

연준흠

감수사

보험진료지침서 위원회의 『열』과 『성』으로 '마취통증의학 보험진료지침서'를 출간하게 되었음을 진심으로 축하합니다.

돌이켜보면, 제가 마취통증의학과 분과위원회 위원장을 우연치 않게 맡게 되면서, 마취통증의학과 인연이 깊었나봅니다. 많은 마취통증의학 분야의 석학들을 모시고 몇 가지 고시 개정을 하였고, 심사지침을 만든 바 있습니다. 그 당시 열띤 토론에 참여하셨던 분들을 생각하면, 의료계 발전과 진료비 심사에 대한 공정성을 위해 노력을 아끼지 않았다는 말씀을 드리지 않을 수 없습니다.

후학들을 위하여 보험진료지침서를 만든다는 것은 참으로 뜻 깊은 일입니다. 코페르니쿠스는 아리타르코스의 지구가 태양 주위를 돈다는 아이디어와 프톨레마이오스 이후 천문학자들의 천체 관찰 데이터와 삼각함수를 적용하여 지동설을 확립함으로 코페르니쿠스적 전환기를 맞은 바 있습니다. 보험위원회의 책을 만들겠다는 아이디어와 그동안 심사기준과 심사 사례를 열거하는 것과 보험위원회의 의견을 수록하는 것은, 데이터에 기반한 삼각함수의 적용으로 개원가에서 실질적으로 도움이 되는 것임을 한 눈에 알 수 있었습니다. 진료비 청구에 대한 전환기를 맞을 수 있음을 시사하는 대목이 되겠습니다.

앞으로 더 바램이 있다면, 이 책을 펼침으로 '알파에서 오메가까지'처럼 개원가에서 일어나는 모든 일이 해결될 수 있도록 보완해 나가는 일이라고 생각합니다. 다시한번 '마취통증의학 보험진료지침서'의 발간을 축하하며 '대한마취통증의학회'의 무궁한 발전을 기원합니다.

2018년 10월

진료심사평가위원회 심사수석, 위원장 직무대리

조석현

목차

인사말

Section 5 제2장 검사료 / 235

Section 6 제3장 영상진단 / 251

Section 7 통증 관련 약제 / 285

제6장 마취료

제3절 신경차단술료

Section 1

Chapter 1 신경축 신경차단술

Chapter 2 뇌신경 및 뇌신경말초지차단술
Cranial Nerve or Its Peripheral Branch

Chapter 3 척수신경말초지차단술
Block of Peripheral Branch of Spinal nerve

Chapter 4 척추신경총, 신경근 및 신경절차단술
Spinal Nerve Plexus, Root or Ganglion Block

Chapter 5 교감신경총 및 신경절차단술
Sympathetic Plexus or Ganglion

Chapter 6 전척추블록 Total Spinal Block

Chapter 7 신경차단술 준용항목

Section 1

제6장 마취료 제3절 신경차단술료

제6장

마취료

[산정지침]

(1) 마취약제 주사 시 사용한 1회용 주사기 및 주사침 등의 재료대는 마취료 소정 점수에 포함되므로 별도 산정하지 아니한다.

제3절 신경차단술료

신경차단술의 가산 적용기준

신경차단술은 마취, 동통완화 또는 치료목적으로 시행할 경우에 산정할 수 있으며 시술행위에 따라 소정금액을 산정하되, 동통완화 또는 치료목적으로 실시한 경우에는 마취행위가 아니므로 제6장 마취료 산정지침에 의한 신생아, 소아, 노인등은 가산을 할 수 없으며 응급진료가 불가피한 경우를 제외하고는 공휴일 또는 야간가산을 할수 없음.

다만, 마취목적으로 시행하는 경우에는 제6장 마취료 산정지침에 의한 가산을 할 수 있음.

고시 제2016-190호, 2016.10.01. 시행

신경차단술의 산정기준

통증완화 또는 치료목적으로 실시하는 신경차단술은 상병명, 환자의 상태 및 신경차단술에 대한 환자의 반응 등에 따라 그 종류와 실시간격 및 횟수 등이 달라질 수 있으나 적정치료기간 등을 감안하여 동 시술에 대한 산정기준은 다음과 같이 함.

다 음

가. 신경차단술은 상병에 따라 주 2-3회 인정함을 원칙으로 하되, 최초 시술부터 15회까지는 소정금액의 100%를, 15회를 초과시는 50%를 산정함.

나. 신경차단술을 장기간 연속적으로 실시하는 것은 바람직하지 아니하므로 일정기간 신경차단술 후 제통이 되지 않을 경우에는 치료의 방향 등을 고려하여야 하는 점 등을 감안하여 실시기간은 **치료기간당 최대 2개월까지 인정**함. 다만, **대상포진후 통증, 척추수술 실패 후 통증, 신경병증성통증(neuropathic pain), 척추손상후 통증, 말기암성통증**인 경우에는 예외로 적용함.

다. **동일 병소에 날짜를 달리하여 서로 다른 신경차단술을 실시하는 경우에는 시술의 종류에 불문하고 실시 횟수를 합산함.**

라. **동일병소에 동시에** 서로 다른 **2가지** 이상의 신경차단술을 실시하는 경우에는 **2가지의 신경차단술만 산정하되, 주된 신경차단술은 해당 소정금액의 100%를 산정하고 제2의 신경차단술은 해당 소정금액의 50%를 산정**하며, 횟수는 1회로 산정함. 다만, **주 신경에서 세분된 분지신경 차단을 주 신경차단과 동시에 실시하는 경우에는 주 신경차단에 따른 효과를 고려하여 주 신경차단의 소정금액만 인정함**(예: Saphenous N/B과 동시에 Articular branch block of Saphenous nerve).

고시 제2009-180호, 2009.10.01. 시행

청구의 Tip

신경차단술시 사용한 약제(국소마취제, 스테로이드제, 조영제 등)는 "약제 급여목록 및 급여상한 금액표"에 따라 **실사용량**으로 산정한다.

Chapter 1 신경축 신경차단술 Neuraxial Nerve Block

① 지주막하 신경차단술 Subarachnoid Nerve Block

분류번호	코드	분류	점수	의원	병원
바-21	LA210	**지주막하 신경차단술** Subarachnoid Nerve Block	431.37	35,110	31,710

적응증

1. Intractable pain syndrome
2. Cancer pain 등

실시방법

지주막하강에 국소마취제 또는 기타 필요한 약제 적정량을 주입해서 신경전달을 차단하고 척수신경에서 유래되는 통증을 소실시키는 신경블록법

② 경막외 신경차단술 Epidural Nerve Block

가. 일회성 차단 Single Block

분류번호	코드	분류	점수	의원	병원
바-22		경막외 신경차단술 Epidural Nerve Block			
		가. 일회성 차단 Single Block ㈜ 천자 또는 카테터를 삽입하여 일회 약제 주입한 후 카테터를 제거한 경우에 산정한다.			
	LA321	(1) 경추 및 흉추 Cervical and/or Thoracic	757.97	61,700	55,710
	LA322	(2) 요추 및 천추 Lumbar and/ or Caudal	450.41	36,660	33,110

적응증

1. 신경병증 통증(대상포진후 신경통, 복합부위통증증후군 등)
2. 척추통증(추간판 탈출증, 척추관 협착증, 척추관절증 등)
3. 다한증
4. 근육통증
5. 암성통증

6. 급성 통증
7. 수술 후 통증 등

실시방법

1. 필요시 환자의 정맥로를 확보하고 500 ml 생리식염수 또는 하트만씨 용액을 천천히 주입한다.
2. 필요시 혈압계와 맥박 산소포화도(필요에 따라서는 심전도 등)를 부착하고 모니터링하면서 준비한다.
3. 환자를 복와위/측와위/좌위로 하고 고개를 숙이게 한다.
4. 시술자는 소독된 장갑을 끼고 환자 몸의 자입이 되는 지점을 중심으로 소독된 겸자(forcep)를 이용하여 포비돈 등으로 소독을 한다.
5. 자침할 부위의 구조를 촉지 또는 필요에 따라 C-arm을 이용하여 확인한다.
6. 국소마취제로 자입점을 피부 침윤한 후 20-22 G의 자침으로 피부 및 피하 결체조직 이하를 guiding 한다.
7. 17-22 G 이상의 Tuohy needle을 사용하여 척추의 극상돌기사이로 정중선 혹은 측방선을 따라 경막외강을 향해 서서히 진입한다. 이때 경막외강의 확인은 C-arm의 전후면과 측면영상을 수시로 얻어 자침의 깊이와 위치를 확인한다. 동시에 생리식염수나 공기를 통한 저항소실법을 이용하여 확인한다.
8. 피부로부터 3.0-6.0 cm(환자나 부위에 따라 다름) 깊이에서 C-arm 영상에서 적절한 위치에 도달함과 동시에 저항소실이 있고 난 후 주사기의 피스톤을 뒤로 잡아당겨서 혈액 및 뇌척수액이 새지 않는 것을 재확인한다.
9. 필요에 따라 조영제를 주입하여 C-arm을 이용하여 실시간 영상을 통해 경막외강내의 조영제 확산을 확인한다.
10. 혈관내 또는 지주막하 주입이 발견된 경우 needle을 피부하로 빼낸뒤 재 조정하여 상기한 5-7의 과정을 반복하여 정확한 위치를 다시 찾는다.
11. 국소마취제 및 기타 필요한 약물 소량을 시험적으로 경막외강으로 천천히 주입한 뒤 환자의 이상반응 여부를 확인하고, 이상이 없을 경우 나머지 약제를 1.0-2.0 ml 씩 주입하고 이 때마다 주사기의 피스톤을 뒤로 잡아당겨서 혈액 및 뇌척수액이 새지 않은 것을 확인하는 과정을 거친다.
12. 약물 주입이 완료되면 바늘을 조심히 제거하고 피부 자입부를 멸균드레싱 한다.

13. 이후 조심스럽게 환자용 침대로 옮긴후 회복실로 이송후 약 0.5-1시간 동안 절대안정을 취하도록 한다.
14. 약물 주입 후 첫 15-30분까지 감각 및 운동신경 검사를 하여 신경차단의 정도 및 기타 부작용에 대한 평가를 한다.
15. 경막외 차단의 부위에 따라 혹은 환자에 상태에 따라 생체징후 감시(혈압, 맥박 산소포화도, 심전도 등) 및 산소흡입의 행위(비캐뉼라 혹은 마스크)가 시술 후에 필요할 수도 있다.

경부 경막외 신경차단술(LA321)의 영상

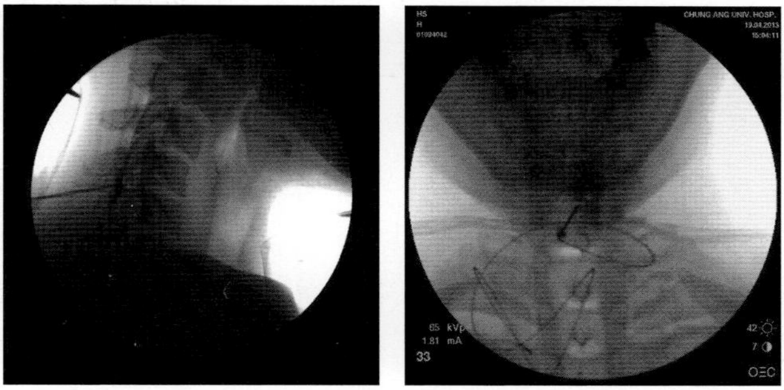

흉부 경막외 신경차단술(LA321)의 영상

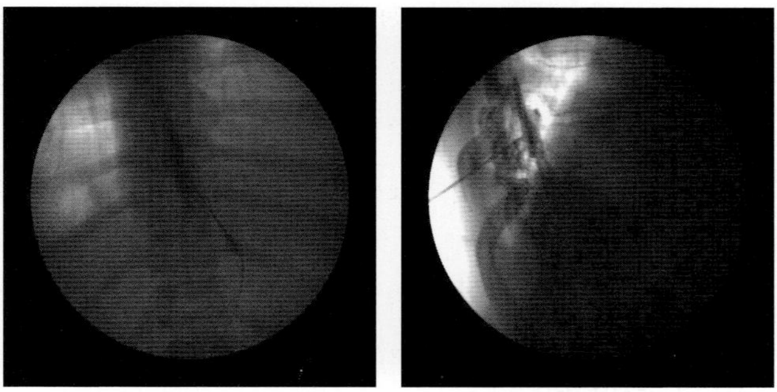

요추 경막외 신경차단술(LA322)의 영상

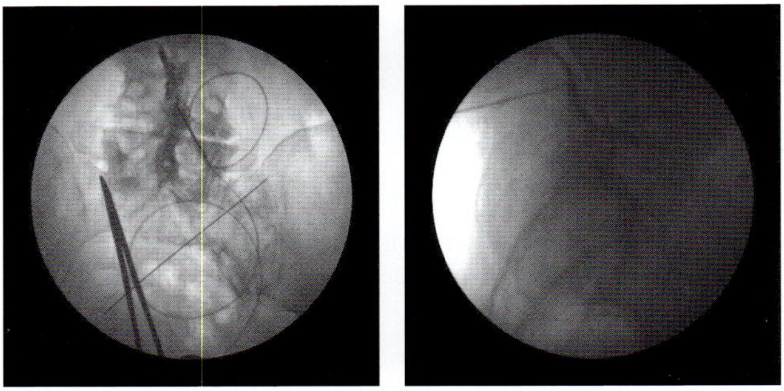

미추 경막외 신경차단술(LA322)의 영상

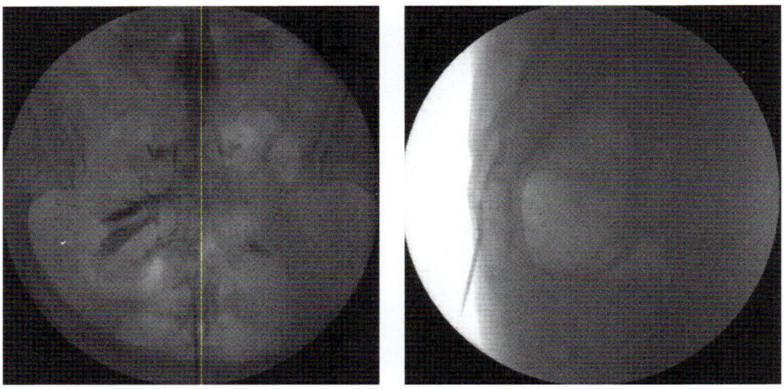

고시

바25 경막외 신경차단술과 천골신경차단술(일명 S2 Block) 동시 실시시 수가산정방법

S2 Foramen에 실시한 천골신경차단술(Transsacral Block: 일명 S2 Block)은 경막외 신경차단술(Epidural Block)으로는 통증이 충분히 조절되지 않을 때 실시하게 되므로 Epidural Block과 S2 Block의 동시 실시는 타당하며 같은 날 Epidural Block(또는 경막외 카테터 삽입)과 S2 Block를 같이 실시한 경우에는 주된 신경차단술 소정점수의 100%, 제2 신경차단술 소정점수의 50%를 산정함.

고시 제2007-46호, 2007.06.01.

나. 지속적 차단 Continuous Block

(1) 피하터널식 카테터 삽입에 의한 방법 by Catheter Insertion through Subcutaneous Tunnel

분류번호	코드	분류	점수	의원	병원
바-22		경막외 신경차단술 Epidural Nerve Block			
		나. 지속적 차단 Continuous Block ㈜ 1. 카테터를 삽입하여 수일간 약제를 주입하여 지속적으로 차단한 경우에 산정하며, 사용한 카테터는 별도 산정한다. 2. 드레싱, 저장기내 약물 주입, 1회용(휴대용) 지속 주입재료 연결장착 등 관리 비용은 해당 소정 점수에 포함되어 있으므로 별도 산정하지 아니한다.			
		(1) **피하터널식 카테터 삽입에 의한 방법** by Catheter Insertion through Subcutaneous Tunnel			
	LA222	(가) 카테터 삽입 당일[카테터 삽입료 포함]	892.23	72,630	65,580
	LA223	(나) 익일 이후(1일당)	167.24	13,610	12,290

- **적응증**

1. 신경병증성 통증(대상포진후 신경통, 복합부위통증증후군, 등)
2. 척추통증(추간판 탈출증, 척추관 협착증, 척추관절증 등)
3. 다한증
4. 근육통증
5. 암성통증
6. 급성통증
7. 수술 후 통증

- **실시방법**

(가) 카테터삽입 당일[카테터삽입료 포함] (LA222):

1. 필요시 환자의 정맥로를 확보하고 500 ml 생리식염수 또는 하트만씨 용액을 천천히 주입한다.
2. 필요시 혈압계와 맥박 산소포화도(필요에 따라서는 심전도 등)를 부착하고 모니터링하면서 준비한다.
3. 환자를 복와위/측와위/좌위로 하고 고개를 숙이게 한다.
4. 시술자는 소독된 장갑을 끼고 환자 몸의 자입이 되는 지점을 중심으로 소독된 겸

자(forcep)를 이용하여 포비돈 등으로 소독을 한다.

5. 자침할 부위의 구조를 촉지 또는 필요에 따라 C-arm을 이용하여 확인한다.
6. 국소마취제로 자입점을 피부 침윤한 후 20-22 G의 자침으로 피부 및 피하 결체 조직 이하를 guiding 한다.
7. Tuohy needle을 사용하여 척추의 극상돌기사이로 정중선 혹은 측방선을 따라 경막외강을 향해 서서히 진입한다. 이때 경막외강의 확인은 C-arm의 전후면과 측면영상을 수시로 얻어 자침의 깊이와 위치를 확인한다. 동시에 생리식염수나 공기를 통한 저항소실법을 이용하여 확인한다.
8. 피부로부터 3.0-6.0 cm(환자나 부위에 따라 다름) 깊이에서 C-arm 영상에서 적절한 위치에 도달함과 동시에 저항소실이 있고 난 후 주사기의 피스톤을 뒤로 잡아당겨서 혈액 및 뇌척수액이 새지 않는 것을 재확인한다.
9. 필요에 따라 조영제를 주입하여 C-arm을 이용하여 실시간 영상을 통해 경막외강내의 조영제 확산을 확인한다.
10. 혈관내 또는 지주막하 주입이 발견된 경우 needle을 피부아래로 빼낸뒤 재 조정하여 상기한 5-7의 과정을 반복하여 정확한 위치를 다시 찾는다.
11. 거치된 Tuohy needle을 통하여 epidural catheter를 조심스럽게 거치한다.
12. 국소마취제 및 기타 필요한 약물 소량을 시험적으로 epidural catheter를 통하여 경막외강으로 천천히 주입한 뒤 환자의 이상반응 여부를 확인한다.
13. 이상이 없을 경우 Tuohy needle을 제거한다.
14. 나머지 약제를 1.0-2.0 ml씩 주입한다.
15. 각 부위에 따른 경막외차단의 방법대로 경막외 차단을 시행하는데 이때는 보다 굵은 바늘을 사용한다. 경막외차단이 성공적으로 이루어진 것을 확인한 후 Tuohy needle을 통하여 카테터를 넣고 약 5-10 cm 떨어진 부위까지 국소마취를 한 후 터널을 만들고 카테터를 이 터널을 통하여 빼내어 고정한다.
16. 피부 자입부 및 카테터 삽입 부위를 멸균드레싱 한다.
17. 국소마취제 및 기타 필요한 약물 적정량을 경막외강으로 천천히 주입하고 난 뒤 약 1-2시간 동안 앙와위 혹은 복와위로 절대안정을 취하도록 한다.
18. 약물 주입 후 첫 15-30분까지 감각 및 운동신경 검사를 하여 신경차단의 정도 및 기타 부작용에 대한 평가를 한다.
19. 고장성 식염수 등 경막외 유착 박리를 위한 약제를 천천히 주입한다.

20. 경막외 차단의 부위에 따라 혹은 환자 상태에 따라 생체징후 감시(혈압, 맥박 산소포화도, 심전도 등) 및 산소흡입의 행위(비캐뉼라 혹은 마스크)가 주술기에 필요할 수도 있다.

(나) 익일 이후(1일당)

1. 소독 부위를 열어 카테터의 상태을 확인하고 재소독을 실시한다.
2. 먼저 국소마취제의 시험용량 주입 후 첫 15-30분까지 감각 및 운동신경 검사를 하여 신경차단의 정도 및 기타 부작용에 대한 평가를 한다.
3. 부작용이 없음을 확인 후 나머지 국소마취제을 투여한다.
4. 약 20분 후 국소마취제에 대한 부작용등이 없음을 확인한 후 필요에 따라 추가 약제(고장성 식염수 등)를 조금씩 주입하고 주입시 마다 환자의 상태 및 활력징후, 부작용등을 확인한다
5. 경막외 차단의 부위에 따라 혹은 환자 상태에 따라 생체징후 감시(혈압, 맥박 산소포화도, 심전도 등) 및 산소흡입의 행위(비캐뉼라 혹은 마스크)가 시술 후에 필요할 수도 있다.

(2) **피하매몰 저장기펌프 삽입술에 의한 방법** by Implantation of Subcutaneous Reservoir Pump

분류번호	코드	분류	점수	의원	병원
바-22		경막외 신경차단술 Epidural Nerve Block			
		나. 지속적 차단 Continuous Block ㈜ 1. 카테터를 삽입하여 수일간 약제를 주입하여 지속적으로 차단한 경우에 산정하며, 사용한 카테터는 별도 산정한다. 2. 드레싱, 저장기내 약물 주입, 1회용(휴대용) 지속 주입재료 연결장착 등 관리 비용은 해당 소정점수에 포함되어 있으므로 별도 산정하지 아니한다.			
		(2) **피하매몰 저장기펌프 삽입술에 의한 방법** by Implantation of Subcutaneous Reservoir Pump			
	LA224	(가) 카테터삽입 당일[카테터삽입료 포함]	1,726.26	140,520	126,880
	LA225	(나) 익일 이후(1일당)	165.75	13,490	12,180

적응증

1. 암성통증
2. 척추수술후 증후군
3. 복합부위 통증증후군
4. 다른 치료에 반응하지 않는 만성통증

실시방법

(가) 카테터 삽입 당일[카테터 삽입료 포함]

1. 환자를 측와위로 하고 넓은 부위를 소독한 뒤 방포를 덮는다.
2. 바늘끝이 특수하게 제작된 거치용 천자바늘을 사용하여 경막외강을 천자한다. (상지 통증의 경우는 상흉추부에서, 하지통증의 경우는 요추부에서 경막외 천자를 한다.)
3. 바늘을 통해 경막외 카테터을 삽입하고 조영제를 주사하여 C-arm을 통해 해당 통증 부분에 조영제가 확산되는 지를 확인한다.
4. 적당한 부위에 포트 이식할 부위를 도안하여 피부절개 및 pouch를 만든다.
5. 피하로 터널을 통해 포트와 경막외 카테터를 연결하는 관을 거치시킨다.
6. 연결관을 카테터와 포트에 연결시킨다.
7. 포트는 비흡수 봉합사로 피하에 단단히 고정시킨다.
8. 포트 삽입부의 피하 및 피부를 봉합한 후 진단적으로 국소마취제를 테스트 목적

으로 주사하여 통증의 경감, 부작용 발생 유무등을 관찰한다.

9. 피부절개 부위를 멸균드레싱 한다.
10. 회복실 이송 후 30-60분간 안정을 취하도록 한다.
11. 환자에게 유의 사항에 대하여 설명한다.

(나) 익일 이후(1일당)

1. 피하매몰 펌프 주변의 피부 상태을 확인하고 재소독을 실시한다.
2. 먼저 국소마취제의 시험용량 주입 후 첫 15-30분에 감각 및 운동신경 검사를 하여 신경차단의 정도 및 기타 부작용에 대한 평가를 한다.
3. 부작용이 없음을 확인 후 나머지 국소마취제을 투여한다.
4. 경막외 차단의 부위에 따라 혹은 환자 상태에 따라 생체징후 감시(혈압, 맥박 산소포화도, 심전도 등) 및 산소흡입의 행위(비캐뉼라 혹은 마스크)가 시술 후에 필요할 수도 있다.

(3) 기타(비터널식카테터)에 의한 방법 Others

분류번호	코드	분류	점수	의원	병원
바-22		경막외 신경차단술 Epidural Nerve Block			
		나. 지속적 차단 Continuous Block 주 1. 카테터를 삽입하여 수일간 약제를 주입하여 지속적으로 차단한 경우에 산정하며, 사용한 카테터는 별도 산정한다. 2. 드레싱, 저장기내 약물 주입, 1회용(휴대용) 지속 주입재료 연결장착 등 관리 비용은 해당 소정점수에 포함되어 있으므로 별도 산정하지 아니한다.			
		(3) **기타(비터널식 카테터)에 의한 방법** Others			
	LA226	(가) 카테터 삽입 당일[카테터 삽입료 포함]	656.17	53,410	48,230
	LA227	(나) 익일 이후(1일당)	155.23	12,640	11,410

- **적응증**

1. 신경병증 통증(대상포진후 신경통, 복합부위통증증후군 등)
2. 척추통증(추간판 탈출증, 척추관 협착증, 척추관절증 등)
3. 다한증
4. 근육통증
5. 암성통증
6. 급성 통증

7. 수술 후 통증 등

실시방법

(가) 카테터삽입 당일[카테터삽입료 포함] (LA226)

1. 필요시 환자의 정맥로를 확보하고 500 ml 생리식염수 또는 하트만씨 용액을 천천히 주입한다.
2. 필요시 혈압계와 맥박 산소포화도(필요에 따라서는 심전도 등)를 부착하고 모니터링하면서 준비한다.
3. 환자를 복와위/측와위/좌위로 하고 고개를 숙이게 한다.
4. 시술자는 소독된 장갑을 끼고 환자 몸의 자입이 되는 지점을 중심으로 소독된 겸자(forcep)를 이용하여 포비돈 등으로 소독을 한다.
5. 자침할 부위의 구조를 촉지 또는 필요에 따라 C-arm을 이용하여 확인한다.
6. 국소마취제로 자입점을 피부 침윤한 후 20-22 G의 자침으로 피부 및 피하 결체조직 이하를 guiding한다.
7. Tuohy needle을 사용하여 척추의 극상돌기사이로 정중선 혹은 측방선을 따라 경막외강을 향해 서서히 진입한다. 이때 경막외강의 확인은 C-arm의 전후면과 측면영상을 수시로 얻어 자침의 깊이와 위치를 확인한다. 동시에 생리식염수나 공기를 통한 저항소실법을 이용하여 확인한다.
8. 피부로부터 3.0-6.0 cm(환자나 부위에 따라 다름) 깊이에서 C-arm영상에서 적절한 위치에 도달함과 동시에 저항소실이 있고 난 후 주사기의 피스톤을 뒤로 잡아당겨서 혈액 및 뇌척수액이 새지 않는 것을 재확인한다.
9. 필요에 따라 조영제를 주입하여 C-arm을 이용하여 실시간 영상을 통해 경막외강내의 조영제 확산을 확인한다.
10. 혈관내 또는 지주막하 주입이 발견된 경우 needle을 피부 아래로 빼낸뒤 재 조정하여 상기한 5-7의 과정을 반복하여 정확한 위치를 다시 찾는다.
11. 거치된 Tuohy needle을 통하여 epidural catheter를 조심스럽게 거치한다.
12. 국소마취제 및 기타 필요한 약물 소량을 시험적으로 epidural catheter를 통하여 경막외강으로 천천히 주입한 뒤 환자의 이상반응 여부를 확인한다.
13. 이상이 없을 경우 Tuohy needle을 제거한다.
14. 나머지 약제를 1.0-2.0 ml 씩 주입한다.

12. 약물 주입이 완료되면 바늘을 조심히 제거하고 피부 자입부를 멸균드레싱한다.
13. 이후 조심스럽게 환자용 침대로 옮긴후 회복실로 이송후 약 0.5-1시간 동안 절대안정을 취하도록 한다.
14. 약물 주입 후 첫 15-30분까지 감각 및 운동신경 검사를 하여 신경차단의 정도 및 기타 부작용에 대한 평가를 한다.
15. 경막외 차단의 부위에 따라 혹은 환자 상태에 따라 생체징후 감시(혈압, 맥박 산소포화도, 심전도 등) 및 산소흡입의 행위(비캐뉼라 혹은 마스크)가 시술 후에 필요할 수도 있다.

(나) 익일 이후(1일당) (LA227)

1. 카테터 삽입 부위의 피부 상태를 확인하고 재소독을 실시한다.
2. 먼저 국소마취제의 시험용량 주입 후 첫 15-30분에 감각 및 운동신경 검사를 하여 신경차단의 정도 및 기타 부작용에 대한 평가를 한다.
3. 부작용이 없음을 확인 후 나머지 국소마취제를 투여한다.
4. 경막외 차단의 부위에 따라 혹은 환자 상태에 따라 생체징후 감시(혈압, 맥박 산소포화도, 심전도 등) 및 산소흡입의 행위(비캐뉼라 혹은 마스크)가 시술 후에 필요할 수도 있다.

③ 통증자가조절법 Patient Controlled Analgesia

<table>
<tr><th>항목</th><th>제목</th><th>세부인정사항</th></tr>
<tr>
<td>바-22
경막
외신
경차
단술</td>
<td>통증 자가
조절법
(Patient
Controlled
Analgesia)의
급여기준</td>
<td>
1회용 펌프(Disposable Infusion Pump) 또는 통증 자가조절장치(Patient Controlled Module) 등을 사용하여 환자 스스로 약물 주입을 조절할 수 있도록 하는 통증 자가조절법(Patient Controlled Analgesia)은 다음과 같은 경우에 인정함.

다 음
가. 급여대상
1) 암환자(암성통증, 암관련 수술 후 통증)
2) 개심술, 개두술, 장기이식, 제왕절개 수술 후 통증
3) 근위축성축삭경화증(Amyotrophic Lateral Sclerosis, ALS)환자의 만성통증, 만성난치통증(Chronic intractable pain)
나. 산정방법
1) 수기료
<table>
<tr><th colspan="2">구분</th><th>경막외주입
(Epidural PCA)</th><th>정맥내주입
(IV PCA)</th></tr>
<tr><td>시술 당일</td><td>주입로 확보 및 Infusor 장착을 모두 실시한 경우</td><td>바22나(3)(가) 경막외 신경차단술(지속적 차단 - 기타 - 카테터 삽입 당일) 소정점수(코드LA201)</td><td>바22나(3)(가) 경막외 신경차단술(지속적 차단 - 기타 - 카테터 삽입 당일) 소정점수의 50%(코드 LA204)</td></tr>
<tr><td></td><td>확보된 주입로에 Infusor만 연결하는 경우</td><td>마5 - 1수액제주입로를 통한주사의 소정점수와 바22 나(3)(나) 경막외 신경차단술 (지속적 차단 - 기타 - 익일이후)의 소정점수를 합한 점수(코드 LA202)</td><td>마5 - 1수액제주입로를 통한주사 소정금액과 바22 나(3)(나) 경막외 신경차단술 (지속적 차단 - 기타 - 익일이후) 소정점수의 50% (코드 LA205)</td></tr>
<tr><td colspan="2">익일 이후</td><td>바22나(3)(나) 경막외 신경차단술(지속적 차단 - 기타 - 익일이후) 소정점수 (코드 LA203)</td><td>바22나(3)(나)경막외 신경차단술(지속적 차단 - 기타 - 익일이후) 소정금액의 50%(코드 LA206)</td></tr>
<tr><td colspan="4">• 약제 재충전 수기료, 환자교육료 등은 별도 산정하지 아니함.</td></tr>
</table>
2) 약제비 및 치료재료
'약제 및 치료재료의 비용에 대한 결정기준'에 따라 사용된 약제 및 치료재료 비용은 별도 산정함. 다만, IV bag만 교체하거나 Disposable bag과 Tubing set만 교체하는 경우에는 1회용 재료의 비용만 산정함.
다. 상기 가.에 의한 급여대상 이외의 환자에게 시행시 다른 방법(PCA이외)의 통증관리 방법을 충분히 설명하고 환자가 서면으로 신청한 경우에 한하여 수기료 및 치료재료 비용은 '요양급여 비용의 100분의 100 미만의 범위에서 본인부담률을 달리 적용하는 항목 및 부담률의 결정 등에 관한 기준'에 따라 본인부담률을 80%로 적용함.
라. 동 시술시 사용되는 약제의 본인부담률은 '국민건강보험법 시행령' 제19조 및 해당 약제별 '요양급여의 적용기준 및 방법에 관한 세부사항'에 따른 본인부담률을 적용함.
(고시 제2017-15호, 2017.02.01. 시행)
</td>
</tr>
</table>

고시

경막외 카테터 터널거치법의 인정기준

경막외 카테터 터널거치법(Subcutaneous Tunneled Catheters : 피하지속 거치형)은 만성 통증 및 암성 통증 환자에 통증완화 목적으로 진통제나 마약제제를 장기간 경막외 카테터를 통해 투여하는 시술로 **만성 통증 환자** 및 **암성 통증 환자**에게 인정함.

고시 제2009-55호, 2009.04.01. 시행

Epidural Set(또는 Catheter)별도 산정 기준

Epidural Set(또는 Epidural Catheter)는 경막외마취[바2가(4)] 및 지속적 경막외 신경차단술[바22나(1)(가), (3)(가)]시 별도 산정함.

고시 제2010-86호, 2010.11.01. 시행

Portable Infusion Set, Paragon Administration Set의 별도 산정 여부

말기 암환자 등에게 경막외 카테타(Epidural Catheter)를 통하여 지속적 Pain control시 사용하는 휴대용(1회용) 지속주입재료인 Portable Infusion Set는 약물사용량의 감소와 내성발현을 줄일 수 있어 통증을 효과적으로 관리할 수 있으며, 입원기간을 단축할 수 있는 장점이 있으므로 급여대상으로 하며, Paragon Administration Set은 Infuser(주입 펌프)와 약물을 주입하는 내부 Bag으로 구성되어 있으며, Infuser(주입펌프)는 내부 Bag을 외부 충격으로 부터 보호하고, Spring 압력으로 약물이 주입되어 Flow Rate가 급격하게 변하지 않을 뿐만 아니라 약물 주입시 공기가 환자에게 주입되는 것을 방지할 수 있는 Bag을 담는 용기로 견고한 재질(PVC)로 제조되어 재사용이 가능하므로 별도 산정할 수 없으며 Bag은 교체용(1회용)임을 감안하여 별도 산정할 수 있음.

고시 제2002-80호, 2003.01.01. 시행

Epidural Port 인정기준

경막외 신경차단술 중 피하매몰 저장기펌프 삽입술에 의한 방법시 사용하는 지속적 경막외블록크용(PORT & CATHERER) 치료 재료는 약물 치료로 통증이 조절되지 않는 다음의 경우에 요양 급여함.

다 음

가. 암성통증

나. 3개월 동안 약물치료(단계적으로 투여)에도 통증이 조절되지 않고 향후 3개

월 이상 장기간 통증관리를 해야하는 경우로

- 대상포진후 신경(Postherpetic neuralgia, PHN), 복합부위통증증후군(Complex regional pain syndrome, CRPS), 척추수술후 증후군(Failed back surgery syndrome)
- 척추손상, 다발성경화증 또는 뇌성마비에 의한 심한 하지의 경련, 척수손상(Spinal cord injury)으로 인한 통증 등

고시 제2018-164호, 2018.09.01. 시행

영상 유도장치 하 경막외강 지속적 차단술

수기료: **경막외조영술(HA102) ×0.5 + 지속적차단, 피하터널식 카테터 삽입에 의한 방법(LA222)**

약제비: 국소마취제, 조영제(급여) 별도 산정

치료재료: Epidural catheter 별도 산정

청구의 Tip 카테터와 조영제가 같이 나오는 영상자료(AP/Lat) 제출해야 함.

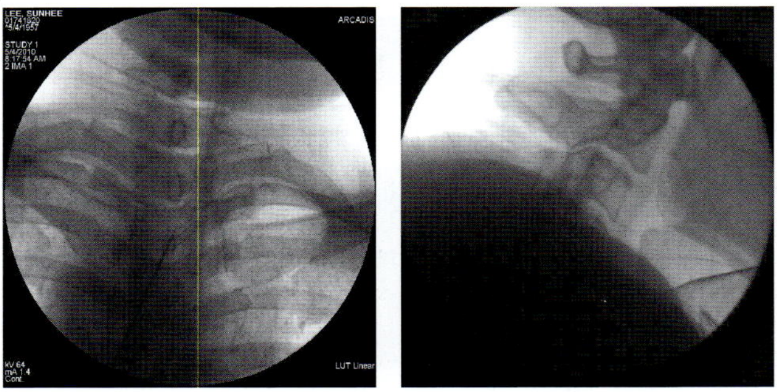

④ 경막외패치술 Epidural Patch

분류번호	코드	분류	점수	의원	병원
	LA228	다. 경막외패치술[혈액채취료 포함] Epidural Patch	489.14	39,820	35,950

적응증

1. 경막천자후 두통
2. 특발성 두개내 저혈압 등

실시방법

- 우선 시술을 시행하기 전 이학적 검사 및 혈액학적 검사상(CBC, PT/PTT, INR 등) 혈액응고 및 기타 전신적 이상소견이 없는지를 확인한다.
- 사용하는 기구 및 시술부위를 포함하여 모든 시술은 sterile condition을 유지한다.
- Airway–Breathing–Circulation에 대한 장비가 예비되어 있는지 확인한다.

1. 환자를 복와위 또는 왼쪽 혹은 오른쪽을 아래로 하여 옆으로 눕히고 등을 구부리게 한다.
2. 시술자는 소독된 장갑을 끼우고 환자 몸의 자입이 되는 지점을 중심으로 소독된 겸자(forcep)를 이용하여 포비돈 등으로 소독을 한다.
3. 1% lidocaine으로 자입점을 피부 침윤하고 연이어 22–20 G의 자침으로 피부 및 피하 결체조직 이하를 guiding한다.
4. 20 G 이상의 Tuohy needle을 사용하여 척추의 극상돌기사이로 정중선 혹은 측방선을 따라 경막외강을 향해 서서히 진입한다. C–arm을 이용하여 경막외강의 위치를 확인할 수 있고, 동시에 생리식염수나 공기를 통한 저항소실법을 이용한다.
5. 조영제를 주입하여 경막외강임을 확인할 수 있다.
6. 주사기의 피스톤을 뒤로 잡아당겨서 혈액 및 뇌척수액이 새지 않는 것을 재확인한다.
7. 한편 보조자는 환자의 혈액채취 부위(전완부 등)를 포비돈 등으로 멸균소독하고 장갑을 낀채 환자의 자가정맥혈을 평균 10–15 ml 정도 채취한다.
8. 자가정맥혈 적정량을 경막외강으로 천천히 주입하며 1.0–2.0 ml 주입 때마다

주사기의 피스톤을 뒤로 잡아당겨서 뇌척수액이 새지 않은 것을 확인하는 과정을 거친다.

9. 경막외강내로 자가정맥혈을 모두 주입하고 난 뒤 약 1시간 동안 앙와위 혹은 복와위로 절대 안정을 취하도록 한다.
9. 약물 주입 후 첫 15–30분에 감각 및 운동신경 검사를 하여 기타 부작용에 대한 평가를 한다.
10. 경막외 차단의 부위에 따라 혹은 환자 상태에 따라 생체징후 감시(혈압, 맥박 산소포화도, 심전도 등) 및 산소흡입의 행위(비캐뉼라 혹은 마스크)가 주술기에 필요할 수도 있다
11. 위 실시방법은 경추부, 흉추부 및 요추부에 따른 각각의 경막외강 수기료와 혈액 채취 및 주입에 따른 위험성을 포함하게 된다.

5 경막외 저장기펌프 제거술 Removal of Subcutaneous Reservoir Pump

분류번호	코드	분류	점수	의원	병원
바-22-1	LA330	**경막외 저장기펌프 제거술** Removal of Subcutaneous Reservoir Pump	656.96	53,480	48,290

적응증

1. 경막외 포트 삽입술 후 염증 등의 합병증이 발생한 경우
2. 마약제제에 대한 내성이 발생하였거나 더 이상 치료 효과가 없고 환자가 제거를 요구하는 경우 등

실시방법

1. 항생제 피부 반응 검사를 실시한다.
2. 정맥로 확보 후 시술 전에 항생제를 예방적으로 주사한다.
3. 수술실에서 환자를 측와위 또는 복와위로 하고 모니터를 부착한다.
4. Bovie 또는 Bipolar cautery를 위한 접지 전극을 환자에게 부착한다.
5. 시술 부위를 넓게 소독한 뒤 방포를 덮는다
6. 포트 이식부위에 대한 피부 봉합부위를 조심스럽게 개방하고 항생제 함유 용액으로 씻어낸다.
7. 연결관으로 부터 포트를 분리 제거한다.
8. 카테터를 제거한다.
9. 항생제 용액으로 몇 차례에 걸쳐 씻어낸 후에 피하조직 및 피부를 봉합한다.
10. 소독붕대로 덮는다.
11. 멸균드레싱하고 압박한다.
12. 회복실로 이송 후 감시장치를 사용하여 활력징후를 관찰하며 안정을 취한다.

Chapter 2

뇌신경 및 뇌신경말초지차단술
Cranial Nerve or Its Peripheral Branch Block

바-23 뇌신경 및 뇌신경말초지차단술

① 삼차신경절, 상악신경, 하악신경
Trigeminal ganglion, Maxillary nerve, Mandibular nerve

분류코드	코드	분류	점수	의원	병원
바-23	LA340	가. 삼차신경절, 상악신경, 하악신경 Trigeminal ganglion, Maxillary nerve, Mandibular nerve	846.98	68,940	62,250

- **적응증**

1. 암성통증
2. 삼차신경통
3. 대상포진후 신경통
4. 군발성 두통
5. 난치성 안구 통증
6. 비정형 안면통 등

- **실시방법**

Trigeminal ganglion block의 영상

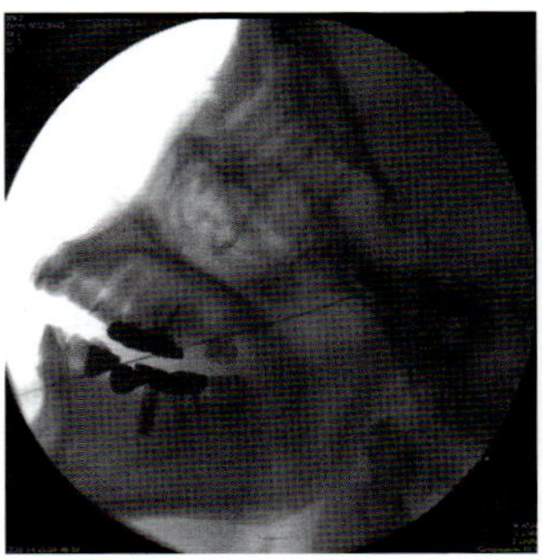

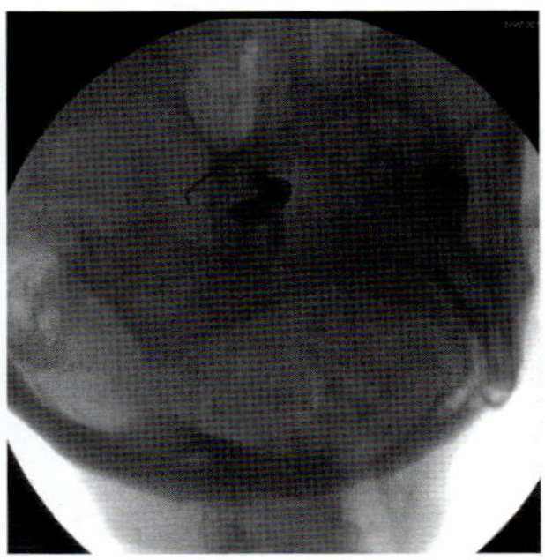

- **상악신경**

1. 환자의 정맥로를 확보하고 500 ml 생리식염수 또는 하트만씨 용액을 천천히 주입한다.
2. 혈압계와 맥박 산소포화도(필요에 따라서는 심전도 등)를 부착하고 모니터링하면서 준비한다.
3. 환자를 앙와위로 눕히고 등에 베개 등을 받쳐 얼굴을 뒤로 젖히게 한 뒤 이환된 부위의 반대로 얼굴을 돌리게 한다.
4. 천자 부위를 넓게 소독하며 필요하면 털을 깎는다.
5. 이주 연골기저부로 부터 코쪽으로 3 cm, 관골궁 하연의 바로 밑을 자입점으로 하여 국소마취제를 1–2 ml 투여한다.
6. C–arm을 이용해 전후면과 사위면 및 측면을 촬영하여 정원공의 위치를 3차원적으로 그려내고 피부면에 60–80도 각도로 외안각을 향해서 바늘을 진행한다.
7. 바늘 끝이 상악신경에 닿으면 비익 또는 윗입술에 강한 방사통이 생기는 것을 확인한다.
8. 바늘 끝이 적당한 위치에 있다고 판단되면 흡인을 통해 혈액의 역류를 확인하고 조영제를 통한 실시간 영상을 얻어 혈관내 주입이 아님을 확인한다.
9. 국소마취제 등 필요한 약제를 0.3–0.5 ml 정도 서서히 주입한다.
10. 주입 5분후 지각 검사를 통해 지각 소실을 확인하고 일차적으로 안구 및 구강점막내 출혈 등 기타 합병증을 확인한다.
11. 평균적으로 30분 이상 모니터링 하면서 복시, 시력장애, 출혈, 안면신경 마비 등 이후의 합병증 발생 여부를 확인한다.

Maxillary nerve block (V2 block)의 영상

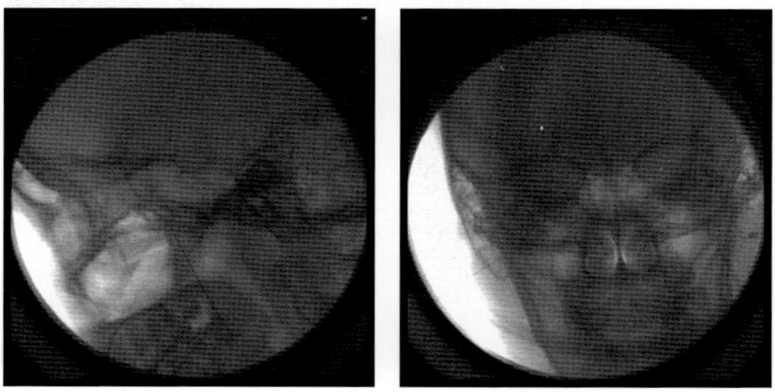

하악 신경

1. 환자의 정맥로를 확보하고 500 ml 생리식염수 또는 하트만씨 용액을 천천히 주입한다.
2. 혈압계와 맥박 산소포화도(필요에 따라서는 심전도 등)를 부착하고 모니터링하면서 준비한다.
3. 환자를 앙와위로 눕히고 등에 베개 등을 받쳐 얼굴을 뒤로 젖히게 한 뒤 이환된 부위의 반대로 얼굴을 돌리게 한다.
4. 협골궁 부위를 넓게 소독하며 필요하면 털을 깎는다.
5. 협골궁 하연의 바로 아래에서 연골기저부로 부터 코 쪽으로 2 cm를 자입점으로 하여 국소마취제를 1–2 ml 투여한다.
6. C–arm을 이용해 전후면과 사위면 및 측면을 촬영하여 난원공의 위치를 확인하고 바늘을 익상돌기 외측판에 닿은 상태에서 난원공 외측하연쪽으로 각도를 잡아 바늘을 진행한다.
7. 바늘 끝이 하악신경에 닿으면 아랫입술이나 혀끝 또는 대구치 등에 강한 방사통이 생기기도 하며 귀쪽으로 방사통이 발생하기도 하며 이때 위치를 조정하여 확인한다.
8. 바늘 끝이 적당한 위치에 있다고 판단되면 흡인을 통해 혈액의 역류를 확인하고 조영제를 통한 실시간 영상을 얻어 혈관내 주입이 아님을 확인한다.
9. 국소마취제 등 필요한 약제를 0.3–0.5 ml 정도 서서히 주입한다.
10. 주입 5분후 지각 검사를 통해 지각 소실을 확인하고 일차적으로 소리가 잘 들리는지 구강내 쓴맛이 없는지 등 이관천자나 구강점막내 출혈 등 기타 합병증을 확인한다.
11. 평균적으로 30분 이상 모니터링 하면서 저작근 마비, 이관천자, 출혈, 안면신경마비 등 이후의 합병증 발생 여부를 확인한다.

Mandibular nerve block (V3 block)의 영상

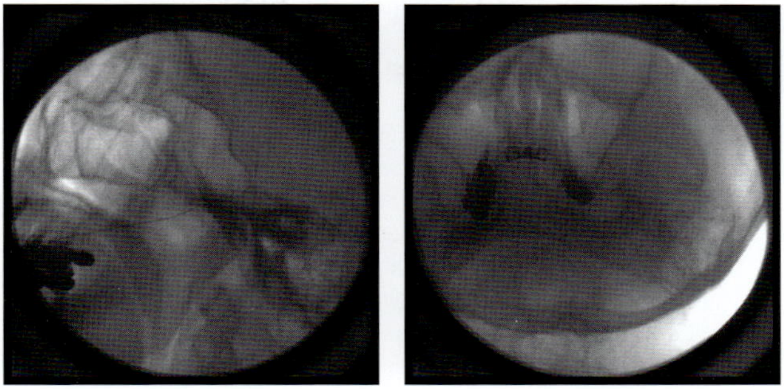

삼차신경절 절단술

바23가 뇌신경 및 뇌신경말초지차단술(삼차신경절, 상악신경, 하악신경)의 소정점수를 산정함.

고시 제2007-139

② 삼차신경의 분지(안와상, 안와하, 턱끝, 이개측두신경) Trigeminal peripheral nerve branch(supra-orbital nerve, Infra-orbital nerve, Mental nerve, Auriculotemporal nerve)

분류코드	코드	분류	점수	의원	병원
바-23	LA341	나. 삼차신경의 분지(안와상, 안와하, 턱끝, 이개측두신경) Trigeminal peripheral nerve branch(supra-orbital nerve, Infra-orbital nerve, Mental nerve, Auriculotemporal nerve)	477.95	38,910	35,130

- **적응증**

1. 암성통증
2. 삼차신경통
3. 대상포진후 신경통
4. 군발성 두통
5. 난치성 안구 통증
6. 비정형 안면통 등

- **실시방법**

안와상 신경 블록(필요에 따라 초음파나 C-arm을 사용하여 시행할 수도 있다.)

1. 환자를 앙와위로 하고 시술자는 환자의 머리맡에 선다.
2. 눈에 소독약이 들어가지 않도록 눈을 가린 후 눈썹의 상연, 정중으로 부터 2-3 cm 귀쪽까지 넓게 소독한다.
3. 완와상 절흔을 만지고 바늘의 끝이 안와상 절흔을 통해 안와내로 미끄러져 들어가지 않도록 손가락 끝으로 절흔을 누른다.
4. 일회용 바늘을 이용해서 절흔 바로 위 0.5-1 cm의 안와상공(supraorbital foramen)을 향해서 약간 외측에서 내측으로 피부에 거의 직각으로 천자한다.
5. 바늘 끝이 적당한 위치에 있다고 판단되면 흡인을 통해 혈액의 역류를 확인하고 혈관내 주입이 아님을 확인한다.
6. 국소마취제 등 필요한 약제를 0.3-0.5 ml 정도 서서히 주입한다.
7. 주입 5분 후 지각 검사를 통해 지각 소실을 확인하고 주사 부위를 지속적으로 압박하도록 권유한다.

8. 침상 안정하며 환자를 관찰하여 안검부종, 안검하수 등의 합병증을 관찰한다.

Supraorbital nerve block

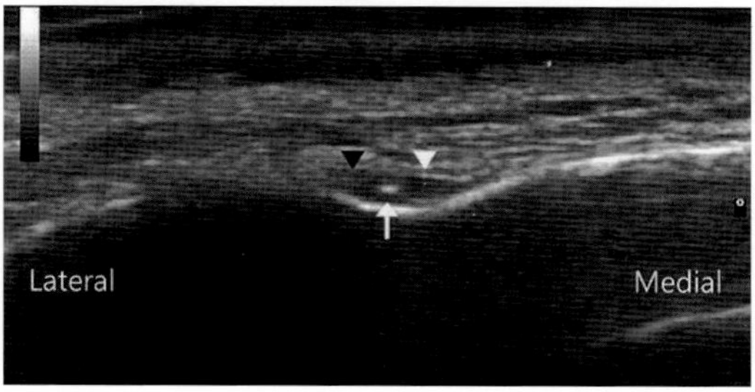

안와하신경블록(필요에 따라 초음파나 C-arm을 사용하여 시행할 수도 있다.)

1. 환자를 앙와위로 하고 시술자는 환자의 머리맡에 선다.
2. 눈에 소독약이 들어가지 않도록 눈을 가린 후 안와하연에서 상순, 비익, 이개 전방까지 넓게 소독한다.
3. 안와하연 및 안와하공을 촉지해 확인한다.
4. 일회용 바늘을 이용해서 안와하공을 압박한 채로 약간 내측에서 외측으로 안와하공을 향해 천자한다.
5. 안와하공에 바늘끝이 도달하면 안와하공 내로 0.2–0.3 cm 바늘을 밀어 넣는다.
6. 바늘 끝이 적당한 위치에 있게 되면 환자는 상순 및 비익 그리고 윗잇몸에 방사통을 호소한다.
7. 이 위치에서 흡인을 통해 혈액의 역류를 확인하고 혈관내 주입이 아님을 확인한다.
8. 국소마취제 등 필요한 약제를 0.3–0.5 ml 정도 서서히 주입한다.
9. 주입 5분 후 지각 검사를 통해 지각 소실을 확인하고 주사 부위를 지속적으로 압박하도록 권유한다.
10. 침상 안정하며 환자를 관찰하여 안면부종, 시력장애 등의 합병증을 관찰한다.

Infraorbital nerve block

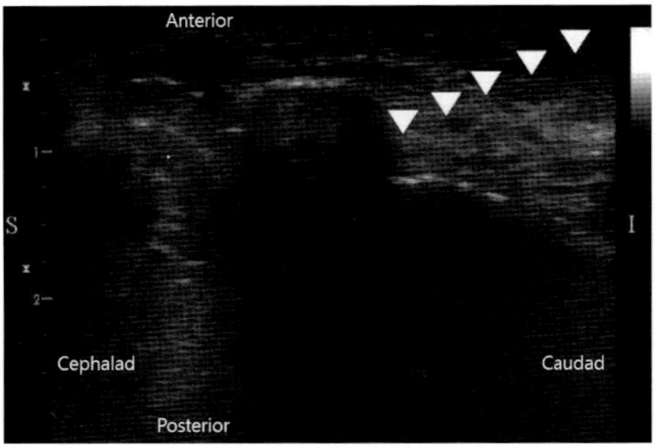

턱끝신경(필요에 따라 초음파나 C-arm을 사용하여 시행할 수도 있다.)

1. 환자를 앙와위로 하고 시술자는 환자의 머리맡에 선다.
2. 입에 소독약이 들어가지 않도록 입을 가린 후 턱하연에서부터 귀쪽으로 넓게 소독한다.
3. 턱끝구멍을 촉지한 후 국소마취한다.
4. 일회용 바늘을 이용해서 제 2 대구치 하방 1 cm를 향하여 아래쪽으로 약간 외측에서 내측으로 전진시킨다.
5. 바늘 끝이 턱끝구멍에 다다르면 아래 입술에 강한 방사통을 호소한다.
7. 이 위치에서 흡인을 통해 혈액의 역류를 확인하고 혈관내 주입이 아님을 확인한다.
8. 국소마취제 등 필요한 약제를 0.3–0.5 ml 정도 서서히 주입한다.
9. 주입 5분 후 지각 검사를 통해 지각 소실을 확인하고 주사 부위를 지속적으로 압박하도록 권유한다.
10. 침상 안정하며 환자를 관찰하여 출혈, 종창 등의 합병증을 관찰한다.

Mental nerve block

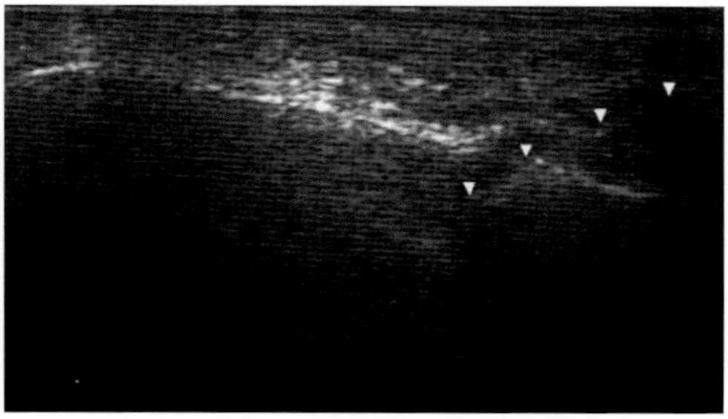

이개측두신경

1. 환자를 앙와위로 하고 시술자는 환자의 머리맡에 선다.
2. 입에 소독약이 들어가지 않도록 입을 가린 후 턱하연에서부터 귀쪽 및 측두부위로 넓게 소독한다.
3. 환측의 이개 전면 1 cm 정도에서 측두를 향해 자입점으로 삼는다.
4. 일회용 바늘을 이용해서 측두부를 향하여 아래쪽으로 약간 외측에서 내측으로 전진시킨다.
5. 바늘 끝이 적절한 위치에 다다르면 측두면에 강한 방사통을 호소한다.
6. 이 위치에서 흡인을 통해 혈액의 역류를 확인하고 혈관내 주입이 아님을 확인한다.
7. 국소마취제 등 필요한 약제를 0.3–0.5 ml 정도 서서히 주입한다.
8. 주입 5분 후 지각 검사를 통해 지각 소실을 확인하고 주사부위를 지속적으로 압박하도록 권유한다.
9. 침상 안정하며 환자를 관찰하여 출혈, 종창 등의 합병증을 관찰한다.

③ 안면신경 Facial nerve

분류코드	코드	분류	점수	의원	병원
바-23	LA232	**다. 안면신경** Facial nerve	283.66	23,090	20,850

- **적응증**

1. 안검경련
2. 안면경련
3. 슬상 신경통
4. 비전형성 안면통
5. Bell 마비 및 이에 동반되는 통증
6. 슬신경절 대상포진 등

- **실시방법**

안면신경블록(필요에 따라 초음파나 C-arm을 사용하여 시행할 수도 있다.)

블록방법은 천자압박법과 O' Brien법, 협골궁직하법, 말초신경자극기 사용법 등 다양하다.

1. 환자의 정대로를 확보하고 500 ml 생리식염수 또는 하트만씨 용액을 천천히 주입한다.
2. 혈압계와 맥박 산소포화도(필요에 따라서는 심전도 등)를 부착하고 모니터링하면서 준비한다.
3. 환자를 앙와위로 눕히고 등에 베개 등을 받쳐 얼굴을 뒤로 젖히게 한 뒤 이환된 부위의 반대로 얼굴을 돌리게 한다.
4. 귓볼을 반창고로 끌어올려 고정하고 외이도를 포함해서 유양돌기 및 후두부까지 넓게 소독하며 필요하면 머리를 깎는다.
5. 유양돌기 및 경상돌기의 위치를 확인하고, 바늘을 유양돌기 끝에서부터 코 쪽으로 0.5 cm의 위치를 자입점으로 한다.
6. 유양돌기를 촉지하고 전면부까지 국소마취제를 1-2 ml 투여한다.
7. 유양돌기를 손으로 계속 누른채 유양돌기 골막에 도달할 때까지 정중선에서 30도, 측면으로 이마중앙선과 인중을 연결하는 선에 평행되는 방향으로 진입한다.
8. 바늘 끝이 적당한 위치에 도달하면 순간적으로 통증과 함께 안면신경마비가 나

타나기도 한다.

9. 이 위치에서 흡인을 통해 혈액이나 뇌척수액의 역류를 확인하고 혈관내 주입이 아님을 확인한다.
10. 국소마취제 등 필요한 약제를 0.3–0.5 ml 정도 서서히 주입한다.
11. 주입 5분 후 안면마비 정도를 확인하고 일차적으로 소리가 잘 들리는지 구강내 쓴맛이 없는지 등 이관천자나 구강점막내 출혈 등 기타 합병증을 확인한다.
12. 평균적으로 30분 이상 모니터링 하면서 이관천자, 출혈 등 이후의 합병증 발생 여부를 확인한다.

④ 설인신경 Glossopharyngeal nerve

분류코드	코드	분류	점수	의원	병원
바-23	LA233	라. 설인신경 Glossopharyngeal nerve	283.66	23,090	20,850

• 적응증

1. 설인신경통
2. 암성통증 등

• 실시방법

설인신경블록도 구강내 접근법과 구강외접근법이 있다.(필요에 따라 초음파나 C-arm을 사용하여 시행할 수도 있다.)

1. 필요시 환자의 정맥로를 확보하고 500 ml 생리식염수 또는 하트만씨 용액을 천천히 주입한다.
2. 필요시 혈압계와 맥박 산소포화도(필요에 따라서는 심전도 등)를 부착하고 모니터링하면서 준비한다.
3. 환자를 앙와위로 눕히고 등에 베개 등을 받쳐 얼굴을 뒤로 젖히게 한 뒤 이환된 부위의 반대로 얼굴을 돌리게 한다.
4. 귓볼을 반창고로 끌어올려 고정하고 외이도를 포함해서 유양돌기 및 후두부까지 넓게 소독하며 필요하면 머리를 깎는다.
5. 유양돌기 및 경상돌기의 위치를 확인하고 유양돌기와 하악각까지 가상선을 긋는다. 이 가상선의 중앙에 경상돌기가 위치하고 이 지점을 자입점으로 한다.
6. 국소마취제를 1-2 ml 투여한다.
7. 유양돌기를 손으로 촉지한 채 경상돌기를 향해 수직으로 천자한다.
8. 바늘 끝이 경상돌기에 닿으면 뒤쪽으로 조금씩 바늘을 이동시키고 뼈와 접촉이 없어지는 순간에 바늘을 정지시킨다.
9. 이 위치에서 흡인을 통해 혈액이나 뇌척수액의 역류를 확인하고 혈관내 주입이 아님을 확인한다.
10. 국소마취제 등 필요한 약제를 5-7 ml 정도 서서히 주입한다.
11. 주입 5분 후 안면마비 정도를 확인하고 일차적으로 혈관천자나 미주신경블록 등

기타 합병증을 확인한다.

12. 평균적으로 30분 이상 모니터링 하면서 혈종 형성여부, 운동신경블록에 의한 연하곤란 등 이후의 합병증 발생 여부를 확인한다.

⑤ 접구개신경절 Sphenopalatine Ganglion

분류코드	코드	분류	점수	의원	병원
바-23	LA234	**마. 접구개신경절** Sphenopalatine Ganglion	802.09	65,290	58,950

적응증

1. 접구개신경통
2. 삼차신경통
3. 군발 또는 편두통
4. 비정형 안면통증
5. 대상포진후 신경통
6. 암성통증 등

실시방법

1. 필요시 환자의 정맥로를 확보하고 500 ml 생리식염수 또는 하트만씨 용액을 천천히 주입한다.
2. 필요시 혈압계와 맥박 산소포화도(필요에 따라서는 심전도 등)를 부착하고 모니터링하면서 준비한다.
3. 환자를 앙와위로 눕히고 등에 베개 등을 받쳐 얼굴을 뒤로 젖히게 한 뒤 이환된 부위의 반대로 얼굴을 돌리게 한다.
4. 천자 부위를 넓게 소독하며 필요하면 털을 깎는다.
5. C-arm을 이용해 전후면과 사위면 및 측면을 촬영하여 접형구개와가 보일 때까지 위치를 조정한다.
6. 관골궁 하연의 바로 밑을 자입점으로 하여 국소마취제를 1-2 ml 투여한다.
7. 바늘을 협골아래에서 하악골 가지 앞쪽으로 접근하여 접형구개와를 향해 내측, 두측, 및 약간 후측방향으로 진입한다.
8. 저항이 느껴지거나 하면 비점막을 뚫을 수 있기 때문에 바늘을 후퇴시킨 후 방향을 수정하도록 한다.
9. 바늘 끝이 적절한 위치에 닿으면 코의 기저부에서 이상감각이 유발되는 것을 확인한다.
10. 바늘 끝이 적당한 위치에 있다고 판단되면 흡인을 통해 혈액의 역류를 확인하고

조영제를 통한 실시간 영상을 얻어 혈관내 주입이 아님을 확인한다.

11. 국소마취제 등 필요한 약제를 0.3–0.5 ml 정도 서서히 주입한다.
12. 주입 5분 후 지각 검사를 통해 지각 소실을 확인하고 일차적으로 안구 및 구강점막내 출혈 등 기타 합병증을 확인한다.
13. 평균적으로 30분 이상 모니터링 하면서 복시, 시력장애, 출혈, 안면신경 마비 등 이후의 합병증 발생 여부를 확인한다.

Sphenopalatine ganglion block

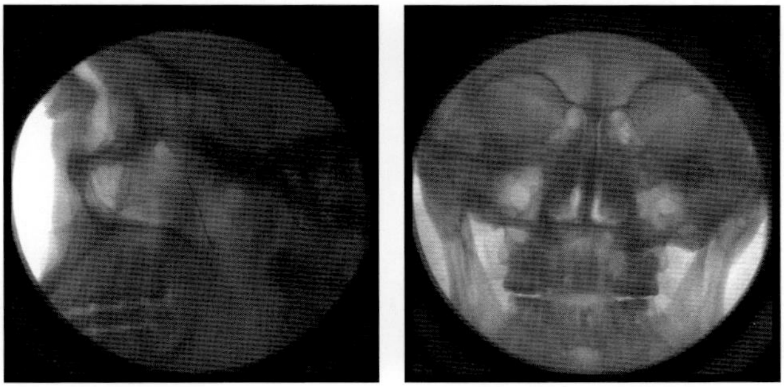

Chapter 3

척수신경말초지차단술
Block of Peripheral Branch of Spinal nerve

① 대소후두신경 Greater or Lesser Occipital Nerve Block

분류번호	코드	분류	점수	의원	병원
바-24	LA241	가. 대소후두신경 Greater or Lesser Occipital Nerve	266.89	21,720	19,620

적응증

1. 긴장성두통, 경추성두통, 후두통
2. 후두 신경통의 진단과 치료
3. 경견완증후군, 외상성 경부증후군 등

실시방법

1. 환자를 좌위로 하고 고개를 숙이게 한다.
2. 상항선 상에서 중심선과 유양돌기 후연의 중간이 약 2.5 cm 되는 곳에 즉, 후두동맥의 박동 촉지부 내측의 압통이 있는 부위를 대후두 신경차단점으로 한다.
3. 소후두 신경은 보통 바깥 뒤통수뼈 융기로부터 내측 2/3지점에 존재한다. 이 지점을 소후두 신경 차단점으로 한다.
4. 수직으로 바늘이 후두골에 닿을 때까지 삽입한다.
5. 적당량의 국소마취제와 기타 필요한 약물을 후두동맥 주위에 주사한다.
6. 약물 주입이 완료되면 바늘을 조심스럽게 제거하고 피부 자입부를 멸균드레싱한다.
7. 신경 블록 후 약 20-30분간 안정을 취하도록 한다.

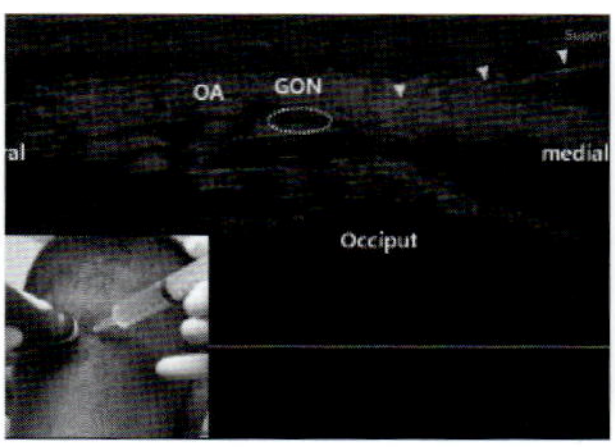

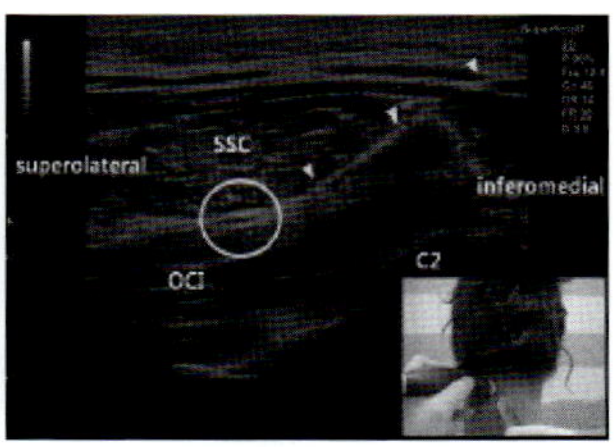

고시

- **대 · 소후두 신경차단술시 수가산정방법**

Occipital Headache 상병에 대 · 소후두 신경차단술을 양측으로 실시한 경우는 바24가 척수신경말초지차단술(대소후두신경) 소정점수의 150%를 각각 산정함.

고시 제2007-139호, 2008.01.01. 시행

② 상후두신경 Superior Laryngeal Nerve Block

분류번호	코드	분류	점수	의원	병원
바-24	LA242	나. 상후두신경 Superior Laryngeal Nerve	240.41	19,570	17,670

적응증

1. 종양에 의한 통증을 포함한 인두, 후두 상방의 통증의 치료와 진단
2. 상후두신경통의 진단 및 치료
3. 각성하 기관삽관시 혹은 기관지내시경 시행시 통증 감소 등

실시방법

1. 환자를 앙와위로 눕히고 머리는 약간 뒤로 젖히며 얼굴을 차단할 쪽의 반대쪽으로 향하게 한다.
2. 시술 부위를 넓게 소독한 뒤 방포를 덮는다.
3. 시술하는 반대편 쪽의 갑상연골을 압박하여 설골의 대각을 최대한으로 노출시킨 후 그 자리에 국소마취제를 침윤한다.
4. 25 G, 5 cm 주사침을 이용하여 수직으로 설골이 닿을 때까지 전진한 후 다시 뽑아 하방으로 그리고 약간 내측으로 향해 바늘이 설골의 하단과 갑상연골의 상외측면의 중간에 위치시킨다.
5. 흡인해서 혈액의 역류나 기관 내 위치함을 나타내는 공기의 흡인이 없음을 확인한 후 국소마취제 2 ml를 천천히 주입한다.
6. 바늘을 빼면서 천자부위를 3분 정도 압박하고 30분 정도 침상 안정한다.

③ 후두신경 Laryngeal Nerve Block

분류번호	코드	분류	점수	의원	병원
바-25	LA243	**다. 후두신경** Laryngeal Nerve	240.41	19,570	17,670

● 적응증

1. 후두통
2. 경부통
3. 기도 삽관시 통증 감소

● 실시방법

1. 환자를 앙와위 상태로 눕히고 머리는 약간 뒤로 젖히며, 얼굴을 블록할 쪽의 반대편으로 향하게 한다.
2. 시술하는 반대편의 갑상 연골을 압박하여 설골의 대각을 최대한으로 노출시킨 후 자입점에 국소마취제를 침윤한다.
3. 주사침을 이용하여 수직으로 설골에 닿을 때까지 전진한 후 다시 뽑아 약간 하방으로, 약간 내측으로 향해 바늘의 사단(bevel)을 설골의 하단과 갑상 연골의 상단의 중간쯤에 위치시킨다.
4. 바로 외갑상설골 인대의 1 cm 정도 전방인 지점에서 혈액의 역류나 기관내 주사에 의한 공기가 없음을 확인한 후 적당량의 국소마취제를 천천히 주입한다.
5. 바늘을 제거하면서 천자 부위를 5분 정도 압박한 후 30분 가량 침상 안정한다.

④ 횡격막신경 Phrenic Nerve Block

분류번호	코드	분류	점수	의원	병원
바-24	LA244	라. 횡격막신경 Phrenic Nerve	247.93	20,180	18,220

- **적응증**

1. 딸국질 및 횡격막 경련, 횡격막근 진동의 진단과 치료
2. 구역의 진단과 치료
3. 횡격막 신경통의 치료 등

- **실시방법**

1. 환자를 앙와위로 눕히고 머리는 약간 뒤로 젖히며 얼굴을 차단할 쪽의 반대쪽으로 향하게 한다.
2. 시술 부위를 넓게 소독한 뒤 방포를 덮는다.
3. 환자에게 머리를 들게 하여 흉쇄유돌근을 확인한다.
4. 쇄골상방 약 2.5 cm, 흉쇄유돌근 후연과 전사각근 사이에 국소마취제를 침윤한다.
5. 바늘로 전사각근과 흉쇄유돌근으로 형성된 구에서 사각근에 평행하게 2.5 cm 깊이에서 8–10 ml의 국소마취제를 주사한다.
6. 호흡 곤란의 위험성 때문에 한번에 한쪽의 횡격막신경차단을 시행한다.
7. 바늘을 뺀 후 천자부위를 3분 정도 압박하고 30분 정도 침상 안정한다.

⑤ 척추부신경 Spinal Accessory Nerve Block

분류번호	코드	분류	점수	의원	병원
바-25	LA245	마. 척추부신경 Spinal Accessory Nerve	247.85	20,170	18,220

- **적응증**

1. 경성 사경(승모근, 흉쇄유돌근의 긴장성, 간대성 경련)
2. 경견완증후군, 외상성 경부증후근에서의 후두부통이나 후경부통 등
3. 어깨 수술시 마취 또는 통증 감소
4. 어깨 주위의 근육통

- **실시방법**

1. 환자를 앙와위로 눕히고 얼굴을 건측으로 하고 시술자는 환측에 선다.
2. 흉쇄유돌근의 후연에서 유양돌기의 2 cm 아래를 찌르는 점으로 한다.
3. 흉쇄유돌근을 왼손으로 잡아 올려 찌르는 점으로부터 유돌근의 후면을 비스듬히 하전방으로 블록 침이 미끄러져 들어가도록 찌르고 약 2 cm 전진한다.
4. 흡인해서 혈액의 흡인이 없음을 확인한 후 국소마취제 3–5 ml를 천천히 주입한다.
5. 필요시 절연전극 침을 사용하는 경우는 신경자극 장치로 자극하면서 연축이 가장 강한 부위에 국소마취제를 주입한다.
6. 발침하면서 천자 부위를 3분 정도 압박하고 그후 한쪽의 부신경이 차단되면 목의 안정감이 떨어지고 건측으로 머리를 기울이는 자세로 되며 어깨와 팔을 수평선보다 위쪽으로 올리지 못하게 되기 때문에 1–2시간은 침상 안정한다.
7. 승모근지를 블록하는데는 견갑골 상각부의 압통점에 국소마취제를 주입한다.

6 액와신경 Axillary Nerve Block

분류번호	코드	분류	점수	의원	병원
바-25	LA346	바. 액와신경 Axillary Nerve	269.74	21,960	19,830

적응증

1. 견관절 주위염
2. 견관절통
3. 액와신경의 포착성 신경병증
4. 소원근, 삼각근 부위의 통증을 동반하는 질환 등

실시방법

1. 환자를 좌위 자세로 취하게 한다.
2. 바늘을 자입하려는 부위의 피부를 소독한다.
3. 상박골 경부와 상박삼두근 장두 사이에서 대원근의 상연과 교차하는점 근처의 압통점에 국소마취제로 피부 침윤을 한다.
4. 바늘을 진입시 상박 외측에 방사통이 유발되고 혈액의 역류가 없을 때 국소마취제 3-5 ml를 주입한다.
5. 견관절 외전의 약화와 상박근위부의 피부감각 저하의 유무로 차단을 판정한다.
6. 시술 후 약 20-30분간 안정을 취하도록 한다.

액와신경차단술

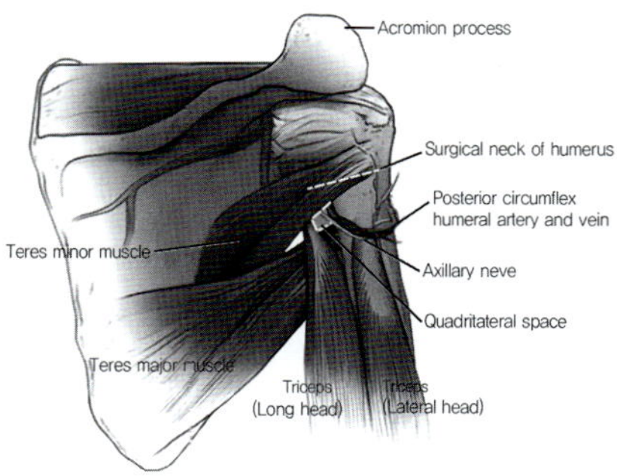

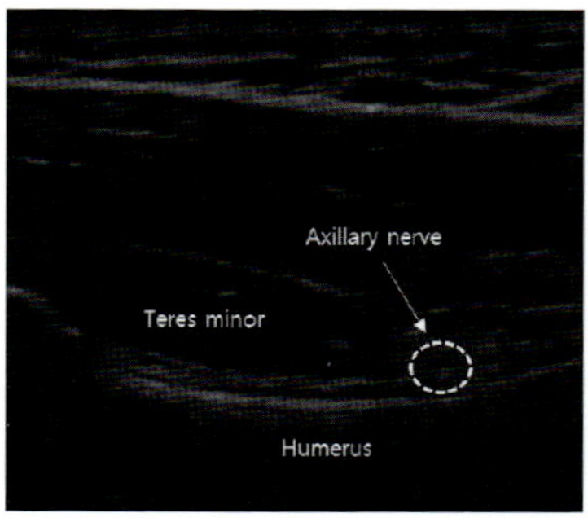

7 액와하부 신경 Median, Ulnar, Radial Nerve

분류번호	코드	분류	점수	의원	병원
바-25	LA347	**사. 액와하부신경** Median, Ulnar, Radial Nerve	240.53	19,580	17,680

- **적응증**

1. 포착성 신경병증
2. 신경병증성 통증
3. 상지에 통증을 유발하는 질환 등

- **실시방법**

1. 블록하려는 대상 신경을 결정한다.
2. 블록 위치의 피부를 소독한다.
3. 대상 블록에 따라 주관절이나 팔목관절, 손가락 기저부 등의 자입점 근처에서 피부팽윤 마취를 시행한다.
4. 바늘 자입하여 혈액의 역류가 없을 때 국소마취제 3–5 ml 정도 경우에 맞게 주입한다.
5. 해당 신경지배 부위의 피부감각 저하의 유무로 차단을 판정한다.
6. 블록 후 약 20–30분간 안정을 취한다.

8 견갑신경 Scapular Nerve Block

분류번호	코드	분류	점수	의원	병원
바-25	LA247	아. **견갑신경** Scapular Nerve	277.24	22,570	20,380

- **적응증**

1. 견관절 주위염(오십견, 석회성건염, 충돌증후군, 회전근개 파열 등)
2. 견관절부 외상, 골절, 탈구 후 통증
3. 급성 대상포진 또는 대상포진후 신경통(C5 중심)
4. 상박골 골두의 전이암성 통증 등

- **실시방법**

1. 환자를 좌위로 한 뒤 이환된 어깨의 반대편으로 목을 돌리도록 한다.
2. 시술자는 소독된 장갑을 끼고 환자 몸의 자입이 되는 지점을 중심으로 소독된 겸자(forcep)를 이용하여 포비돈 등으로 소독을 한다.
3. 견갑골극을 내측에서 외측으로 견봉돌기까지 촉지하고 2등분한 수직선상에서 2.5 cm 상외측에 국소마취제로 피부 침윤한다.
4. 피부면에 직각되게 천자하여 견갑골의 극상와까지 조심스럽게 바늘을 진입한다.
5. 내측에서 외측으로 방향조절을 하며 견갑골을 접촉하여 견갑절흔으로 바늘이 진입하도록 위치시킨다.
6. 국소마취제 및 기타 필요한 약물 소량을 시험적으로 천천히 주입한 뒤 환자의 이상반응 여부를 확인하고, 이상이 없을 경우 나머지 약제를 1.0–2.0 ml씩 주입하고, 이때마다 주사기의 피스톤을 뒤로 잡아당겨서 혈액이 새지 않은 것을 확인하는 과정을 거친다.
7. 총 8–10 ml의 국소마취제 및 기타 필요한 약물을 주사한다.
8. 약물 주입이 완료되면 바늘을 조심히 제거하고 피부 자입부를 멸균드레싱 한다.
9. 환자를 앙와위로 편안하게 눕힌 뒤 약물 주입 후 첫 15–30분에 감각 및 운동신경 검사를 하여 신경차단의 정도 및 기타 부작용에 대한 평가를 한다.

견갑상 신경블록의 찌름점

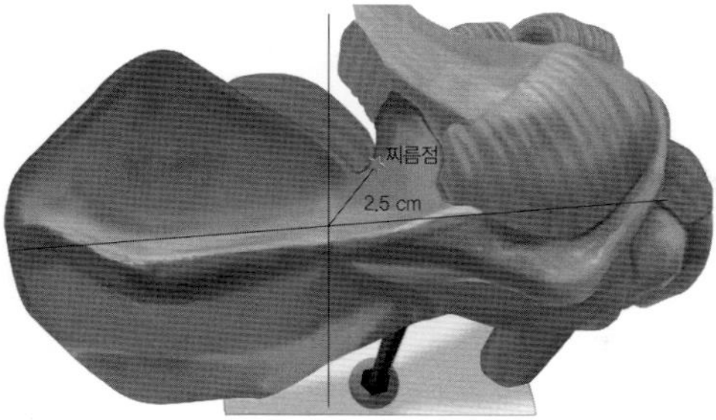

견갑상 절흔과 견갑상 신경의 초음파 횡단면 영상

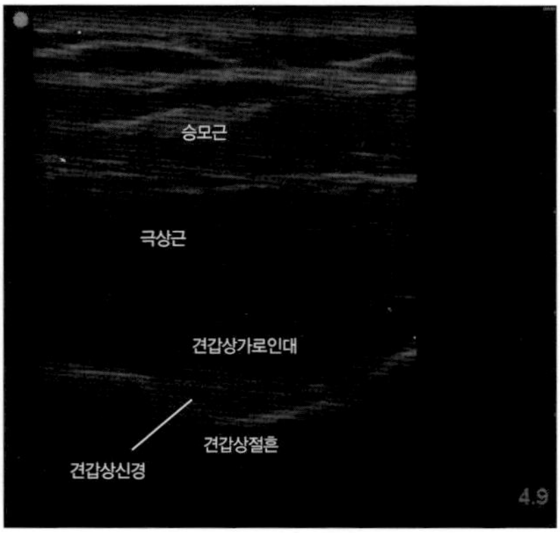

견갑상 절흔의 C-arm 영상증강장치의 영상

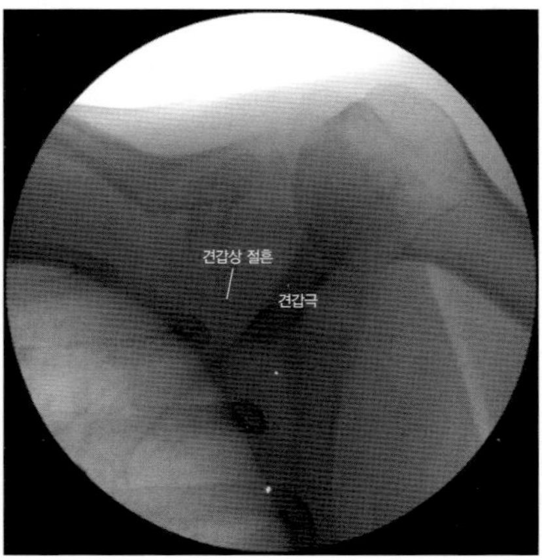

공개심의 사례

어깨의 유착성피막염 상병에 산정된 자78 비관혈관절수동술에 대하여

심의내용

- 어깨의 유착성피막염(adhesive capsulitis) 등 상병에 시행하는 자78 비관혈관절수동술(Brisement force, Manipulation of joint)은 골절이나 탈구를 유발할 수 있을 정도의 도수조작이 이루어지는 시술로 동반되는 극심한 통증으로 인해 통증조절이 완전히 된 경우만 동 시술이 가능할 것으로 판단됨. 따라서 건강보험요양급여비용 제6장 제1절 마취료에 해당하는 마취가 시행되어 충분한 통증조절이 병행된 경우만 자78 비관혈관절수동술을 인정키로 함.
- 동 건은 제3절 신경차단술료와 자78 비관혈관절수동술을 청구한 사례로 신경차단술 하 시행된 동 시술들은 국소마취제 등을 사용한 치료적인 관절조영술로 판단되는 바 사41 수압팽창술로 인정키로 하며 아울러 사41 수압팽창술은 신경차단술 없이 시행이 가능한 시술인 점을 참조 사41 수압팽창술을 위해 시행된 동 건의 신경차단술료는 인정하지 아니함.

2010.11.01. 진료심사평가위원회

9 늑간신경 Intercostal Nerve Block

분류번호	코드	분류	점수	의원	병원
바-25	LA248	자. 늑간신경 Intercostal Nerve	262.12	21,340	19,270

적응증

1. 늑골골절에 의한 통증
2. 흉막성 통증
3. 늑간신경통
4. 대상포진성 통증
5. 수술후 통증
6. 암성 통증 등

실시방법

1. 신경주행에 따라 여러 곳에서 시행될 수 있는데 가장 흔히 시행하는 곳은 늑골각 부위다.
2. 환자를 복와위/측와위/좌위로 하여, 블록을 시행할 늑골을 후액와선으로 부터 주행을 따라 촉진하여 확인하다.
3. 시술자는 소독된 장갑을 끼고 환자 몸의 자입이 되는 지점을 중심으로 소독된 겸자(forcep)를 이용하여 포비돈 등으로 소독을 한다
4. 한 손의 2, 3번째 손가락을 바늘 삽입 위치의 늑골 위에 놓은 다음, 손가락으로 늑골 하연의 피부를 늑골 위까지 밀어 올린다.
5. 22 G, 3 cm 바늘을 주사기에 연결하여 밀어 올린 손가락 사이에 있는 피부에 자입하여, 바늘이 늑골에 닿도록 전진한다. 대략 1.5–2 cm 정도 전진하면 늑골에 닿아야 한다.
6. 바늘이 늑골에 닿으면 바늘을 피하조직으로 다시 빼면서 누르는 손가락을 밑으로 이동하여 피부와 피하조직이 손가락에 당겨 밑으로 이동하여 바늘이 늑골의 하연에서 빠져나가게 한다. 바늘이 늑골접촉이 없어지자마자 바늘을 천천히 약 2 mm 깊게 전진시킨다.
7. 혈액이나 공기가 나오는지 조심스럽게 흡인해 본 후 이상이 없으면 3–5 ml의 국소마취제 및 필요한 약제를 주입한다.

8. 흉복벽의 경우 신경분포가 중복되기 때문에 신경의 위, 아래 늑간 신경이 다 블록되어야 하므로 위 3-6의 과정을 해당 늑골간에서 반복 시행한다.
9. 약물 주입이 완료되면 바늘을 조심스럽게 제거하고 피부 자입부를 멸균드레싱한다. 블록 후 약 20-30분간 안정을 취하도록 한다.
10. 중앙 액와선에서 차단시는 환자를 앙와위로 눕힌 후 상기의 과정으로 블록을 시행한다.

늑간신경차단술

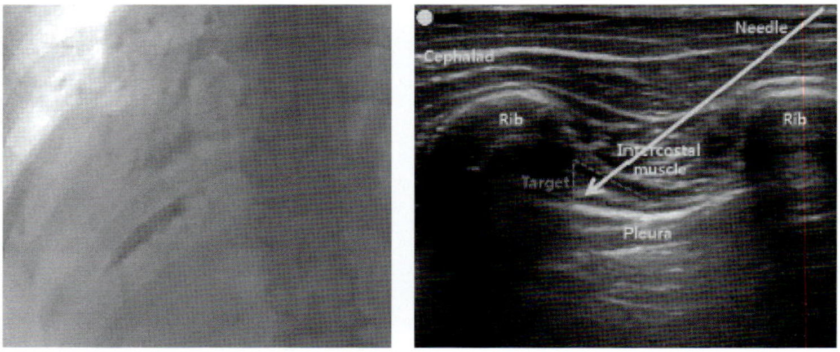

고시

- **바24 척수신경말초지차단술(늑간신경)의 수가산정방법**

흉부의 통증 등에 실시하는 늑간 신경차단술은 늑골마다 지배하는 신경이 다르므로 Level별로 산정하되, 동시에 2 Level 이상의 늑간 신경차단술을 실시하였을 경우 제 1 Level은 소정점수의 100%, 제 2 Level부터는 소정점수의 50%로 하여 최대 200%까지 산정하며, 좌 · 우 양측 동시 실시시에는 각각 산정함.

고시 제2007-46호, 2007.06.01. 시행

공개심의 사례

개흉술시 통증조절 목적으로 통증자가조절법(PCA)과 동시 시행한 신경차단술 인정여부

심의내용

- 동 건들(A-D사례)은 개흉술(thoracotomy)시 통증조절 목적으로 정맥내 주입 통증자가조절법(IV PCA)과 신경차단술(방척추신경 또는 늑간신경)을 동시에

시행한 사례임.

- 관련 학회 및 전문가 의견에 따르면, 개흉술은 수술 후 통증이 심한 수술로 정맥내 주입 통증자가조절법 (IV PCA), 신경차단술 등 한 가지의 제통법보다 두 가지를 병용한 복합적인 제통법(multimodal analgesia technique)이 수술 후 통증 조절을 위해 효과적이므로 진료 의사의 판단에 따라 사용할 수 있도록 해야 한다는 의견임.
- 그러나, 통증완화 목적으로 정맥내 주입 통증자가조절법(IV PCA)과 신경차단술을 동시 시행한 경우 주된 1종만 인정해온 그 간의 심의결과 및 타과와의 형평성 등을 감안하여 개흉술시 통증조절 목적으로 정맥내 주입 통증 자가조절법(IV PCA)과 동시 시행한 신경차단술은 인정하지 않기로 함.
- 따라서, 각 사례에 대하여는 아래와 같이 결정하며, 추후 수술 후 복합적인 제통법(multimodal analgesia technique)에 대한 근거가 축적된 후 재논의키로 함.

아 래

- A사례(남/61세), B사례(남/65세), C사례(남/51세)
  기관지 또는 폐 상엽(또는 하엽)의 악성 신생물 상병으로 자142가 단일폐엽절제술(또는 자143가 폐전적출술) 후 정맥내 주입 통증자가조절법(IV PCA)과 동시에 시행한 방척추신경차단술은 인정하지 아니함.
- D사례(여/48세)
  폐의 이차성 악성 신생물 상병으로 자140가 폐쐐기절제술(단일쐐기절제) 후 정맥내 주입 통증자가조절법 (IV PCA)과 동시에 시행한 늑간신경차단술은 인정하지 아니함.

2014.03.10. 진료심사평가위원회

⑩ 장골서혜신경 Ilioinguinal Nerve Block

분류번호	코드	분류	점수	의원	병원
바-25	LA249	**차. 장골서혜신경** Ilioinguinal Nerve	243.13	19,790	17,870

적응증

1. 서혜부에서의 통증이나 압통
2. 수술시의 마취
3. 고관절수술 후 등의 통증
4. 외상후의 반흔부의 통증
5. 대상포진 및 포진후 신경통
6. 대퇴근막의 통증성구축
7. Entrapment neuropathy(meralgia paresthetica) 등

실시방법

1. 시술자는 소독된 장갑을 끼고 환자 몸의 자입이 되는 지점을 중심으로 소독된 겸자(forcep)를 이용하여 포비돈 등으로 소독을 한다.
2. 전상장골극으로부터 약 5 cm 내측, 5 cm 하부를 자입점으로하여 치골방향으로 바늘을 전진시킨다.
3. 복횡근과 내복사근의 사이에서 원하는 방사통이 있으면 국소마취제 및 필요한 약제를 투여한다.
4. 약물의 주입은 혈액의 흡인 유무를 확인하면서 혈액흡인이 없는 경우에 투여한다.
5. 피부 자입부를 멸균드레싱 한다.
6. 블록 후 약 30분간 안정을 취하도록 한다.

11 장골하복신경 Iliohypogastric Nerve Block

분류번호	코드	분류	점수	의원	병원
바-25	LA270	**카. 장골하복신경** Iliohypogastric Nerve	243.13	19,790	17,870

- **적응증**

1. 서혜부나 대퇴외측부에서의 통증이나 압통
2. 수술시의 마취
3. 고관절수술 후 등의 통증
4. 외상후의 반흔부의 통증
5. 대상포진 및 포진후 신경통
6. 대퇴근막의 통증성구축
7. Entrapment neuropathy 등(meralgia paresthetica)

- **실시방법**

1. 시술자는 소독된 장갑을 끼고 환자 몸의 자입이 되는 지점을 중심으로 소독된 겸자(forcep)를 이용하여 포비돈 등으로 소독을 한다.
2. 전상장골극으로부터 약 2.5 cm 내측, 2.5 cm 하부를 자입점으로하여 치골방향으로 바늘을 전진시킨다.
3. 복횡근과 내복사근의 사이에서 원하는 방사통이 있으면 국소마취제 및 필요한 약제를 투여한다.
4. 약물의 주입은 혈액의 흡인유무를 확인하면서 혈액흡인이 없는 경우에 투여한다.
5. 피부 자입부를 멸균드레싱 한다.
6. 블록 후 약 30분간 안정을 취하도록 한다.

⑫ 음부신경 Pudendal Nerve

분류번호	코드	분류	점수	의원	병원
바-25	LA271	타. 음부신경 Pudendal Nerve	234.11	19,060	17,210

● 적응증

1. 회음부의 통증/소수술 마취
2. 분만시의 제통법 등
3. 음부넙다리 신경통 진단/치료 등

● 실시방법

실시방법 1 – 경회음법

1. 필요한 기구

   주사침 : 23gauge 일회용 침

   블록침 : 22gauge 7 cm, 8 cm 블록침

   주사기 : 5 ml, 10 ml 주사기

   국마제 : 1% mepivacaine

   소독약 : 5% povidone iodine

2. 수기의 실제

   1) 환자는 쇄석위으로 하고 대퇴부를 지지기로 고정한다. 블록의 자입점은 후질연합과 좌골결절의 중간점으로 한다.

   2) 바늘의 자입부 및 회음부를 충분히 소독한 후 한쪽 손의 제2지를 질내 또는 직장내에 삽입해서 좌골극을 확인하다.

   3) 자입부에 국소마취를 한 후 블록 침을 피부에 수직으로 꽂는다. 바늘 끝을 질내 또는 직장내로 삽입한 제2지로 유도해서 좌골결절의 외하방에 맞닿는다.

   4) 국소마취제를 뽑아 놓은 10 ml 주사기를 블록침에 접속시키고 흡인 테스트 후 국마제 5 ml를 주입한다. 이것에 의해 회음신경의 가지와 함께 후대퇴피신경의 가지도 블록된다. 이어서 블록 침으로부터 주사기를 떼고 stylet을 삽입한 후 바늘끝을 좌골직장와에 전진시킨다. 좌골결절의 내측에서 흡인 테스트 후 국마제 5 ml를 주입하면 음부신경의 가지가 블록된다.

5) 블록 침으로부터 주사기를 떼고 styglet을 삽입한 후 바늘을 천극인대의 후외측으로 유도한다.
6) 인대를 천자한 곳에서 흡인 테스트 후 국마제 5 ml를 주입한다. 인대를 천자했을 때에는 뿌찍하는 독특한 손에 오는 느낌이 있다. 이 부위에서는 가지가 나뉘기 전의 음부신경이 블록 되기 때문에 효과적이다.
7) 반대쪽도 똑같이 행한다.
8) 경회음법에 의한 음부신경 블록 만으로는 대음순의 일부부터 치구에 걸쳐서 마취 효과가 불충분하다. 필요에 따라 대음순의 외측에서부터 치구까지 피하침윤마취를 행한다.

실시방법 2 - 경질법

1. 필요한 기구

블록침 : Kobak 침

주사기 : 10 ml 일회용 주사기

국마제 : 1% mepivacaine

소독약 : 5% povidne iodine

2. 수기의 실제

1) 환자의 체위는 경회음법과 똑같이 쇄석위로 한다.
2) 질내를 소독한 후 제2지와 제3지를 질내에 삽입하고 좌골극 및 천극인대를 확인한다.
3) 또 한쪽 손으로 Kobak 침을 쥐고 질내의 제2지와 제3지를 따라서 조용히 삽입한다. 이때 외투침의 끝으로부터 블록 침이 나오지 않도록 주의한다. 외투침의 끝은 좌골극의 바로 옆의 천극인대를 만지는 부분까지 전진해 고정한다. 이 부위에서 외투침과 일체로 되어 있는 내측의 블록 침을 조용히 전진시켜 질 점막 및 천극인대를 천자한다. 인대를 통과할 때에는 뿌직하는 손에 반응이 있다. 질점막에서 부터의 깊이는 보통 1 cm 전후이다.
4) 블록 침을 움직이지 않도록 주의해서 국마제를 뽑은 주사기를 접속해서 흡인 테스트 후 국마제 5~10 ml를 주입한다. 이 부위에서는 음부동정맥이 근접해 있기 때문에 국마제 주입중에도 흡인 테스트를 반복해서 행한다.
5) 반대측도 똑같이 행한다. 대음순의 일부에서부터 치구까지의 마취 효과를

얻기 위해서는 경회음법과 똑같이 피하침윤 마취를 행한다.

초음파 또는 C-arm 영상장치를 이용한 후방접근법

1. 필요시 환자의 정맥로를 확보하고 500 ml 생리식염수 또는 하트만씨 용액을 천천히 주입한다.
2. 필요시 환자의 하복부에 베개를 받치고 복와위로 눕힌다.
3. 시술자는 소독된 장갑을 끼고 환자 몸의 자입이 되는 지점을 중심으로 소독된 겸자(forcep)를 이용하여 포비돈 등으로 소독을 한 뒤 소독포를 덮는다.
4. C-arm을 이용하여 전후면과 측면의 영상을 통해 자침할 부위의 구조를 확인한다.
5. C-arm을 회전시켜 좌골극이 잘 보이도록 사위상을 얻고 그 지점에서 23-25 G의 자침을 이용하여 1% lidocaine으로 자입점을 피부 침윤 한다.
6. 방사선 조사방향과 평행하게 좌골극을 향하여 바늘을 진입한다.
7. 좌골극에 닿으면 C-arm의 영상을 확인하면서 조영제를 주입하여 퍼지는 모양을 주의하여 관찰한다.
8. 약물의 주입은 혈액의 흡인유무를 확인하면서 혈액흡인이 없는 경우에 투여한다.
9. 피부 자입부를 멸균드레싱 한다.
10. 블록 후 약 30분간 안정을 취하도록 한다.

고시

- **정색신경차단** Spermatic cord block

바24차 척수신경말초지차단술(장골서혜신경)의 소정 점수를 산정함.

고시 제2007-139호

13 좌골신경 Sciatic Nerve Block

분류번호	코드	분류	점수	의원	병원
바-25	LA272	파. 좌골신경 Sciatic Nerve	282.49	22,990	20,760

- **적응증**

1. 이상근증후군의 진단과 치료
2. 좌골신경통
3. 하지수술의 마취
4. 말초혈행장해의 통증 등

- **실시방법**

접근법에는 후방법과 전방법이 있지만 통증크리닉에서 사용되는 것은 후방법이다. 전방법은 수술의 마취로서만 사용된다. 수술은 앙와위로 행해지기 때문에 블록 후에 체위변환의 필요가 없는 전방법이 좋다.

실시방법 1 – 후방법

1) 상후장골극 – 대전자선법

환지를 위로 한 측와위로 하고, 건측지는 신전시킨다. 한측의 고관절과 슬관절은 구부리게 해서 슬내측을 침대 위에 붙인 Sims's position을 취한다. 상후장골극과 대전자 상연을 연결한 선을 2등분 한다. 이 가운데의 점에서부터 수직 하방으로 선을 그어 3 cm가 되는 곳이 자입점으로 된다. 자입점으로부터 바늘을 피부에 수직으로 자입하고 깊이는 5~8 cm 전후로 하퇴로 퍼지는 방사통이 얻어지지 않은 채 좌골극에 닿는 수가 많다. 방사통이 얻어지면 바늘을 몇 mm 빼서 국소마취제 및 기타 필요 약제 5~10 ml를 주입한다. 블록 효과의 발현까지 10~20분 정도를 요한다. 이때 후대퇴피신경은 좌골신경과 근접해 있기 때문에 동시에 블록된다.
시술 후 약 30분간 안정을 취하도록 한다.

2) 천미관절 – 대전자선법

체위는 양하지를 신전한 복와위로 하고 경우에 따라서는 하복부에 베개를 넣는다. 천미관절과 대전자상연을 연결한 선상의 중간점에서 압통점이 있는 곳에서부터 피부에 수직하게 바늘을 자입하고 방사통이 얻어지면 바늘을 몇 mm 뽑고 국소마취제 및 기타 필요 약제 5~10 ml를 주입한다.
시술 후 약 30분간 안정을 취하도록 한다.

3) 좌골결절 – 대전자선법

환측 상위의 측와위로 하고 슬관절을 구부려서 환측 고관절을 90도 이상 굴곡위로 하면 좌골신경은 피부로부터 가장 가깝게 되고 좌골결절도 만지기 쉽게 된다. 좌골결절과 대전자를 확인하고 이 두점을 연결한 가운데 점에서 압통점이 있는 곳으로부터 피부에 수직하게 자입한다. 방사통이 얻어지면 바늘을 몇 mm 뽑고 국소마취제 및 기타 필요 약제 5~10 ml를 주입한다. 쇄석위(lithotomy position)에서 행하는 수도 있다.
시술 후 약 30분간 안정을 취하도록 한다.

4) 이상근블록

체위는 양 다리를 신전한 복와위로 하고 경우 따라서는 하복부에 베개를 넣는다. 사후장골극과 대전자를 연결한 선을 3등분해서 외측 1/3의 곳에서부터 하방으로 1 cm 수선을 긋고 거기서부터 바늘을 자입하여 장골에 닿는다. 그리고 1~2 cm 침을 뽑아 이상근이라고 생각되는 부위를 블록한다. 또는 후방법의 자입점으로부터 약간 외측에서의 자입점에서 행해도 좋다. 국소마취제 및 기타 필요 약제 5~10 ml를 주입한다.
쇄석위(lithotomy position)에서 행하는 수도 있다.
시술 후 약 30분간 안정을 취하도록 한다.

실시방법 2 – 전방법

1) 체위는 앙와위로서 양 하지를 신전시켜서 행한다. 이 경우 대퇴에 분포하는 신경블록을 병용할 수 있는 점이 마취에서는 잇점이 있다
2) 상전장골극과 치골결절을 연결하는 선의 내측 1/3에서 부터 하방에 수선을 긋는다. 다음에 대전자의 상연으로부터 서혜인대에 평행선을 긋고 내측 1/3에서 부터의 수선과의 교차점을 자입점으로 한다.
3) 자입점에 피부팽지을 만들고 22gauge 10 cm 바늘을 약간 외측으로 바늘끝을 향해서 자입하고 대퇴골(소전자)에 닿을 때까지 바늘을 전진하다. 골에 닿은 후 바늘을 피부밑까지 뽑고 바늘을 조금 내측으로 향해 재자입해서 대퇴골을 넘어서

피부에서 5 cm 정도까지 전진하여 방사통이 얻어진 부위에 국소마취제 및 기타 필요 약제 5~10 ml를 주입한다.

시술 후 약 30분간 안정을 취하도록 한다.

공개심의 사례

하지수술 시행 시 마취목적으로 다종 실시한 바24 척수신경말초지차단술의 수가산정방법

심의내용

- 최근, 하지 수술시에 마취목적으로 수종의 신경차단술을 실시하는 사례가 발생하여 그 수가산정방법에 대하여 논의한 결과, 마취목적 및 동통완화 또는 치료목적으로 실시한 신경차단술의 수가산정방법을 참고하여 다음과 같이 한시적으로 적용하기로 함.

다 음

  - 하지 수술시 마취 목적으로 2종 이상의 신경차단술을 실시한 경우에는 주된 신경차단술은 소정금액의 100%를 산정하고, 제2의 신경차단술 부터는 소정금액의 50%를 산정하되 하지의 신경분포를 감안하여 최대 4종 이내로 산정함.

    다만, 주 신경에서 세분된 분지신경차단을 주 신경과 동시에 실시하는 경우에는 주 신경차단에 따른 효과를 고려하여 주 신경차단술의 소정 금액만 산정키로 함.

    (예 Saphenous N/B과 동시에 Articular branch block of Saphenous nerve)
  - 발목 및 발목아래에 실시하는 신경차단술은 '복재신경 및 복재신경관절지차단술의 수기료 산정방법(고시 제2011-124호, 2011.11.1. 시행)'과 동일하게 적용함.

- 아울러, 하지수술시 마취 목적으로 시행되는 신경차단술에 대하여 항목 신설(재분류) 등에 대한 연구가 진행 중에 있으므로 연구결과에 따라서 동 수가산정방법에 대한 검토가 필요할 수 있으며 각 사례는 아래와 같이 심의 결정함.

아 래

- A 사례: 내측 반달연골의 양동이 손잡이 찢김 상병에 반월판 연골절제술을 실시하면서 좌골신경, 폐쇄신경, 대퇴신경 및 외측대퇴피신경 4종의 신경차단술을 실시한 동 사례는 주된 신경차단술인 좌골신경차단술은 바24파 척수신경말초지차단술-좌골신경 소정금액의 100%, 나머지 3종의 신경차단술은 각각 해당 소정금액의 50%를 인정함.(총 250% 인정)
- B 사례: 비골 골절을 동반한 경골 몸통의 골절 상병에 관혈적사지골절정복술을 실시하면서 좌골신경 및 대퇴신경 2종의 신경차단술을 실시한 동 사례는 바24파 척수신경말초지차단술-좌골신경 100%, 바24거 척수신경말초지차단술-대퇴신경 50%를 인정함.(총 150% 인정)
- C 사례: 발목 및 발의 결절종 상병에 갱그리온 적출술을 실시하면서 좌골신경 및 대퇴신경 2종의 신경차단술을 실시한 동 사례는 병변의 위치 등을 참조하여 상근심사위원이 적의처리키로 함.
- 상근심사위원 적의 처리결과: 갱그리온은 대개 joint ligament나 tendon sheath에 연결되어 있는 경우가 많고, joint까지 dissection 해야 할 경우는 마취 목적의 신경차단이 필요하므로 수술 부위의 긴 절개선 등 참조, 바24파 척수신경말초지차단술-좌골신경 100%, 바24거 척수신경말초지차단술-대퇴신경 50%를 인정함.(총 150% 인정)

2013.07.12. 진료심사평가위원회

14 폐쇄신경 Obturator Nerve Block

분류번호	코드	분류	점수	의원	병원
바-25	LA273	**하. 폐쇄신경** Obturator Nerve	243.32	19,810	17,880

적응증

1. 대퇴내측의 통증과 압통
2. 고관절통
3. 뇌성마비의 근 구축
4. 하지 수술을 위한 부위 마취 및 수술 후 통증 조절 등

실시방법

1. 환자를 앙와위로 눕히고 블록을 시행할 하지를 약간 외전시킨다.
2. 시술 부위를 넓게 소독한 뒤 방포를 덮는다.
3. 자입점은 치골극에서부터 1~2 cm 하방으로 하여 수직으로 블록침을 자입하고 피하의 국소침윤 마취를 행하면서 치골하지에 도달시킨다. 다음에 바늘을 피하까지 빼고 바늘의 방향을 외측에서 약간 상후방으로 향해 치골상지와 평행으로 치골하지의 외연을 지나 빠져나가는 것처럼 폐쇄관의 가운데로 전진시키다.
4. 이 부위에서 바늘 끝을 2 cm 전진하며 이때 혈액의 역류가 없는 것을 확인하고 국소마취제를 약 10 ml 가량 주입한다.
5. 효과 판정은 내전근 마비의 유무, 즉 하지의 교차가 가능한지를 확인한다.
6. 정확한 차단을 위하여 신경자극기 혹은 초음파 유도 하에서 시행하는 경우도 있다.
7. 바늘을 뺀 후 천자부위를 3분 정도 압박하고 30분 정도 침상 안정한다.

⑮ 대퇴신경 Femoral Nerve Block

분류번호	코드	분류	점수	의원	병원
바-25	LA274	거. 대퇴신경 Femoral Nerve	272.54	22,180	20,030

적응증

1. 서혜부에서 대퇴동맥의 외측부에 압통
   요부 추간판 hernia, femoral nerve compression syndrome, 추간관절증, 고관절질환
2. 수술시 마취
3. 수술이나 외상후의 통증
4. 대퇴골 골절에 의한 통증
5. 대상포진 및 포진 후 신경통
6. 변형성 고관절 질환, 만성관절증
7. 수술시 조작에 의한 신경손상, 신경염
8. 원인불명의 대퇴신경마비
9. 대퇴근의 강한 근연축에 의한 통증

실시방법

1. 환자는 앙와위로 하고 서혜인대와 대퇴동맥의 박동을 좌측 제 2지로 확인한다.
2. 시술자는 소독된 장갑을 끼고 환자 몸의 자입이 되는 지점을 중심으로 소독된 겸자(forcep)를 이용하여 포비돈 등으로 소독을 한다.
3. 치골결합의 상연의 높이, 서혜인대에서 부터 2.5 cm 하방에서 인대의 밑을 달리고 있는 대퇴동맥을 촉지해서 그 외측을 바늘의 자입점으로 한다. 이때 가능한한 손가락으로 동맥을 내측으로 미는 것 같이 한다.
4. 21–26 G 바늘로 대퇴동맥의 박동을 촉지하고 있는 손가락의 외측에서 피부에 수직으로 자입한다. 바늘은 방사통이 얻어질 때까지 전진한다. 이때 깊이는 일반적으로 피하 1–2.5 cm이다.
5. 바늘이 대퇴동맥을 천자했을 경우 바늘을 빼고 출혈이 멈출때까지 충분한 시간을 압박한 다음 직전 천자부위의 약간 외측으로 바늘의 끝이 향하도록 하여 방사통이 얻어질 때까지 바늘을 전진한다.

6. 바늘을 천천히 전진시키면 방사통이 얻어지기 전에 대퇴신경의 바로 위에있는 장요근근막을 뚫는 감각이 느껴지며, 방사통은 대퇴전면과 슬, 하퇴, 발의 내측면에서 보여진다. 이 방사통이 얻어지면 바늘을 고정해서 혈액의 역류가 없는 것을 확인하고 국소마취제 및 필요한 약제 2~5 ml를 천천히 주입한다.
7. 방사통이 얻어지지 않을 경우 대퇴동맥 외측이라고 생각되는 부분으로부터 외측으로 바늘끝을 향하게 하여 부채꼴 모양으로 바늘을 움직여서 국소마취제 및 필요한 약제를 확산 주입한다. 통증 치료의 경우 무리하게 방사통을 찾지않아도 좋다.
8. 약물의 주입은 혈액의 천자유무를 확인하면서 혈액천자가 없는 경우에 주입한다.
9. 주입이 완료되면 바늘을 조심스럽게 제거하고 피부 자입부를 멸균드레싱 한다.
10. 블록 후 약 20-30분간 안정을 취하도록 한다.

고시

- **복재신경 및 복재신경관절지차단술의 수기료 산정방법**

복재신경(Saphenous nerve) 및 복재신경관절지(Articular branch of saphenous nerve)는 대퇴신경에서 분지되는 말초지신경(Peripheral branch nerve)이므로 동 신경에 실시하는 신경차단술은 실시 부위에 따라 발목까지는 바24거 척수신경말초지차단술(대퇴신경) 소정점수의 50%, 발목아래는 바24거 소정점수의 25%로 산정함.

고시 제2011-124호, 2011.11.01. 시행

공개심의 사례

무릎관절증 상병에 시행한 바24거 대퇴신경차단술(femoral nerve block)에 대하여

심의배경

바24거 대퇴신경차단술이 무릎관절증 상병에 일률적으로 청구되어 이의 의학적 타당성에 대하여 심의함.

심의내용

바24거 대퇴신경차단술(femoral nerve block)은 주로 수술시 마취목적이나 수술 ·

외상 후 급성기의 통증 발생시 시행하는 시술로, 시술 후 motor weakness가 올수도 있어 통상적으로 통증완화 목적으로는 잘 시행하지 않는 방법임.
동 요양기관은 무릎관절증 상병에 일률적으로 대퇴신경차단술을 실시하였고, 진료기록상 환자의 증상, 진단 및 치료경과에 대한 기록도 미비하여 무릎관절증에 동 시술을 시술할만한 의학적 타당성이 확인되지 않으므로 무릎관절증 상병에 일률적으로 시행한 대퇴신경차단술은 인정하지 아니함. 2011.04.11. 진료심사평가위원회

16 외측대퇴피신경 Lateral Cutaneous Femoral Nerve Block

분류번호	코드	분류	점수	의원	병원
바-25	LA275	**너. 외측대퇴피신경** Lateral Cutaneous Femoral Nerve	256.01	20,840	18,820

적응증

1. 서혜부나 대퇴외측부에서의 통증이나 압통
2. 수술시의 마취
3. 고관절 수술 후등의 통증
4. 외상후의 반흔부의 통증
5. 대상포진 및 포진후 신경통
6. 대퇴근막의 통증성 구축
7. Entrapment neuropathy(meralgia paresthetica) 등

실시방법

1. 환자는 앙와위로 하고 술자가 블록측에 서서 상전장골극과 서혜인대를 확인한다.
2. 시술자는 소독된 장갑을 끼고 환자 몸의 자입이 되는 지점을 중심으로 소독된 겸자(forcep)를 이용하여 포비돈 등으로 소독을 한다.
3. 전상장골극을 촉지 후 이로부터 2.5~3 cm내 하방에서 서혜인대 직하의 최압통이 명료한 곳을 외쪽 제2지로 찾아서 이 압통점에 국소마취제를 이용하여 자입점 피부 침윤을 한다.
4. 피부에 수직으로 21-26 G 바늘을 자입한다. 바늘은 대퇴근막의 저항에 부딪칠 때까지 천천히 전진하고 그 후 바늘끝에 조금 힘을 넣어 더욱 자입하면 급히 저항이 없어진다. 그리고 대퇴근막을 뚫는 느낌이 얻어진다. 경우에 따라서는 방사통이 유발되는 수가 있다. 그러나 이 블록으로서는 무리하게 방사통을 찾을 필요는 없고 침윤 블록이 좋다.
3. 대퇴근막의 바로 밑에서 약 10 ml의 국소마취제와 기타 필요한 약물을 주입하고, 바늘을 뽑으면서 근막 바로 위에서 재차 1~2 ml를 주입한다. 바늘의 깊이는 거의 1~3 cm 전후이다. 이 경우 주입약물의 침윤 블록이기 때문에 바늘을 부채꼴 모양으로 움직여서 약물을 확산 주입한다.

4. 경우에 따라서는 서혜인대 상방, 상전장골극의 내측에서 외측대퇴피신경이 골반으로부터 나오는 곳에서 블록한다. 이때에도 똑같이 상전장골극으로 부터 2~3 cm 내측의 압통점의 강한 곳에서 행한다. 바늘의 자입방법이나 약물의 주입은 똑같이 행한다.
5. 약물의 주입은 혈액의 천자유무를 확인하면서 혈액천자가 없는 경우에 주입한다.
6. 약물 주입이 완료되면 바늘을 조심스럽게 제거하고 피부 자입부를 멸균드레싱한다.
7. 신경 블록 후 약 20–30분간 안정을 취하도록 한다.

17 상박신경총차단술 Brachial Plexus Block

분류번호	코드	분류	점수	의원	병원
바-25	LA276	더. 상박신경총 Brachial Plexus	282.49	22,990	20,760

고시

- 바24파 척수신경말초지차단술(좌골신경)의 소정점수를 산정함.

고시 제2007-139호

- **적응증**

1. 경추증성 신경근증
2. 경추 추간판 탈출증
3. 대상포진
4. 유방암 수술후의 상지부종 등

Chapter 4 척추신경총, 신경근 및 신경절차단술
Spinal Nerve Plexus, Root or Ganglion Block

C-arm 등 투시가 반드시 필요한 신경차단술에 대하여

C-arm등 투시가 반드시 필요한 신경차단술은 다음과 같으며, **동 신경차단술을 C-arm등 투시 없이 실시한 경우에는 인정하지 아니함.**

다 음

가. 바22 관련: 경추간공 경막외 신경차단술(Transforaminal epidural block)

나. 바23 관련: 삼차신경절(Trigeminal ganglion), 상악신경(Maxillary nerve), 하악(Mandibular nerve), 익구개신경절(Pterygopalatine ganglion)

다. 바24 관련: 상박신경총신경차단술(Brachial plexus block) (Supraclavicle approah 경우만)

라. 바25 관련: 척추 주위 척추관절돌기신경(Facet joint), 천장관절(Sacro-iliac joint), 방척추신경근(Paravertebral spinal nerve root), 후근신경절신경차단술(Dorsal root ganglion block), 척추후지내측지신경차단술(Post. medial branch block) 척추신경근(Spinal root block) (Psoas compartment block : blind block도 가능)

마. 바26나 관련: 흉요부교감신경절(Thoracolumbar sympathetic ganglion), 복강신경총(Celiac plexus), 하장간막신경총(Inferior mesenteric plexus), 상하복신경총(Superior hypogastric plexus) 고시 제2007-92호, 2007.11.01. 시행

스테로이드주사제(Triamcinolone acetonide, Methylprednisolone acetate, Betamethasone sodium phosphate 등) 관련

가. 허가사항 범위 내에서 환자의 증상 등에 따라 필요 · 적절하게 투여 시 요양급여함을 원칙으로 함.

나. 허가사항 범위(효능 · 효과, 용법 · 용량)를 초과하여 아래와 같은 경우에도 요양급여를 인정함.

- 신경차단술시 사용한 경우

다만, 추간관절차단(Facet joint block/injection)시 사용된 Triamcinolone acetonide 주사제는 1 level당 20 mg로 최대 3 level(60 mg)까지 인정하되, 양측은 각각 최대 2 level(80 mg)까지 인정.

주 단, triamcinolone acetonide는 사용상의 주의사항에 따라 경막외 또는 척수강 내로 투여하지 않는다.

고시 2013-127호, 2013.09.01. 시행

요양급여의 적용기준 및 방법에 관한 세부사항 일부 개정안(2016).

바25 척수신경총, 신경근 및 신경절차단술의 수가산정 방법은 다음과 같이 산정하되, 경추(Cervical)와 요추(Lumbar)는 별개의 부위이므로 각각 산정함.

다 음

가. 분절(level) 적용 차단술

1) 해당항목: 선택적 신경근(LA354), 척추후근신경절(LA355), 척수회백신경교통지(LA356), 후지내측지(LA358), 추간관절차단(LA359)

2) 수가산정방법

가) 편측 실시 시

제1분절(level)은 소정점수의 100%를 산정하고, 제2분절(level)부터는 소정점수의 50%를 산정하되 최대 3분절(level)까지 산정(최대 200%).

나) 양측 실시 시(또는 편측과 양측 동시 실시 시)

제1분절(level)은 소정점수의 150%(100%+50%), 제2분절(level)부터는 좌 · 우 각 50%를 산정하되, 3분절을 초과하여 시술하더라도 3분절 이내에서 최대 300%까지 산정.

나. 분절(level) 미적용 차단술

1) 해당항목: 경신경총(LA251), 방척추신경(LA352), 미골신경(LA353), 요천골신경총(Psoas compartment block 포함)(LA253), 천장관절(Sacro-iliac joint), 척수신경 후지(LA357).

2) 수가산정방법

가) 편측 실시 시: 소정점수의 100% 산정

나) 양측 실시 시: 소정점수의 150%(100%+50%) 산정

1 경신경총 차단술 Supreficial cervical plexus block

분류번호	코드	분류	점수	의원	병원
바-25	LA251	경신경총 Superficial Cervical Plexus	368.40	29,990	27,080

적응증

천부 경 신경총이 관여하는 사고 후 통증, 암성통증의 진단 및 치료, 경동맥 내막절제술, 열상 봉합 등의 수술에 대한 부위마취

실시방법

1. 20 ml 주사기에 15 ml 국소마취제를 뽑아놓는다.
2. 환자를 앙와위로 하고 신경차단 위치와 반대쪽으로 목을 돌린다.
3. 시술자는 소독된 장갑을 끼고 흉쇄유돌근 앞뒤로 소독된 겸자(forcep)를 이용하여 포비돈 등으로 소독을 한다.
4. 흉쇄유돌근의 후연의 중앙점에 22 G 4 cm 바늘로 찌른 후 흉쇄유돌근 바로 뒤로 천천히 진입한다.
5. 환자의 반응을 살피면서 조심스럽게 흡인한 후 국소마취제 5 ml를 천천히 주입한다.
6. 바늘을 흉쇄유돌근 후연까지 후퇴시킨 후 귓볼을 향해 흉쇄유돌근 바로 뒤로 천천히 진입한다.
7. 부채살 모양으로 국소마취제 5 ml를 주입한다.
8. 바늘을 후퇴시켜 동측 유두를 향해 아래로 진입후 5 ml를 주입한다.
9. 약물 주입이 완료되면 바늘을 조심히 제거하고 피부 자입부를 압박하여 멸균드레싱한다.
10. 약물 주입 후 첫 15–20분까지에 감각 및 운동신경 검사를 하여 신경차단의 정도 및 기타 부작용에 대한 평가를 한다.

② 방척추신경 차단술 Paravertebral nerve block

분류번호	코드	분류	점수	의원	병원
바-25	LA352	**방척추신경** Paravertebral Nerve	731.44	59,540	27,080

● 적응증

대상포진 후 신경통, 늑간신경통, 상복부 벽(upper abdominal wall), 회음부, 하지, 요추에서 기인하는 통증, 암성 통증, 마취의 보조 등

● 실시방법

1. 필요시 환자의 정맥로를 확보하고 500 ml 생리식염수 또는 하트만씨 용액을 천천히 주입한다.
2. 필요시 혈압계와 맥박 산소포화도(필요에 따라서는 심전도 등)를 부착하고 모니터링하면서 준비한다.
3. 환자의 하복부에 베개를 받치고 복와위로 눕힌다.
4. 시술자는 소독된 장갑을 끼고 환자 몸의 자입이 되는 지점을 중심으로 소독된 겸자(forcep)를 이용하여 포비돈 등으로 소독을 한 뒤 소독포를 덮는다.
5. 필요에 따라 C-arm을 이용하여 시술 부위를 확인하고 바늘을 천자할 부위에 국소마취제를 이용하여 국소 마취한다.
6. 블록용 바늘을 피부에 수직으로 자입하여 목표로 하는 요추 횡돌기의 가운데 부분을 향하여 전진시킨다.
7. 바늘이 뼈에 닿은 후 바늘을 재조정하여 진입시켜 횡돌기의 위 또는 아래에 닿도록 한다.
8. 이후 바늘을 적절한 곳에 위치시킨다.
9. 바늘을 조심스럽게 흡인하여 혈액이나 뇌척수액이 나오지 않으면 필요한 약제를 주입한다.(C-arm을 이용하는 경우에는 조영제를 주입하면서 C-arm의 영상을 확인하여 조영제가 퍼지는 양상을 확인한다)
10. 바늘을 뺀 후 천자부위를 3분 정도 압박하고 30분 정도 침상 안정한다.
11. 악성종양의 통증이나 염증성 병변에 의한 통증에는 스테로이드를 국소마취제에 추가하여 사용하기도 한다.

③ 미골신경 차단술 Coccygeal nerve block

분류번호	코드	분류	점수	의원	병원
바-25	LA353	**미골신경** Coccygeal Nerve	597.94	48,670	43,950

● 적응증

미골통, 직장암 수술 후의 회음부 통증 등

● 실시방법

1. 환자의 하복부에 베개를 받치고 복와위로 눕힌다.
2. 시술자는 소독된 장갑을 끼고 환자 몸의 자입이 되는 지점을 중심으로 소독된 겸자(forcep)를 이용하여 포비돈 등으로 소독을 한 뒤 소독포를 덮는다.
3. 미골을 촉지하고 미골의 측면 경계선을 향해 바늘을 주입한다.
4. 바늘이 미골에 닿으면 바늘 방향을 재조정하여 약간 앞으로 전진한다.
5. 국소마취제 및 필요한 약제를 약 3 ml 가량 주입한다.
6. 바늘을 뺀 후 천자부위를 3분 정도 압박하고 30분 정도 침상 안정한다.

④ 선택적 신경근 차단술 Selective nerve root block

⑤ 척추후근신경절 차단술 Dorsal root ganglion block

분류번호	코드	분류	점수	의원	병원
바-25	LA354	**선택적 신경근** Selective Spinal Nerve Root	731.44	59,540	53,760
	LA355	**척추후근신경절** DRG(Dorsal Root Ganglion)	731.44	59,540	53,760

- **적응증**

추간판 탈출증, 척추관 협착증, 대상포진후 신경통, 신경병증 통증, 암성통증, 늑간신경통, 수술 후 통증 등, 상기 적응증의 진단 및 치료 목적

- **실시방법**

LA354

1. 환자를 투시대에 앙와위 또는 측와위로 눕힌다.
2. 추간공 직경이 가장 크게 보이도록 투시 장치를 조정한다.
3. 피부소독을 한 후 추간공에서 상관절 돌기의 후면을 자입점으로 하여 피부마취를 한다.
4. 25 G, 10 cm 바늘로 자입하여 상관절 돌기 rest(받침대)에 닿게 한다.(바늘 끝이 상관절 돌기에 닿지 않으면 바늘이 추간공을 뚫거나 신경관에 들어가거나 척수를 찌르는 등의 심각한 합병증을 유발할 수 있다.)
5. 바늘끝을 조금씩 움직여 추간공에서 빠져 나온 신경근에 닿도록 한다.
6. 환자에게 이상감각을 느낄 수 있음을 미리 알려주어 이상감각을 느끼면 즉시 말하게 한다.
7. 바늘의 사면이 외측을 향하게 한다.
8. 투시화면상 바늘 끝이 외측괴의 외연에 있음을 확인한다.
9. 조영제 0.3 ml주입하여 신경근을 따라 흐르되 경막외, 지주막하, 경막하로 퍼지지 않음을 확인한다.
10. 또한, 조영제가 혈관내로 퍼지지 않음을 확인한 후 약제를 투입한다.
11. 피부 자입부 압박 후 바늘 제거

LA355

1. 필요시 환자에게 정맥로를 확보하고 500 ml 생리식염수 또는 하트만씨 용액을 천천히 투여한다.
2. 필요시 환자에게 혈압계, 맥박 산소포화도, 심전도 등을 부착하고 모니터링을 한다.
3. 환자는 부위에 따라 똑바로 눕거나, 흉부, 하복부에 베개를 받치고 엎드리게 한다.
4. 시술자는 소독된 장갑을 끼고 환자 몸에 바늘이 자입되는 지점을 중심으로 소독된 겸자(forcep)를 사용하여 포비돈 등으로 소독을 한 뒤 소독포를 덮는다.
5. C-arm을 이용하여 전후면과 측면의 영상을 통해 자침할 부위의 구조를 확인한다.
6. C-arm을 회전시켜 사위상을 얻고 피부 국소마취를 시행한다.
7. 다른 구조물을 천자하지 않도록 주의하면서 바늘을 방사선 조사방향과 평행하게 삽입한다.
8. 일정 깊이에 도달하면 C-arm의 사위상과 측면상을 이용하여 추간공에 바늘을 삽입한다.
9. 이후 소량의 조영제를 투여하면서 C-arm 영상에서 조영제의 퍼지는 모양을 주의 깊게 관찰한다. 조영제가 혈관내로 퍼지는 경우 약제를 투여하지 않는다.
10. 약물은 혈액의 흡인유무를 확인하면서 혈액흡인이 없는 경우에 투여한다.
11. 국소마취제, 스테로이드 등을 투입한다.
12. 바늘을 제거한 후 자입점을 멸균드레싱하고 압박한다.
13. 이후 환자를 환자용 침대로 옮기고 회복실로 이송한 후 정맥로를 유지하면서 최소 1시간 동안 혈압 등의 활력징후를 모니터링하면서 절대안정을 취하도록 한다.

고시

- 바25 척수신경총, 신경근 및 신경절차단술의 수가산정방법은 다음과 같이 산정하되, 경추(Cervical)와 요추(Lumbar)는 별개의 부위이므로 각각 산정함.

다음

가. 편측 실시 시

제1분절(level)은 소정점수의 100%를 산정하고, 제2 분절(level)부터는 소정점수의 50%를 산정하되 최대 3분절(level)까지 산정(최대 200%)

나. 양측 실시 시(또는 편측과 양측 동시 실시 시)
제1분절(level)은 소정점수의 150%(100%+50%), 제2분절(level)부터는 좌·우 각 50%를 산정하되 3분절을 초과하여 시술하더라도 3분절 이내에서 최대 300%까지 산정

고시 제2008-40호, 2008.06.01. 시행

b. 경막외 신경차단술과 천골신경차단술(일명 S2 Block) 동시 실시시 수가산정방법
S2 Foramen에 실시한 천골신경차단술(Transsacral Block: 일명 S2 Block)은 경막외 신경차단술(Epidural Block)으로는 통증이 충분히 조절되지 않을 때 실시하게 되므로 Epidural Block과 S2 Block의 동시 실시는 타당하며 같은 날 Epidural Block(또는 경막외 카테터 삽입)과 S2 Block를 같이 실시한 경우는 주된 신경차단술 소정점수의 100%, 제2 신경차단술 소정 점수의 50%를 산정함.

고시 제2007-46호, 2007.06.01. 시행

공개심의 사례

동일날 여러부위에 실시한 바25라 척수신경총, 신경근 및 신경절 차단술-선택적 신경근 인정여부

진료내역 및 영상자료 참조, 일률적으로 산정된 바25라 척수신경총, 신경근 및 신경절 차단술-선택적신경근 인정여부

청구내역

- A사례(여/61세)
  - 청구 상병명: 외반무지
  - 주요 청구내역(2016.7.20. / 2016.7.27.)

  바25라 척수신경총, 신경근 및 신경절차단술-선택적 신경근(LA354) 1×2.5×1
  245 휴메딕스덱사메타손포스페이트이나트륨주사 0.1×1×1
- B사례(남/39세)
  - 청구 상병명: 신경뿌리병증을 동반한 요추 및 기타 추간판 장애
  - 주요 청구내역(2016.7.1. / 2016.7.8. / 2016.7.22.)

바25라 척수신경총, 신경근 및 신경절차단술–선택적 신경근(LA354) 1×2.5×1
245 휴메딕스덱사메타손포스페이트이나트륨주사 0.1×1×1

- C사례(여/38세)
  - 청구 상병명: 신경뿌리병증을 동반한 요추 및 기타 추간판 장애
  - 주요 청구내역(2016.7.1. / 2016.7.6. / 2016.7.13.)

바25라 척수신경총,신경근 및 신경절차단술–선택적 신경근(LA354) 1×2.5×1
245 휴메딕스덱사메타손포스페이트이나트륨주사 0.1×1×1

진료내역

- A사례(여/61세) 하부요통, 왼쪽 엉덩이, 허벅지, 종아리 통증 오른쪽 종아리 통증 선택적 신경근차단술(Rt 4, 5, S1/ Lt S1) 실시
- B사례(남/39세) 하부요통, 왼쪽 엉덩이, 허벅지, 종아리 통증 방사통 선택적 신경근차단술(Lt 4, 5, S1/ Rt S1) 실시
- C사례(여/38세) 하부요통, 왼쪽 엉덩이, 허벅지, 종아리 통증 허벅지 방사통 선택적 신경근차단술(Rt 4, 5, S1/Lt S1) 실시

심의내용

- 국민건강보험요양급여의 기준에 관한 규칙[별표 1] 요양급여의 적용기준 및 방법 1. 요양급여의 일반원칙에서 요양급여는 가입자 등이 연령 · 성별 · 직업 및 심신상태 등의 특성을 고려하여 진료의 필요가 있다고 인정되는 경우에 정확한 진단을 토대로 환자의 건강증진을 위하여 의학적으로 인정되는 범위 안에서 최적의 방법으로 실시하여야 한다고 규정하고 있음.
- 동 기관은 대부분의 수진자에게 바25라 척수신경총, 신경근 및 신경절차단술–선택적 신경근을 일률적 · 반복적으로 다분절 시행하는 경향으로, 신경차단술 시행 시에는 환자의 증상과 관련된 부위에 적절한 신경 차단술을 선택하여 실시하고, 반복적으로 신경차단술을 시행하는 경우에는 환자 증상 및 경과 변화에 대하여 기록하도록 주의 통보하기로 하며, 다음 사례에 대하여는 아래와 같이 결정함.

아 래

선택적 신경근차단술은 환자의 증상과 관련한 특정 부위를 선별하여 시술하여야

하나 진료내역 및 영상 자료를 확인한 결과 A사례(여/61세)는 동 시술을 다분절에 시행할 만한 의학적 타당성이 없으며, B사례(남/39세), C사례(여/38세)는 증상에 적합한 신경차단술 부위로 보기 어렵고 다분절에 실시할 만한 의학적 타당성이 없으며, 주사침(needle)의 위치도 부적절하게 자입된 것으로 확인되어 동 사례들의 바25라 척수신경총, 신경근 및 신경절차단술-선택적신경근은 인정하지 아니함.

2016.09.22. 진료심사평가위원회(지역심사평가위원회)

6 척수회백신경 교통지 차단술 Gray rami communicans block

분류번호	코드	분류	점수	의원	병원
바-25	LA356	**척수회백신경교통지** Gray Rami Communicans	731.44	59,540	53,760

- **적응증**

골다공증에 의한 흉추 압박 골절, 추간판내장증, 사지 혈행 장애 등

- **실시방법**

1. 필요시 환자의 정맥로를 확보하고 500 ml 생리식염수 또는 하트만씨 용액을 천천히 주입한다.
2. 필요시 혈압계와 맥박 산소포화도(필요에 따라서는 심전도 등)를 부착하고 모니터링하면서 준비한다.
3. 환자의 하복부에 베개를 받치고 복와위로 눕히거나 왼쪽 혹은 오른쪽을 아래로 하여 옆으로 눕게 한다.
4. 시술자는 소독된 장갑을 끼고 환자 몸의 자입이 되는 지점을 중심으로 소독된 겸자(forcep)를 이용하여 포비돈 등으로 소독을 한 뒤 소독포를 덮는다.
6. C-arm을 이용하여 전후면과 측면의 영상을 통해 자침할 부위의 구조를 확인한다.
7. 복와위에서 횡돌기가 외측 추체면에 도달할 때까지 C-arm을 회전시켜 사위상을 얻고 그 지점에서 23-25 G의 자침을 이용하여 1% lidocaine으로 자입점을 피부 침윤한다.
8. CHIBA needle과 같은 특수 바늘을 이용하여 방사선 조사방향과 평행하게 삽입하여 경막외강이나 지주막하강을 천자하지 않도록 주의 하여 추체 측면까지 진행한다.
9. 추체외연에 닿으면 C-arm의 사위상과 측면상을 이용하여 베벨을 추체측을 향하게 하여 미끄러지듯이 진행하여 추체의 전면부까지 진행한다.
10. 이후 적은양의 조영제를 주입하여 C-arm 영상에서 조영제의 퍼지는 모양을 주의하여 관찰한다. 조영제가 혈관내 또는 대요근내로 퍼지거나 경막외강 등으로 퍼지면 약제의 주입을 해서는 안된다.
11. 국소마취제 및 기타 필요한 약제를 혼합하여 천천히 주입한다.

12. 약물 주입이 완료되면 바늘을 조심히 제거하고 피부 자입부를 멸균드레싱 한다.
13. 이후 조심스럽게 환자용 침대로 옮긴 후 회복실로 이송후 약 0.5-1시간 동안 절대안정을 취하도록 한다.
14. 약물 주입 후 첫 15-30분까지 감각 및 운동신경 검사를 하여 신경차단의 정도 및 기타 부작용에 대한 평가를 한다.
15. 경막외 차단의 부위에 따라 혹은 환자에 상태에 따라 생체징후 감시(혈압, 맥박 산소포화도, 심전도 등) 및 산소 흡입의 행위(비캐뉼라 혹은 마스크)가 시술 후에 필요할 수도 있다.

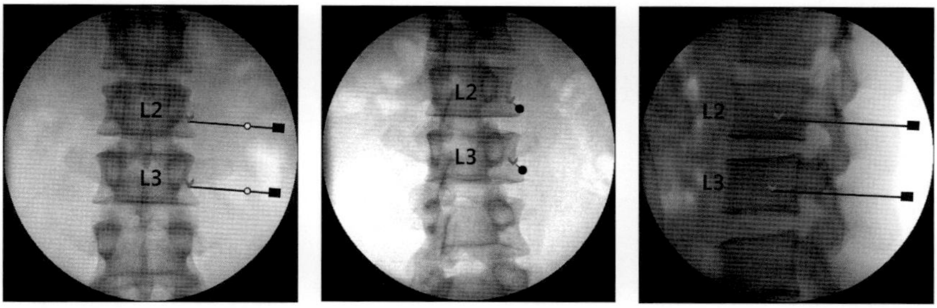

7 요천골신경총 차단술 Lumbar or Sacral plexus block

분류코드	코드	분류	점수	의원	병원
바-26	LA253	**요천골신경총** Lumbar or Sacral Plexus	731.44	59,540	53,760

- **적응증**

하지수술, 요추 신경총의 염증성 질환 상태에 의한 통증, 침윤성 암으로 인한 통증, 급성 대상포진 통증, 하지골절로 인한 통증, 서혜부 통증, 하지통과 서혜부 통증의 감별진단 등

- **실시방법**

1. 필요시 환자의 정맥로를 확보하고 500 ml 생리식염수 또는 하트만씨 용액을 천천히 주입한다.
2. 필요시 혈압계와 맥박 산소포화도(필요에 따라서는 심전도 등)를 부착하고 모니터링하면서 준비한다.
3. 환자를 복와위/측와위로 하고 편하게 자세를 잡도록 한다.
4. 시술자는 소독된 장갑을 끼고 환자 몸의 자입이 되는 지점을 중심으로 소독된 겸자(forcep)를 이용하여 포비돈 등으로 소독을 한다.
5. 자침할 부위의 구조를 촉지 또는 C-arm을 이용하여 확인한다.
6. 국소마취제로 자입점을 피부 침윤한 후 20-22 G의 자침으로 피부 및 피하 결체조직 이하를 guiding 한다.
7. 18-22 G 바늘을 이용하여 식염수를 채운 주사기에 저항을 주면서 피부면에 수직으로 조심스럽게 진입한다. 바늘의 위치를 C-arm의 전후면과 측면을 통해 확인할 수 있다.
8. 저항이 소실되는 공간을 확인하고 C-arm 투시하에 조영제를 주입하여 정확한 위치를 확인한다. 이때 혈관내 주입이나 근육으로 빠져나가는 경우에는 바늘을 뒤로 뺀 뒤 7-8의 과정을 재시도해야 한다.
9. 국소마취제 및 기타 필요한 약물 소량을 시험적으로 천천히 주입한 뒤 환자의 이상반응 여부를 확인하고, 이상이 없을 경우 나머지 약제를 1.0-2.0 ml씩 주입하고 이때마다 주사기의 피스톤을 뒤로 잡아당겨서 혈액 등이 새지 않은 것을 확인하는 과정을 거친다.

12. 약물 주입이 완료되면 바늘을 조심히 제거하고 피부 자입부를 멸균드레싱 한다.
13. 이후 조심스럽게 환자용 침대로 옮긴 후 회복실로 이송 후 약 0.5–1시간 동안 절대안정을 취하도록 한다.
14. 약물 주입 후 첫 15–30분까지 감각 및 운동신경 검사를 하여 신경차단의 정도 및 기타 부작용에 대한 평가를 한다.
15. 차단 부위에 따라 혹은 환자에 상태에 따라 생체징후 감시(혈압, 맥박 산소포화도, 심전도 등) 및 산소흡입의 행위(비캐뉼라 혹은 마스크)가 시술 후에 필요할 수도 있다.

8 척수신경 후지 차단술
Posterior division of Spinal Nerve Block, PDNB

분류번호	코드	분류	점수	의원	병원
바-26	LA357	**척수신경 후지** Posterior Division of Spinal Nerve	618.24	50,320	45,440

- **적응증**

급성경부 구축증, 급성 배부통, 급성요통증, 척추분리증, 척추골 전위증, 외상성 경부 증후군, 경견완증후군, 추체 압박골절, 심부 척추 옆 근육의 경련 등

- **실시방법**

1. 필요시 환자의 정맥로를 확보하고 500 ml 생리식염수 또는 하트만씨 용액을 천천히 주입한다.
2. 필요시 혈압계와 맥박 산소포화도(필요에 따라서는 심전도 등)를 부착하고 모니터링하면서 준비한다.
3. 환자를 시술 위치에 따라 앙와위/복와위/측와위로 하고 자세를 잡는다.
4. 시술자는 소독된 장갑을 끼고 환자 몸의 자입이 되는 지점을 중심으로 소독된 겸자(forcep)를 이용하여 포비돈 등으로 소독을 한다.
5. 자침할 부위의 구조를 촉지 또는 필요에 따라 초음파 또는 C-arm을 이용하여 확인한다.
6. 국소마취제로 자입점을 피부 침윤한 후 20-22 G의 자침으로 피부 및 피하 결체조직 이하를 guiding 한다.
7. 21-26G 이상의 needle을 사용하여 상하 척추의 횡돌기 사이의 중간 지점에 자입하여 서서히 진입한다. 시술 중 C-arm의 전후면과 사위면 및 측면영상을 수시로 얻어 자침의 깊이와 위치를 확인한다. (경부에서는 관절이나 추궁판에 자침이 도달하도록 한다. 흉부에서는 추궁판에 도달하도록 한다. 요부에서는 횡돌기 깊이까지 도달하도록 한다.)

   21-26G 이상의 needle을 사용하여 상하 척추의 횡돌기 사이의 중간 지점에 자입하여 서서히 진입한다. 경부에서는 관절이나 추궁판에 자침이 도달하도록 한다. 흉부에서는 추궁판에 도달하도록 한다. 요부에서는 횡돌기 깊이까지 도달하도록 한다.

8. 정확한 위치가 아닌경우 상기 5-7의 과정을 반복하여 정확한 위치가 되도록 한다.
9. 국소마취제 및 기타 필요한 약물을 주입하고 이때마다 주사기의 피스톤을 뒤로 잡아당겨서 혈액등이 새지 않는 것을 확인하는 과정을 거친다. 이때 필요에 따라 혈관내 약물 주입을 방지하기 위해 조영제를 투여하여 혈관내 주입 여부를 확인한다.
10. 약물 주입이 완료되면 바늘을 조심히 제거하고 피부 자입부를 멸균드레싱 한다.
11. 이후 조심스럽게 환자용 침대로 옮긴 후 회복실로 이송후 약 0.5-1시간 동안 절대안정을 취하도록 한다.
12. 약물 주입 후 첫 15-30분까지 감각 및 운동신경 검사를 하여 신경차단의 정도 및 기타 부작용에 대한 평가를 한다.
13. 부위에 따라 혹은 환자에 상태에 따라 생체징후 감시(혈압, 맥박 산소포화도, 심전도 등) 및 산소흡입의 행위(비캐뉼라 혹은 마스크)가 시술 후에 필요할 수도 있다.

9 후지내측지차단술 Posterior Medial Branch Block

10 추간관절 차단Facet joint Block

분류번호	코드	분류	점수	의원	병원
바-25	LA358	**후지내측지** Posterior Medial Branch	731.44	59,540	53,760
	LA359	**추간관절차단** Facet Joint	750.95	61,130	55,190

적응증

척추 추간 관절증후군 등

척추 추간 관절증후군, 편타손상증후군, 염좌, 퇴행성 척추증, 척추전방전위증 등

실시방법

LA358

1. 필요시 환자의 정맥로를 확보하고 500 ml 생리식염수 또는 하트만씨 용액을 천천히 주입한다.
2. 필요시 혈압계와 맥박 산소포화도(필요에 따라서는 심전도 등)를 부착하고 모니터링하면서 준비한다.
3. 환자를 시술 위치에 따라 앙와위/복와위/측와위로 하고 자세를 잡는다.
4. 시술자는 소독된 장갑을 끼고 환자 몸의 자입이 되는 지점을 중심으로 소독된 겸자(forcep)를 이용하여 포비돈 등으로 소독을 한다.
5. 자침할 부위의 구조를 촉지 또는 필요에 따라 C–arm을 이용하여 확인한다.
6. 국소마취제로 자입점을 피부 침윤한 후 20–22 G의 자침으로 피부 및 피하 결체조직 이하를 guiding 한다.
7. 21–26 G 이상의 needle을 사용하여 관절기둥의 중앙을 목표로 하여 서서히 진입하여 관절기둥에 닿는다. 시술 중 C–arm의 전후면과 사위면 및 측면영상을 수시로 얻어 자침의 깊이와 위치를 확인한다.
8. 정확한 위치가 아닌 경우 상기 5–7의 과정을 반복하여 정확한 위치가 되도록 한다.
9. 국소마취제 및 기타 필요한 약물을 주입하고 이 때마다 주사기의 피스톤을 뒤로 잡아당겨서 혈액 등이 새지 않은 것을 확인하는 과정을 거친다.
10. 약물 주입이 완료되면 바늘을 조심히 제거하고 피부 자입부를 멸균드레싱 한다.

11. 이후 조심스럽게 환자용 침대로 옮긴후 회복실로 이송후 약 0.5-1시간 동안 절대안정을 취하도록 한다.
12. 약물 주입 후 첫 15-30분까지 감각 및 운동신경 검사를 하여 신경차단의 정도 및 기타 부작용에 대한 평가를 한다.
13. 부위에 따라 혹은 환자에 상태에 따라 생체징후 감시(혈압, 맥박 산소포화도, 심전도 등) 및 산소흡입의 행위(비캐뉼라 혹은 마스크)가 시술 후에 필요할 수도 있다.

후지내측지 차단술

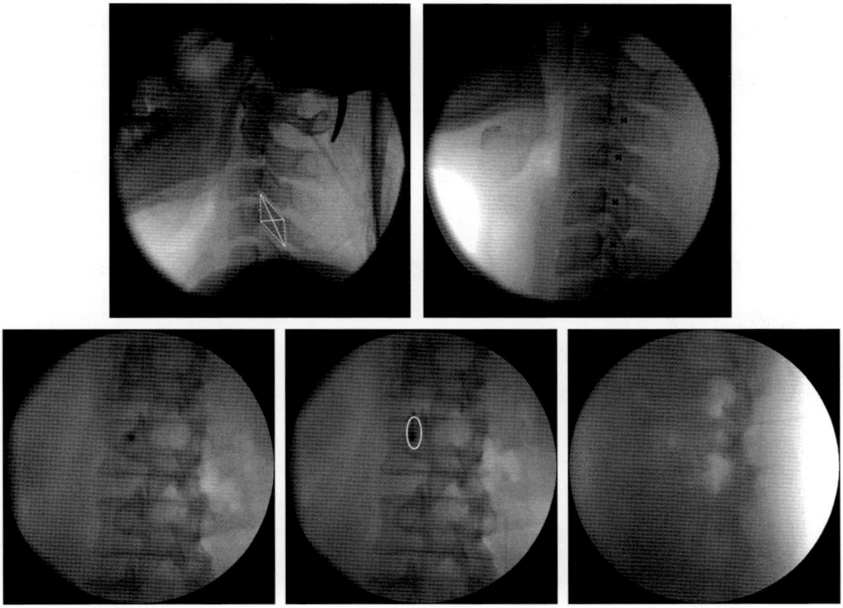

LA359

1. 필요시 환자의 정맥로를 확보하고 500 ml 생리식염수 또는 하트만씨 용액을 천천히 주입한다.
2. 필요시 혈압계와 맥박 산소포화도(필요에 따라서는 심전도 등)를 부착하고 모니터링하면서 준비한다.
3. 환자를 시술 위치에 따라 앙와위/복와위/측와위로 하고 자세를 잡는다.
4. 시술자는 소독된 장갑을 끼고 환자 몸의 자입이 되는 지점을 중심으로 소독된 겸

자(forcep)를 이용하여 포비돈 등으로 소독을 한다.

5. 자침할 부위의 구조를 촉지 또는 필요에 따라 C-arm을 이용하여 확인한다.
6. 국소마취제로 자입점을 피부 침윤한 후 20-22 G의 자침으로 피부 및 피하 결체 조직 이하를 guiding 한다.
7. 21-26 G 이상의 needle을 사용하여 척추의 추간관절 사이로 서서히 진입한다. 이때 추간관절강의 확인은 C-arm의 전후면과 사위면 및 측면영상을 수시로 얻어 자침의 깊이와 위치를 확인한다. 조영제를 주입하여 C-arm을 이용하여 실시간 영상을 통해 추간관절강내의 조영제 확산을 확인한다.
8. 혈관내 또는 지주막하 주입이 발견된 경우 needle을 피부 아래로 빼낸 뒤 재 조정하여 상기한 5-7의 과정을 반복하여 정확한 위치를 다시 찾는다.
9. 국소마취제 및 기타 필요한 약물을 주입하고 이때마다 주사기의 피스톤을 뒤로 잡아당겨서 혈액 등이 새지 않은 것을 확인하는 과정을 거친다.
10. 약물 주입이 완료되면 바늘을 조심히 제거하고 피부 자입부를 멸균드레싱 한다.
11. 이후 조심스럽게 환자용 침대로 옮긴 후 회복실로 이송 후 약 0.5-1시간 동안 절대안정을 취하도록 한다.
12. 약물 주입 후 첫 15-30분에 감각 및 운동신경 검사를 하여 신경차단의 정도 및 기타 부작용에 대한 평가를 한다.
13. 부위에 따라 혹은 환자에 상태에 따라 생체징후 감시(혈압, 맥박 산소포화도, 심전도 등) 및 산소 흡입의 행위(비캐뉼라 혹은 마스크)가 시술 후에 필요할 수도 있다.

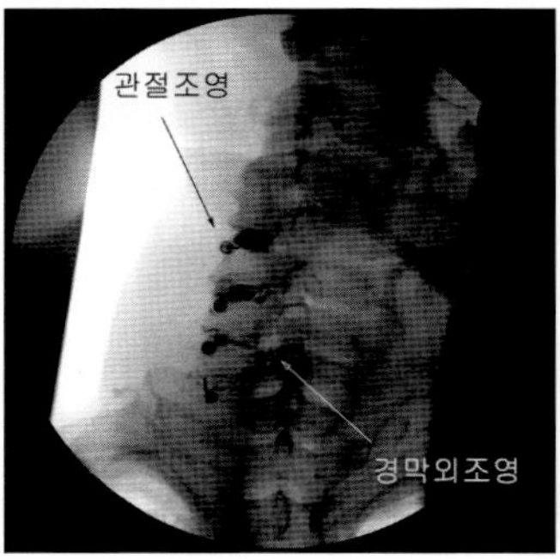

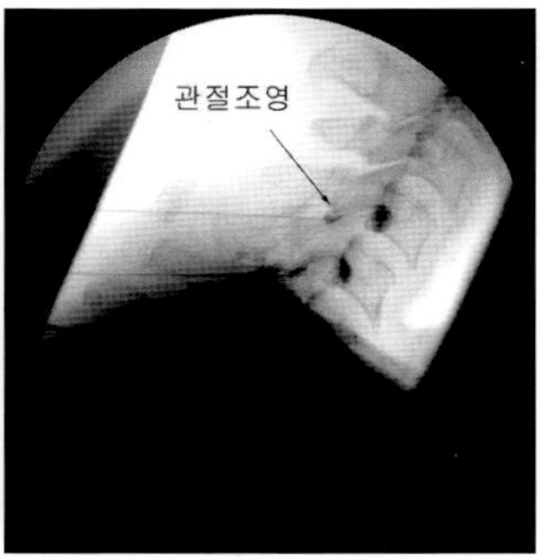

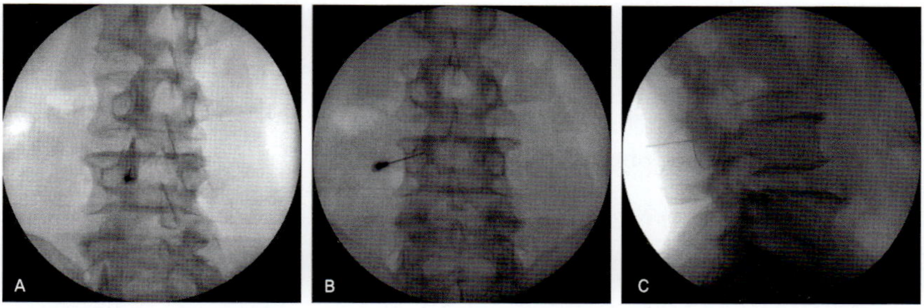

고시

- 바25 척수신경총, 신경근 및 신경절차단술의 수가산정방법은 다음과 같이 산정하되, 경추(Cervical)와 요추(Lumbar)는 별개의 부위이므로 각각 산정함.

다 음

가. 편측 실시 시

제1분절(level)은 소정점수의 100%를 산정하고, 제2 분절(level)부터는 소정점수의 50%를 산정하되 최대 3분절(level)까지 산정(최대 200%)

나. 양측 실시 시(또는 편측과 양측 동시 실시 시)

제1분절(level)은 소정점수의 150%(100%+50%), 제2분절(level)부터는 좌 · 우 각 50%를 산정하되 3분절을 초과하여 시술하더라도 3분절 이내에서 최대 300%까지 산정

고시 제2008-40호, 2008.06.01. 시행

공개심의 사례

Facet Joint block시 추간관절내로 조영제를 주입하는 행위의 별도 인정여부에 대하여

심의배경

- 신경뿌리병증을 동반한 허리척추뼈 및 요추, 기타 추간판 장애 상병에 추간 관절내로 조영제 주입 후 국소마취제 등을 주입한 시술을 '다228 관절조영'으로 청구한 사례가 발생하여 이의 수가산정방법에 대하여 심의함.

심의내용

- 동 건은 신경뿌리병증을 동반한 허리 척추뼈 및 요추, 기타 추간판 장애 상병에

추간관절(Facet Joint) 내로 조영제를 주입 후 국소마취제 등을 주입하여 신경차단술을 시행하고 다228 관절조영술을 산정한 사례로 동 수가산정방법의 적정성에 대하여 심의한 결과, 영상자료 및 시술기록 등을 검토한 결과 추간관절낭 안으로 바늘을 넣고 조영제를 주입하여 바늘의 위치와 관절 영상을 확인 후 통증치료 목적으로 국소마취제 등을 주입한 것으로 확인되는 바, 이는 추간관절차단술(Facet Joint block)로 판단되므로 바25차 추간관절차단술(Facet Joint block)로 인정하되, 조영제를 주입하여 관절강내를 확인하는 행위는 바25차 추간관절차단술의 일련의 과정이므로 별도로 인정하지 아니함.

2011.04.11. 진료심사평가위원회

공개심의 사례

진료내역 및 영상자료 참조, 바25자 척수신경총, 신경근 및 신경절차단술－후지내측지 인정여부

청구내역

- A사례(남/58세)
  - 청구 상병명: 어깨의 충격증후군
  - 주요 청구내역

    가1가(2) 초진진찰료－병원, 요양병원 · 한방병원 · 치과병원 내 의과(AA155) 1×1×1

    바25자 척수신경총, 신경근 및 신경절차단술－후지내측지(LA358) 1×3×1

    245 트리암시놀론주사 40밀리그람(트리암시놀론아세토니드) / B(645903000) triamcinolone acetonide 1×1×1
- B사례(남/56세)
  - 청구 상병명: 경추통, 후두환축부
  - 주요 청구내역

    바25자 척수신경총, 신경근 및 신경절차단술－후지내측지(LA358) 1×3×1

    245 트리암시놀론주사 40밀리그람(트리암시놀론아세토니드) / B(645903000) triamcinolone acetonide 1×1×1
- C사례(여/49세)

- 청구 상병명: 신경뿌리병증을 동반한 요추 및 기타 추간판 장애
- 주요 청구내역

  가1가(2) 초진진찰료 – 병원, 요양병원 · 한방병원 · 치과병원 내 의과(AA155) 1×1×1

  바25자 척수신경총, 신경근 및 신경절차단술 – 후지내측지(LA358) 1×3×1

  245

  트리암시놀론주사 40밀리그람(트리암시놀론아세토니드) / B(645903000) triamcinolone acetonide 1×1×1

- D사례(여/40세)
  - 청구 상병명: 요통, 요추부
  - 주요 청구내역

    바25자 척수신경총, 신경근 및 신경절차단술 – 후지내측지(LA358) 1×2×1

    245 트리암시놀론주사 40밀리그람(트리암시놀론아세토니드) / B(645903000) triamcinolone acetonide 1×1×1

진료내역

- A사례(남/58세)

  목과 어깨 통증, 타 병원에서 목디스크 있다는 이야기를 들음. 척추측만증으로 타병원에서 치료. 경추디스크 진단(R/O), 후지내측지 차단술(양측 C4,5,6)
- B사례(남/56세)

  경추기원성 두통, 후지내측지 차단술(양측 C3, 4, 5)
- C사례(여/49세)

  하부요통(2주 전 부터 허리가 뻐근), 오래 앉아있으면 아픔 요추 4, 5번 퇴행성 척추전방전위증, 후지내측지 차단술(양측 L4, 5, S1)
- D사례(여/40세)

  3일 전 넘어짐. 양쪽 엉덩이 통증(VAS 8–9) 후지내측지 차단술(양측 L4, 5, S1)

심의내용

- 동 기관은 어깨의 충격증후군, 경추통, 후두환축부, 신경뿌리병증을 동반한 요추 및 기타 추간판장애 등의 상병으로 바25자 척수신경총, 신경근 및 신경절차단술 – 후지내측지 차단술을 동일한 부위에 다분절 시행하는 경향으로 제출된 진

료기록부 및 영상자료 등을 참조하여 아래와 같이 결정함.

아 래

- A사례(남/58세), C사례(여/49세)
  진료내역 및 영상자료 참조, needle의 위치가 부적절하게 자입된 것으로 확인되어 바25자 척수 신경총, 신경근 및 신경절차단술-후지내측지는 모두 인정하지 아니함.
- B사례(남/56세)
  진료내역 및 영상자료 참조, 환자의 증상과 신경차단술을 실시한 부위가 일치하지 않으며 neddle의 위치 또한 부적절하게 자입된 것으로 확인되어 바25자 척수신경총, 신경근 및 신경절차단술-후지내측지는 인정하지 아니함.
- D사례(여/40세)
  진료내역 및 영상자료 참조, 환자의 증상 등을 고려할 때, 바25자 척수신경총, 신경근 및 신경절차단술-후지내측지(양측 L4, 5, S1)는 시행할 수 있으나, 영상자료 상 두 부위만 needle의 위치가 정확하게 자입된 것으로 확인되어 바25자 척수신경총, 신경근 및 신경절차단술-후지내측지는 150%만 인정하기로 함.

- 또한, 신경차단술 시행 시에는 환자의 증상과 관련된 부위에 적절한 신경차단술을 선택하여 실시하여야 하고, 반복적으로 신경차단술을 시행하는 경우에는 환자의 증상 및 경과 변화에 대해 기록하여야 함을 기관에 주의통보 하기로 함.

2016.09.22. 진료심사평가위원회

⑪ 경추간공 경막외강 신경차단술 Transforaminal epidural block

분류번호	코드	분류	점수	의원	병원
다-210	HA102	**경막외조영** Epidurography	1,465.93	119,330	107,750

- **적응증**

추간판탈출증, 척추관협착증, 척추수술 후 통증 등

고시

선택적 경추간공 경막외조영술/신경차단술(Selective Transforaminal Epidurography/Block) 또는 경추간공경막외주사/신경차단술(Transforaminal Epidural Injection/Block)의 인정기준 및 수가산정방법

선택적 경추간공 경막외조영술/신경차단술(Selective Transforaminal Epidurography/Block) 또는 경추간공경막외주사/신경차단술(Transforaminal Epidural Injection/Block)의 인정기준 및 수가산정방법은 다음과 같이 함.

다 음

가. 인정기준

부신피질호르몬제 사용시 주 1회씩, 3회 정도 시행하고 호전되지 않으면 수술 등 다른 치료 방법을 고려해야 함. 이때 확인할 수 있는 영상자료를 첨부토록 함.

나. 산정방법

(1) 행위료

(가) 1 level 시행시

- 편측 – 다210나 경막외조영 소정점수만 산정(Selective Transforaminal Epidural Block/Transforaminal Epidural Injection 행위료는 조영술료에 포함)
- 양측 – 다210나 경막외조영 소정점수와 바22가 경막외 신경차단술(일회성 차단) 소정점수의 50%를 산정

(나) 동시에 2 level 이상 시행시

선택적 경추간공 경막외조영술/신경차단술(Selective Transforaminal Epidurography/Block) 또는 경추간공경막외주사/신경차단술(Transforaminal Epidural Injection/Block)의 인정기준 및 수가산정방법

- 편측-제1 level은 다210-나 경막외조영 소정점수를 산정하고, 제2 level부터는 바22가 경막외 신경차단술(일회성 차단) 소정점수의 50%를 산정하되, 최대 3 level까지 산정함(바22가 최대 100% 산정)
- 양측-최대 2 level까지 산정하며 제 1 level은 다210나 경막외조영 소정점수와 바22가 경막외 신경차단술(일회성 차단) 소정점수의 50%를 산정하고, 제2level은 바22가 경막외 신경차단술(일회성 차단) 소정점수의 50%를 산정함(바22가 최대 150% 산정)

(2) 약제비: 조영제, 국소마취제, 스테로이드 등 사용된 약제는 별도 산정함.

고시 제2009-180호, 2009.10.01. 시행

심사지침

「선택적 경추간공 경막외조영술/신경차단술(Selective Transforaminal Epidurography/Block) 또는 경추간공 경막외주사/신경차단술(Transforaminal Epidural Injection/Block) 시 영상자료의 세부적용기준

선택적 경추간공 경막외조영술/신경차단술(Selective Transforaminal Epidurography/Block) 또는 경추간공 경막외주사/신경차단술(Transforaminal Epidural Injection/Block)시에는 영상자료에서 다음 소견이 확인되어야 함.

다 음

가. **주사바늘 끝(Needle tip)은 정면 상에서 추간공 안쪽에 측면상에서 전경막외강(anterior epidural space)에 위치해야 함.**

나. **조영제는 정면 상에서 시술부위(level) 주위의 경막외강에 측면상에서 전경막외강(anterior epidural space)내**에 퍼짐이 확인되어야 함.

다. 상기 가 또는 나의 조건을 충족하기 어려운 경우는 그 사유를 기재 시에 사례별로 인정함.

본원 심사지침, 2013.09.01. 시행

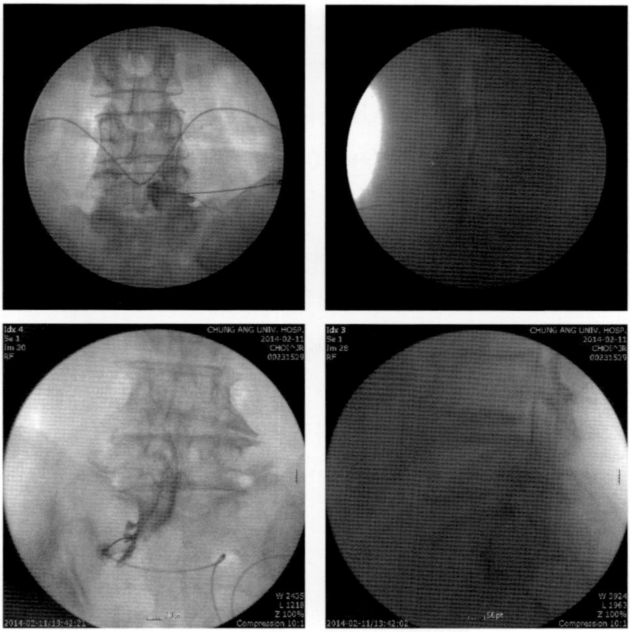
Idx 4
CHUNG ANG UNIV. HOSP.
2014-02-11
Compression 10:1
Idx 3
CHUNG ANG UNIV. HOSP.
2014-02-11
Compression 10:1

경막외강내 유착부위박리시술(PEA, Percutaneous Epidural Adhesiolysis)

척추수술 후 또는 추간판탈출증 등에서 발생하는 척추내 유착으로 인한 통증 완화를 목적으로 천골열공(Sacral Hiatus)부위로 catheter를 삽입하여 경막외강내 유착부위에 위치시킨 후 Hypertonic Saline(10%), hyaluronidase등의 약제를 주입하는 시술임.

수기료: 경막외조영술(HA102)+지속적차단, 피하터널식 카테터 삽입에 의한 방법(LA222/226)/3일 기법인 경우 LA223/227 2일 처방

약제비: hyaluronidase(일반), 국소마취제, 스테로이드, 조영제(급여) 별도 산정가능함.

치료 재료: Epidural catheter 별도 산정가능함

주의: 카테터와 조영제가 같이 나오는 영상자료(AP/Lat) 제출해야함.

급여 처방에 hypertonic saline 없으면 전액 조정함.

고시 제2005-44호 행위, 2005.07.01. 시행

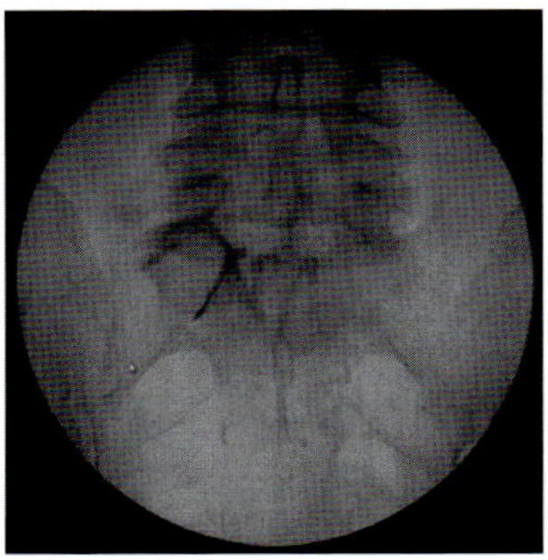

Chapter 5 교감신경총 및 신경절차단술
Sympathetic Plexus or Ganglion

수가 산정법

① 바26 교감신경총 및 신경절차단술 수가산정방법
바26 교감신경총 및 신경절차단술을 흉부, 요부 별도 실시시 각각 산정하되, 근접 부위에 실시한 경우에는 제 1 Level은 소정점수의 100%, 제2 Level부터는 소정 점수의 50%로 하여 최대 200%까지 산정함.(고시 제2007-46호, '07.6.1. 시행)

② 좌 · 우 각각으로 복강신경총을 차단한 경우 수기료 산정방법 복강신경은 좌 · 우 기능이 각각 분리되어 있으므로, 좌 · 우 각각으로 복강신경총을 차단한 경우에는 바26나(3) 교감신경총 및 신경절차단술(복잡한 것 - 복강신경총)의 소정 금액을 각각 산정함.(고시 제2007-139호, '08.1.1. 시행)

① 성상신경절 Stellate Ganglion

분류코드	코드	분류	점수	의원	병원
바-26		교감신경총 및 신경절차단술 Sympathetic Plexus or Ganglion			
	LA261	가. 간단한 것 Simple 주 성상신경절이 해당된다.	278.39	22,660	20,460

적응증

부위	질환
전신	감기 및 예방, 자율신경 실조증, 본태성 고혈압 및 저혈압, 갑상선 기능 항진증 및 저하증, 음식 거부증, 과식증, 기립성 조절장애, 차멀미, 현기증, 공황장애, 불면증, 수면과다, 뇌졸증후 통증, 뇌졸증후편마비, 만성관절 류마티스, 술후합병증, 다발성경화증, 베체트병, 쇼그렌증후군, 중증 근무력증, 통풍, 전염성 단핵구증, 만성피로증후군, 복합부위통증증후군 1, 2형, 환지통, 단단통, 암, 당뇨병, 냉증, 비만증, 저체온증, 재생불량성 빈혈, 골다공증, 딸국질, 화학물질 과민증
피부	전신 다한증, 손바닥 다한증, 여드름, 아토피성 피부염, 담마진, 전신성 백선, 족부백선, 손톱 및 발톱 백선, 피부 소양증, 지루성 피부염, 손바닥농포증, 대상포진, 단순포진, 천포창, 켈로이드, 탈모증, 동상, 동창, 손톱 및 발톱 박리증, 손톱 및 발톱 연화증, 손톱 및 발톱 종열증, 손톱 및 발톱 층상 박리증, 손톱 및 발톱 주위염, 액취, 진행성 지장 각화증, 살이 틈
두경부	편두통, 긴장성 두통, 경부성 두통, 군발성 두통, 측부 동맥염, 뇌혈관 연축, 뇌혈전, 뇌경색

부위	질환
안면	말초성 안면 신경 마비(벨마비, 헌트증후군, 외상성 안면신경마비), 비정형 안면통, 저작근증후군, 악관절증
안과	망막혈관 폐쇄증, 망막색소 변성증, 중심성 망막증, 포도막염, 시신경염, 유낭포황반 부종, 각막 헤르페스, 각막 궤양, 녹내장, 알레르기성 결막염, 동공 긴장증, 비문증 만성피로, 건조안, VDT증후군, 굴절이상
이비인후부	알레르기성 비염, 혈관운동성 비염, 비폴립, 만성 부비강염, 급성 부비강염, 술후성 상악낭포, 돌발성 난청, 삼출성 중이염, 메니에르병, 양성 돌발성 발작성 두위 현훈, 비폐, 편도선염, 이명, 인후두 이상감증, 후각장애, 코골이, 수면무호흡증후군
구강	발치 후 통증, 설 통증, 구내염, 설염, 치육염, 구순염, 이갈이, 구내건조증
경견, 상지	상지혈행 장애(레이노병, 레이노증후군, 급성동맥폐쇄증, 버거병), 견수증후군, 경견완증후군, 추간판탈출증, 외상성 경부증후군, 흉곽출구증후군, 견관절 주위염, 유방절단 후 증후군, 테니스 주관절, 건초염, 경추증, 상박신경총 신경병증(외상성 증후), 관절염의 어깨통증, 헤베르덴결절통, 결절종
순환기	심금 경색, 협심증, 동성 빈맥, 신경 순환 무력증
호흡기	만성 기관지염, 폐색전, 폐수종, 폐기종, 과환기증후군, 기관지 천식, 자연 기흉
소화기	과민성 대장증후군, 궤양성 대장염, 위염, 간염, 크론병, 소화성 궤양, 역류성 식도염, 담도이상운동증, 변비, 설사, 복부 팽만증, 덤핑 증후군, 치질, 치루
비뇨생식기	월경이상, 월경전긴장증후군, 월경 곤란증, 자궁내막증, 갱년기 장애, 자궁 적출 후 자율신경 실조증, 여성 불임, 입덧, 질경련, 신경성빈뇨, 임포텐스, 요실금, 방광염, 야뇨증, 신우신염, 신증후군, IgA 신증, 신낭포질환, 유주신장, 전립선 비대증, 전립선염, 남성 불임
요하지	요하지통, 슬관절통, 지단홍통증, 지단청색증, 티눈, 하지 정맥류, 하지 경련, 버거병, 폐쇄성 동맥경화증

실시방법

a. 환자를 앙와위로 눕힌 후 제 6경추 횡돌기의 전결절이 잘 촉지되도록 경추전방을 신전시키는 자세를 취한다.

b. 시술자는 소독된 장갑을 끼고 환자 몸의 자입이 되는 지점을 중심으로 소독된 겸자(forcep)를 이용하여 포비돈 등으로 소독을 한다.

c. 이어 좌측 2지 3지로 흉쇄유돌근과 기관사이를 벌린다.

d. C6 차단의 경우 전결절을 확인하고 횡돌기 위에서 전결절과 추체측면의 거의 중점을 향하여 바늘을 진입시킨다.(C7차단은 C6보다 아래쪽으로 약 1 cm지점에서 시행한다.

e. 뼈에 닿은 감촉을 느끼면 흡입테스트를 하여 혈액의 역류가 없는 것을 확인하고 서서히 국소마취제를 투여한다.

f. 주입후 시술자에 좌측 둘째손가락 끝을 찌른 곳에 대고 발침한 후 우선 시술자가

압박하고 이어 간호사의 손가락 끝으로 고정하면서 환자의 반대측 손가락 또는 지혈봉으로 바꿔 5분간 압박시킨다. 이후 출혈이 없는 것을 확인하고 25분간 더 누워있게 한다.

초음파 유도 하 성상신경절 블록

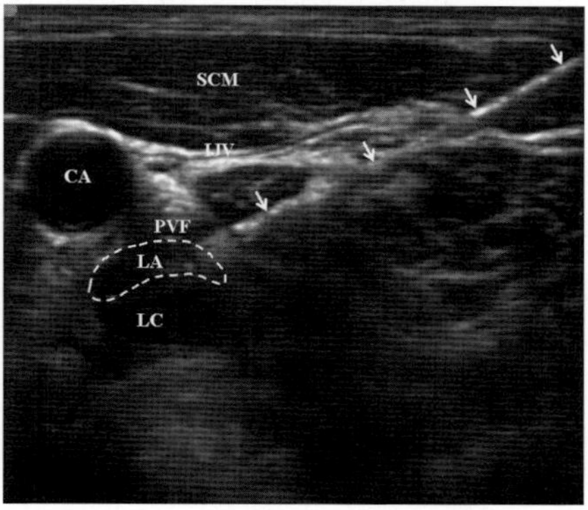

② 흉부교감신경절 Thoracic Sympathetic Ganglion

분류코드	코드	분류	점수	의원	병원
바-26		교감신경총 및 신경절차단술 Sympathetic Plexus or Ganglion			
	LA361	나. 복잡한 것 Complex (1) **흉부교감신경절** Thoracic Sympathetic Ganglion	1,030.35	83,870	75,730

적응증

대상포진통 및 대상포진 후 신경통, 상지 복합부위통증증후군, 개흉술 후 통증, 상지 환상통, 뼈 파제트병, 상지 및 흉부 암성통증, 상지 동상, 상지 동맥 폐색질환, 상지 레이노병, 심근허혈 통증, 원인 불명의 흉배부통, 유방절제술 후 통증 및 부종, 상지 다한증

실시방법

a. 환자에게 정맥로를 확보하고 500 ml 생리식염수 또는 하트만씨 용액을 천천히 투여한다.

b. 혈압계와 맥박 산소포화도(필요한 경우 심전도 등)를 부착하고 모니터링을 한다.

c. 환자의 흉부에 베개를 받치고 복와위로 엎드리게 한다.

d. 시술자는 소독된 장갑을 끼고 환자 몸에 바늘이 자입되는 지점을 중심으로 소독된 겸자(forcep)를 사용하여 포비돈 등으로 소독을 한 뒤 소독포를 덮는다.

e. C-arm을 이용하여 전후면과 측면의 영상을 통해 자침할 부위의 구조를 확인한다.

f. 복와위에서 횡돌기가 외측 추체면에 도달할 때까지 C-arm을 회전시켜 사위상을 얻고 자입부위에 23-25 G의 자침을 이용하여 피부 침윤을 1% lidocaine으로 시행한다.

g. 바늘을 방사선 조사방향과 평행하게 삽입하고 경막외강이나 지주막하강을 천자하지 않도록 주의하면서 추체 측면까지 진행한다.

h. 추체 외연에 닿으면 C-arm의 사위상과 측면상을 이용하여 베벨을 추체측을 향하게 하여 미끄러지듯이 진행하여 추체 후방 1/3부위까지 삽입한다.

i. 이후 소량의 조영제를 투여하면서 C-arm 영상에서 조영제의 퍼지는 모양을 주의하여 관찰한다. 조영제가 혈관내로 퍼지거나 경막외강 등으로 퍼지는 경우 약

제를 투여하지 않는다.

j. 약물은 혈액의 흡인유무를 확인하면서 혈액흡인이 없는 경우에 투여한다.

k. 국소마취제를 투여한 뒤 말초 피부온도의 상승과 증상완화를 관찰함으로써 블록 효과를 평가한다.

l. 바늘을 제거한 후 자입점을 멸균드레싱하고 압박한다.

m. 이후 환자를 환자용 침대로 옮기고 회복실로 이송한 후 정맥로를 유지하면서 최소 1시간 동안 혈압 등의 활력징후를 모니터링하면서 절대안정을 취하도록 한다.

흉부교감신경절 차단술

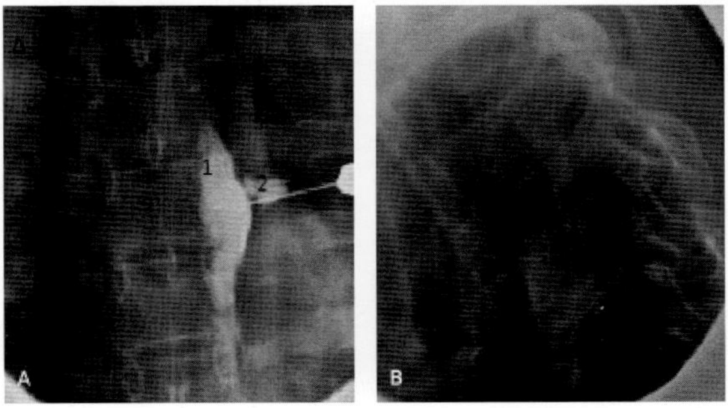

③ 요부교감신경절 Lumbar Sympathetic Ganglgion

분류코드	코드	분류	점수	의원	병원
바-26		교감신경총 및 신경절차단술 Sympathetic Plexus or Ganglion			
	LA362	나. 복잡한 것 Complex (2) **요부교감신경절** Lumbar Sympathetic Ganglion	965.82	78,620	70,990

적응증

부위	질환
통증성 질환	복합부위통증증후군, 비뇨생식기계 관련, 골반통증, 암성통증, 대상포진과 연관된 통증, 환상통증, 당뇨신경병증, 기타 신경병증성 통증
혈액순환 장애	하지의 말초혈관 질환
기타	다한증, 림프부종

실시방법

a. 필요시 환자에게 정맥로를 확보하고 500 ml 생리식염수 또는 하트만씨 용액을 천천히 투여한다.

b. 필요시 혈압계와 맥박 산소포화도(필요한 경우 심전도 등)를 부착하고 모니터링을 한다.

c. 환자의 하복부에 베개를 받치고 복와위로 엎드리게 한다.

d. 시술자는 소독된 장갑을 끼고 환자 몸에 바늘이 자입되는 지점을 중심으로 소독된 겸자(forcep)를 사용하여 포비돈 등으로 소독을 한 뒤 소독포를 덮는다.

e. C-arm을 이용하여 전후면과 측면의 영상을 통해 자침할 부위의 구조를 확인한다.

f. 복와위에서 횡돌기가 외측추체면에 도달할 때까지 C-arm을 회전시켜 사위상을 얻고 자입 부위에 23-25 G의 자침을 이용하여 피부 침윤을 1% lidocaine으로 시행한다.

g. 바늘을 방사선 조사방향과 평행하게 삽입하고 경막외강이나 지주막하강을 천자하지 않도록 주의하면서 추체 측면까지 진행한다.

h. 추체 외연에 닿으면 C-arm의 사위상과 측면상을 이용하여 베벨을 추체측을 향하게 하여 미끄러지듯이 진행하여 추체 전방까지 삽입한다.

i. 이후 소량의 조영제를 투여하면서 C-arm 영상에서 조영제의 퍼지는 모양을 주의하여 관찰한다. 조영제가 혈관내 또는 대요근 내로 퍼지거나 경막외강 등으로 퍼지는 경우 약제를 투여하지 않는다.
j. 약물은 혈액의 흡인유무를 확인하면서 혈액흡인이 없는 경우에 투여한다.
k. 국소마취제를 투여한 뒤 말초 피부온도의 상승과 증상 완화를 관찰함으로써 블록효과를 평가한다.
l. 바늘을 제거한 후 자입점을 멸균드레싱하고 압박한다.
m. 이후 환자를 환자용 침대로 옮기고 회복실로 이송한 후 정맥로를 유지하면서 최소 1시간 동안 혈압 등의 활력징후를 모니터링하면서 절대안정을 취하도록 한다.

요부교감신경절차단술

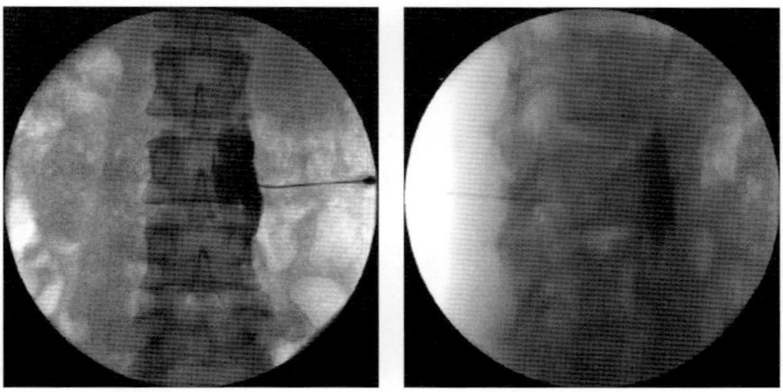

④ 복강신경총 Celiac Plexus

분류코드	코드	분류	점수	의원	병원
바-26		교감신경총 및 신경절차단술 Sympathetic Plexus or Ganglion			
	LA264	나. 복잡한 것 Complex (3) **복강신경총** Celiac Plexus	1,407.52	114,570	103,450

적응증

복강신경총의 지배를 받는 복부 장기에서 기인한 통증, 상복부 암성통증, 췌장암에 의한 상복부 통증, 췌장암에 의한 심한 오심과 구토, 췌장염에 의한 상복부 통증

실시방법

a. 환자에게 정맥로를 확보하고 1 ml 생리식염수 또는 하트만씨 용액을 천천히 투여한다.

b. 혈압계와 맥박 산소포화도(필요한 경우 심전도 등)를 부착하고 모니터링을 한다.

c. 환자의 하복부에 베개를 받치고 복와위로 엎드리게 한다.

d. 시술자는 소독된 장갑을 끼고 환자 몸에 바늘이 자입되는 지점을 중심으로 소독된 겸자(forcep)를 사용하여 포비돈 등으로 소독을 한 뒤 소독포를 덮는다.

e. C-arm을 이용하여 전후면과 측면의 영상을 통해 자침할 부위의 구조를 확인한다.

f. 복와위에서 횡돌기가 외측추체면에 도달할 때까지 C-arm을 회전시켜 사위상을 얻고 자입 부위에 23-25 G의 자침을 이용하여 피부 침윤을 1% lidocaine으로 시행한다.

g. 바늘을 방사선 조사 방향과 평행하게 삽입하고 경막외강이나 지주막하강을 천자하지 않도록 주의하면서 추체 측면까지 진행한다.

h. 추체 외연에 닿으면 C-arm의 사위상과 측면상을 이용하여 베벨을 추체측을 향하게 하여 미끄러지듯이 진행하여 추체 전방 부위까지 삽입한다.

i. 이후 소량의 조영제를 투여하면서 C-arm 영상에서 조영제의 퍼지는 모양을 주의하여 관찰한다. 조영제가 혈관내로 퍼지거나 경막외강 등으로 퍼지는 경우 약제를 투여하지 않는다.

j. 약물은 혈액의 흡인유무를 확인하면서 혈액흡인이 없는 경우에 투여한다.

k. 국소마취제를 투여한 뒤 증상완화를 관찰함으로써 블록효과를 평가한다.

l. 바늘을 제거한 후 자입점을 멸균드레싱하고 압박한다.

m. 이후 환자를 환자용 침대로 옮기고 회복실로 이송한 후 정맥로를 유지하면서 최소 1시간 동안 혈압 등의 활력징후를 모니터링하면서 절대안정을 취하도록 한다.

복강신경총차단술

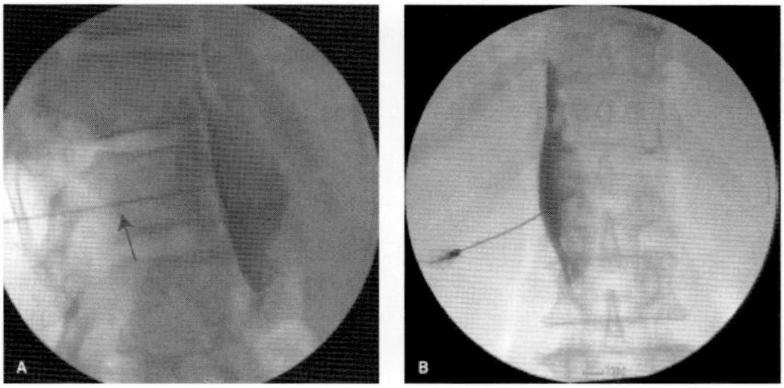

5 하장간막신경총 Inferior Mesenteric Plexus

분류코드	코드	분류	점수	의원	병원
바-26		교감신경총 및 신경절차단술 Sympathetic Plexus or Ganglion			
	LA265	나. 복잡한 것 Complex (4) **하장간막신경총** Inferior Mesenteric Plexus	1,314.58	107,010	96,620

적응증

악성종양에 의한 복부 및 골반통증(암성통증), 술 후 복부 및 골반통증, 내장성 복부 및 골반 통증, 통증의 감별 등

실시방법

a. 정맥로 확보 후 수술실로 이송한다.

b. 수술실에서 환자를 복와위 또는 측와위로 하고 모니터를 부착한다.

c. 자입 부위(요추 3번 부근)를 넓게 소독한 뒤 방포를 덮는다.

d. C-arm을 사용하여 L3를 확인하고 블록하고자 하는 방향으로 사위을 취하고 목표 부위를 확인한다.

e. 바늘 천자 부위를 국소마취제를 이용하여 국소마취 한다.

f. 바늘을 tunnel vision technique을 이용하여 L3 척추체의 바깥면 바로 외측을 향해 C-arm 영상을 확인하며 전진한다.

g. C-arm의 측면상에서 바늘이 L3 추체의 앞쪽 1/3지점에 도달하면 좌측에서는 대동맥을 우측에서는 하대정맥의 벽에 되도록 가까이 근접할 수 있도록 혈관의 벽에 바늘이 닿았을 때 저항을 느끼는 방법을 이용하면서 전진시킨다.

h. 목표지점에 도달하면 흡입검사와 조영제를 사용하여 위치를 확인하고, 혈관내 주입 등 합병증이 없음을 확인한 후 국소마취제 또는 치료약물을 필요한 양 만큼 주입한다.

i. 시술 부위를 멸균드레싱 한다.

j. 회복실로 이송 후 활력징후를 모니터링하며 주의 깊게 관찰한다.

하장간막신경총차단술

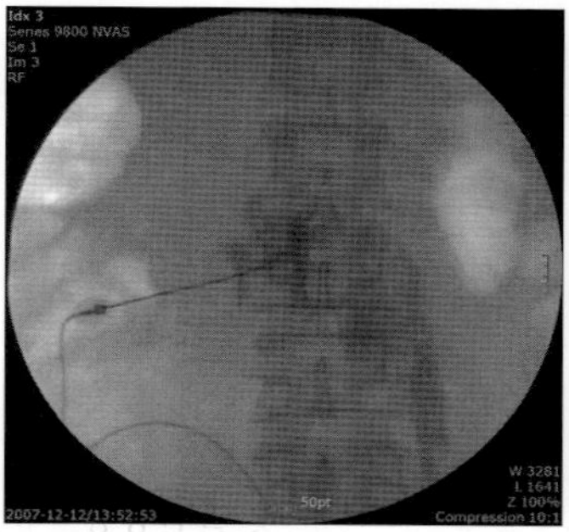
Idx 3
Series 9800 NVAS
Se 1
Im 3
RF
W 3281
L 1641
Z 100%
50pt
2007-12-12/13:52:53
Compression 10:1

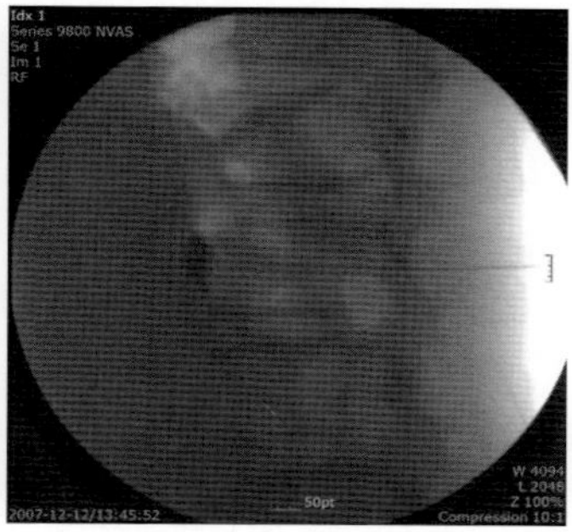
Idx 1
Series 9800 NVAS
Se 1
Im 1
RF
W 4094
L 2048
Z 100%
50pt
2007-12-12/13:45:52
Compression 10:1

⑥ 상하복신경총 Superior Hypogastric Plexus

분류코드	코드	분류	점수	의원	병원
바-26		교감신경총 및 신경절차단술 Sympathetic Plexus or Ganglion			
	LA366	나. 복잡한 것 Complex (5) **상하복신경총** Superior Hypogastric Plexus	1,404.52	114,330	103,230

적응증

골반강내 장기들의 악성 종양에 의한 통증, 자궁내막증, 유착 또는 만성 염증 등의 부인과적 통증, 간질성 방광염, 과민성 대장증후군

실시방법

방척추법

a. 정맥로 확보 후 수술실로 이송한다.
b. 수술실에서 환자를 복와위 또는 측와위로 하고 모니터를 부착한다.
c. 자입 부위를 넓게 소독한 뒤 방포를 덮는다.
d. C-arm을 사용하여 L5-S1부위를 확인하고 블록하고자 하는 방향으로 사위를 취하여 목표 부위를 확인한다.
e. 바늘 천자 부위를 국소마취제를 이용하여 국소마취한다.
f. 바늘을 L5-S1 부위를 향해 척추체의 바깥면을 향해 C-arm 영상을 확인하며 전진한다.
g. C-arm의 측면상에서 바늘이 L5-S1 추간판 부위의 전면까지 전진시킨다.
h. 흡입검사와 조영제를 사용하여 위치를 확인하고, 혈관내 주입 등 합병증이 없음을 확인한 후 국소마취제 또는 치료약물을 필요한 양 만큼 주입한다.
i. 시술 부위를 멸균드레싱 한다.
j. 회복실로 이송 후 활력징후를 모니터링하며 주의 깊게 관찰한다.

경추간판 접근법

a. 항생제 피부 반응 검사를 실시한다.
b. 정맥로 확보 후 시술 1시간 전에 항생제를 예방적으로 주사하고 수술실로 이송한다.

c. 수술실에서 환자를 복와위 또는 측와위로 하고 모니터를 부착한다.
d. 자입 부위를 넓게 소독한 뒤 방포를 덮는다.
e. C-arm을 사용하여 L5-S1부위를 확인하고 블록하고자 하는 방향으로 사위를 취하여 목표 부위를 확인한다.
f. C-arm을 조정하여 S1의 상관절 돌기가 L5 추체 종판 직경의 1/3-1/4정도에 오도록 한다.
g. 바늘 천자 부위를 국소마취제를 이용하여 국소마취한다
h. 바늘을 S1 상관절돌기의 복측을 향해 tunnel vision technique을 사용하여 추간판에 접근한다.
i. 바늘이 추간판에 도달하여 추간판내로 진입하면 C-arm의 측면상을 이용하여 추간판의 전면을 통과할 때까지 전진시킨다.
j. 흡입검사와 조영제를 사용하여 위치를 확인하고, 혈관내 주입등 합병증이 없음을 확인한 후 국소마취제 또는 치료 약물을 필요한 양 만큼 주입한다.
k. 시술 부위를 멸균드레싱 한다.
l. 회복실로 이송 후 활력징후를 모니터링하며 주의 깊게 관찰한다.

상하복신경차단술

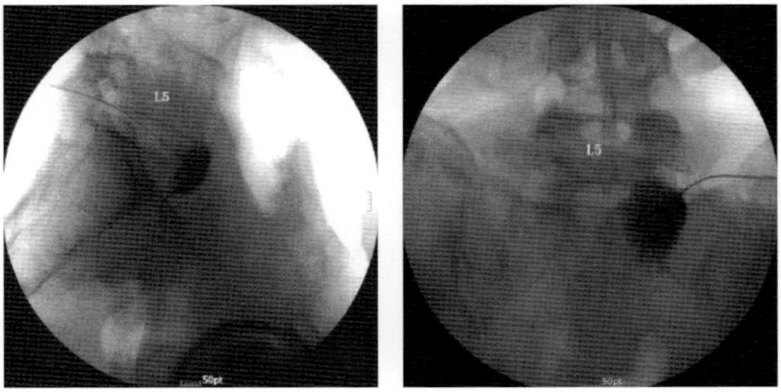

7 외톨이신경절 Blockade of The Ganglion Impar

분류코드	코드	분류	점수	의원	병원
바-26		교감신경총 및 신경절차단술 Sympathetic Plexus or Ganglion			
	LA367	나. 복잡한 것 Complex (6) **외톨이신경절** Blockade of the Ganglion Impar	963.18	78,400	70,790

적응증

회음부의 암성통증, 외음부 근처에 발생한 복합부위통증증후군, 항문주위의 다한증, 자궁 내막증에 의한 통증, 항문주위의 통증 및 미골통, 방사선 장염

실시방법

a. 필요시 정맥로 확보 후 수술실로 이송한다.
b. 수술실에서 환자를 복와위로 하고 모니터를 부착한다.
c. 자입 부위를 넓게 소독한 뒤 방포를 덮는다.
d. 바늘 천자 부위를 국소마취제를 이용하여 국소마취한다.
e. 바늘을 천미골사이 인대 부위를 향해 C-arm 영상을 확인하며 전진한다. 이때 저항소실법을 병용한다.
f. 바늘이 천미골사이 인대를 뚫고 저항소실이 느껴지면 흡입검사 및 조영제를 투여 바늘의 위치와 조영제 양상을 확인한다.
g. 국소마취제와 치료약물을 투입한다.
h. 시술 부위를 멸균드레싱 한다.
i. 회복실로 이송 후 활력징후를 모니터링하며 주의 깊게 관찰한다.

외톨이신경절차단술

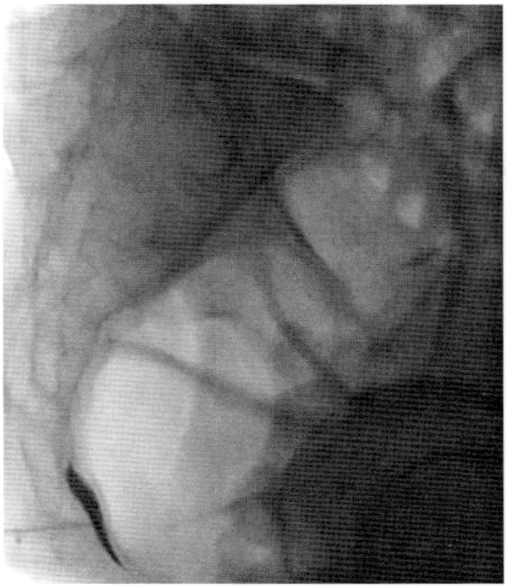

Chapter 6 전척추블록 Total spinal block

분류코드	코드	분류	점수	의원	병원
버-51		전척추블록			
	LY051	가. 기본 [1시간 기준] Basic Block for 1hr	1,763.26	143,530	129,600
	LY052	나. 유지 [1시간 초과시 15분당] Maintenance of Block for 15min	267.36	21,760	19,650

적응증

만성 난치성통증질환, 복합부위통증증후군, 난치성 대상포진 후 신경통 등

실시방법

a. 환자는 8시간 금식을 시키고 수술실에 심폐소생술이 가능하고, 인공호흡이 가능하도록 준비한다

b. 항생제 피부 반응 검사를 실시한다.

c. 정맥로 확보 후 시술 1시간 전에 항생제를 예방적으로 주사하고 환자를 수술실로 이송한다

d. 1 ml 생리식염수 또는 하트만씨 용액을 충분히 주입한다.

e. 혈압계와 맥박 산소포화도, 심전도 등을 부착하고 모니터링하면서 준비한다.

f. 환자를 측와위로 하고 자입부위를 소독한 뒤 소독포를 덮는다.

g. 지주막하강에 천자침을 위치시키고 뇌척수액의 유출을 통해 바늘 끝의 위치를 확인한다.

h. 국소마취제를 약 20–30 ml 정도 20–60초동안 천천히 주입한다.

i. 약물의 주입은 혈액의 흡인유무를 확인하면서 혈액흡인이 없는 경우에 투여한다.

j. 국소마취제 주입중에도 방사통 유무를 확인하고 주입을 마친 후 피부 자입부를 멸균드레싱한 후 앙와위로 자세를 변경한다.

k. 의식이 소실되면 기관내 삽관을 하고 인공호흡을 실시한다.

l. 시술중 수액은 5–10 ml/kg/hr로 충분히 투여하고 활력징후에 이상이 있는 경우 적절한 약물을 주입하여 교정한다.

m. 지속적으로 순환계 및 호흡계를 관찰한다.

n. 충분한 각성과 호흡순환계가 정상화 되면, 발관을 하고 자발호흡을 유지하면서 관찰한다.

o. 각성 후 신경이상 유무등을 수술실에서 충분히 관찰한 뒤 회복실로 이송한다.

p. 회복실에서 적어도 6시간 이상 충분히 관찰한다.

Chapter 7 신경차단술 준용항목

삼차신경절절단술

바23 뇌신경 및 뇌신경말초지차단술(삼차신경절, 상악신경, 하악신경)의 소정점수를 산정함. LA340

상박신경총차단술(Brachial Plexus Block)

바24파 척수신경말초지차단술(좌골신경)의 소정점수를 산정함. LA272

전립선주위 신경총차단

바24사 척수신경말초지차단술(액와하부신경)의 소정점수를 산정함. LA347

정색신경차단 Spermatic cord block

바24차 척수신경말초지차단술(장골서혜신경)의 소정점수를 산정함. LA249

척수신경조영술 및 선택적신경근차단술

바25라 척수신경총, 신경근 및 신경절 차단술(선택적신경근)의 소정점수를 산정함. LA354

Psoas Compartment Block

바25사 척수신경총, 신경근 및 신경절 차단술(요천골신경총)의 소정점수를 산정함. LA253

고시 제2007-139호

수지신경차단술 Digital Nerve Block

바24사 척수신경말초지차단술(액와하부신경) 소정점수를 산정함. LA347

교감신경국소차단술(ISRB; IV Regional Sympathetic Block)

바1나 정맥마취(부위마취) 소정점수를 산정함. LO102 고시 제2011-10호, 2011.02.01. 시행

제6장 마취료

제4절 신경파괴술료

Section 2

제6장 마취료 제4절 신경파괴술료

제6장

고시 및 산정기준

고시 제2009-180호 행위, '09.10.1 시행

세부사항: 신경파괴술시 사용한 약제는 소정점수에 포함되어 있으므로 별도 산정하지 아니한다.

후갓세르 글리세롤 신경근파괴술 Retrogasserian glycerol neurolysis

바33가 삼차신경절파괴술의 소정 점수를 산정함. LB331

냉동진통요법

신경파괴술의 부위별 소정점수를 산정함(LB로 시작되는 각각의 수가코드 참조 바람).

(고시 제2000-73호)

Chapter 1 신경축 신경파괴술

1 지주막하 신경파괴술 Subarachnoid Nerve Destruction by Neurolytic Substance

분류코드	코드	분류	점수	의원	병원
바-31	LB310	지주막하 신경파괴술 Subarachnoid Nerve Destruction by Neurolytic Substance	1,523.88	124,040	112,010

- **적응증**

말기 암성통증, 난치성 통증질환

- 실시방법

1. 환자는 8시간 금식을 시키고 수술실에 심폐소생술이 가능하고 인공호흡이 가능하도록 준비한다.
2. 항생제 피부 반응 검사를 실시한다.
3. 정맥로 확보 후 항생제를 예방적으로 주사하고 환자를 수술실로 이송한다.
4. 생리식염수 또는 하트만씨 용액을 충분히 주입한다.
5. 혈압계와 맥박 산소포화도, 심전도 등을 부착하고 모니터링하면서 준비한다.
6. 환자를 측와위 자세를 잡는다.(신경파괴제의 종류에 따라 아픈 부위를 위로 또는 아래로 하여 자세를 잡는다.)
7. 시술자는 소독된 장갑을 끼고 환자 몸의 자입이 되는 지점을 중심으로 소독된 겸자(forcep)를 이용하여 포비돈 등으로 소독을 한 뒤 소독포를 덮는다.
8. C-arm을 이용하여 전후면과 측면의 영상을 통해 자침할 부위의 구조를 확인한다.
9. 정중접근법 또는 방정중접근법을 이용하여 블록을 시행한다.
10. 23-25 G의 자침을 이용하여 1% lidocaine으로 자입점을 피부 침윤한다.
11. 미리 확인해 두었던 환자의 통증부위와 일치하는 지주막하강에 천자침을 위치시키고 뇌척수액의 유출을 통해 바늘 끝의 위치를 확인한다.
12. 자침에 이상이 없고 환자가 특별한 이상이 없으면 혈액의 흡인 유무를 확인하고 혈액의 흡인이 없으면 준비된 신경파괴제 0.2-0.4 ml를 천천히 주입한다.
13. 취하고 있는 자세를 계속 유지하면서 통증이 있던 부위의 온감과 감각소실을 확인한다.
14. 신경파괴제 주입을 마친 후 바늘을 제거하고 피부 자입부를 멸균드레싱하고 압박한다.(동일한 자세로 계속 유지한다.)
15. 시술중 지속적으로 순환계 및 호흡계를 관찰한다.
16. 활력징후에 이상이 있으면 즉시 교정하는 조치를 취한다.
17. 이후 시술시와 동일한 자세를 취한 채로 조심스럽게 환자용 침대로 옮긴 후 회복실로 이송 후 정맥로는 그대로 유지하면서 최소 2시간 동안 혈압 등의 활력징후를 모니터링하면서 절대안정을 취하도록 한다.

② 경막외 신경파괴술
Epidural Nerve Destruction by Neurolytic Substance

분류코드	코드	분류	점수	의원	병원
바-32	LB320	**경막외 신경파괴술** Epidural Nerve Destruction by Neurolytic Substance	1,170.42	95,270	86,030

- **적응증**

흉부, 골반의 급성손상에 의한 통증, 흉부 혹은 복부 수술후의 통증, 다른 치료에 반응이 없는 만성 불인성 통증, 암성통증

- **실시방법**

1. 환자를 수술방으로 옮긴다.
2. 수술테이블 위에 환자를 옆으로 눕힌다.
3. 소독
4. 국소마취 시행
5. 18 G 바늘을 찔러 넣어 바늘을 경막 바로 바깥쪽에 위치시킨다.
6. 신경파괴 물질을 주사한다.
7. 바늘을 제거한다.
8. 환자 상태를 관찰한다.

Chapter 2 뇌신경 및 뇌신경말초지파괴술
Destruction of Cranial Nerve or Its Peripheral Branch by Neurolytic Substance

① 삼차신경절 파괴술 Trigeminal Ganglion

분류코드	코드	분류	점수	의원	병원
바-33	LB331	뇌신경 및 뇌신경 말초지파괴술 Destruction of Cranial Nerve or Its Peripheral Branch by Neurolytic Substance **가. 삼차신경절 파괴술** Trigeminal Ganglion	1,942.58	158,130	142,780

- **적응증**

암성통증, 삼차신경통, 대상포진 후 신경통, 군발성두통, 난치성 안구통증, 비정형 안면통 등

- **실시방법**

1. 항생제 피부 반응 검사를 실시한다.
2. 정맥로 확보 후 시술 1시간 전에 항생제를 예방적으로 주사하고 수술실로 이송한다.
3. 수술실에서 환자를 앙와위로 하고 목을 신전시키도록 어깨 밑에 수건을 말아 받치고 모니터를 부착한다.
4. 시술 부위(입꼬리의 외측 2.5 cm 지점)를 넓게 소독한 뒤 방포를 덮는다.
5. C-arm을 조정하여 난원공이 잘 보이도록 하고 위에서 언급한 바늘 천자 부위와 난원공이 일치하도록 다시 C-arm을 미세 조정한다.
6. 바늘 천자 부위를 국소마취제를 이용하여 국소마취 한다.
7. 블록 바늘을 난원공을 향하여 진입시키면서 바늘의 깊이를 확인한다.
8. 바늘이 난원공으로 진입하기 시작하면 해당 신경분포 부위에 paresthesia를 호소할 수도 있다.
9. 바늘이 난원공을 지나 삼차신경절 수조에 위치함을 C-arm 영상으로 확인 후 조영제를 주입하여 확인한다.
10. 국소마취제를 0.1 ml씩 약 0.5 ml까지 환자의 반응을 살피며 주입한다.

11. 약 20–30분 후 환자의 통증 소실 여부와 합병증 여부를 확인한 후 신경파괴제를 약 0.2–0.5 ml 정도 필요에 따라 서서히 주입한다.
12. 사용한 신경파괴제의 특성에 따라 알맞은 자세를 취하도록 한다.
13. 회복실로 이송하고 난 후에도 2시간 이상 활력징후를 모니터링하며 주의 깊게 관찰한다.

Trigeminal ganglion neurolysis

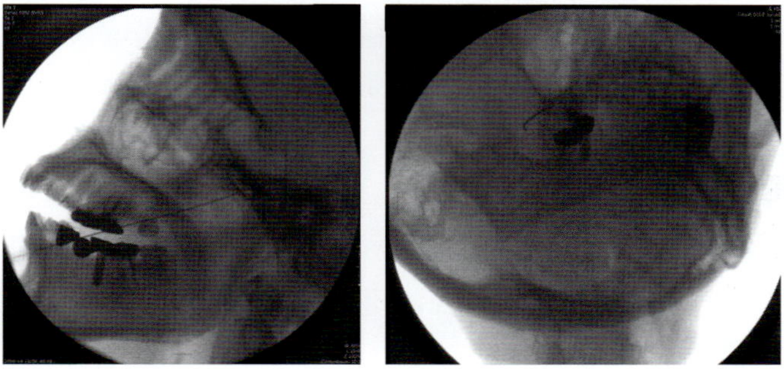

청구시 고려사항

후갓세르 글리세롤 신경근파괴술 Retrogasserian glycerol neurolysis: 바33-가. 삼차신경절파괴술의 소정점수를 산정함. 고시 제2007-139호

Retrogasserian neurolysis

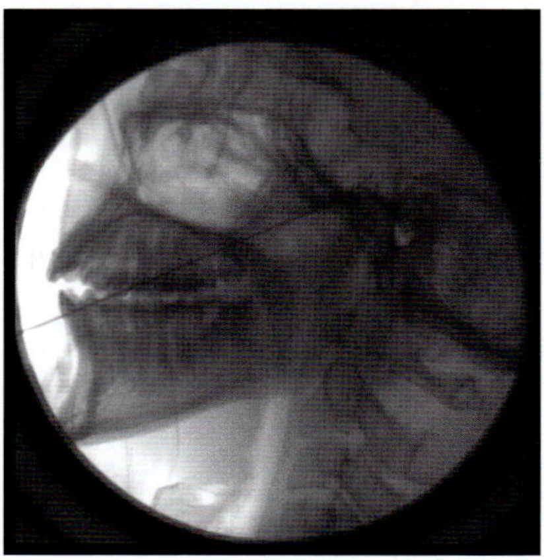

② 기타 뇌신경말초지파괴술 Others

분류코드	코드	분류	점수	의원	병원
바-33		뇌신경 및 뇌신경 말초지파괴술 Destruction of Cranial Nerve or Its Peripheral Branch by Neurolytic Substance			
		나. 기타 뇌신경말초지파괴술 Others			
	LB333	(1) **삼차신경 및 그 분지** Trigeminal Nerve Branch	1,589.41	129,380	116,820
	LB334	(2) **안면신경** Facial Nerve	1,409.44	114,730	103,590
	LB335	(3) **설인신경** Glossopharyngeal Nerve	1,366.44	111,210	100,410
	LB336	(4) **접구개신경절** Sphenopalatine Gangion	1,642.88	133,730	120,750

- **적응증**

(가) 삼차신경 및 그 분지 파괴술

암성통증, 삼차신경통, 대상포진후 신경통, 군발성두통, 난치성 안구통증, 비정형 안면통 등

(나) 안면신경 파괴술

안검경련, 안면경련, 대상포진후 신경통, 암성통증, 안면부위 통증 등

(다) 설인신경 파괴술

설인신경, 암성통증 등

(라) 접구개신경절 파괴술

접구개신경통, 삼차신경통, 군발 또는 편두통, 비정형안면통증, 대상포진후 신경통, 암성통증 등

- **실시방법**

(가) 삼차신경 및 그 분지 파괴술

1. 항생제 피부 반응 검사를 실시한다.
2. 정맥로 확보 후 시술 1시간 전에 항생제를 예방적으로 주사하고 수술실로 이송한다.
3. 수술실에서 환자를 앙와위로 하고 모니터를 부착한다.

4. 시술 부위를 넓게 소독한 뒤 방포를 덮는다.
5. C–arm을 조정하여 시술 할 부위가 잘 보이도록 한다.
6. 바늘 천자 부위를 국소마취제를 이용하여 국소마취 한다.
7. 바늘을 하악골의 coronoid notch로 진입시킨 후 lateral pterygoid plate에 닿을 때까지 전진시킨다.
8. 상악신경 만을 선택적으로 파괴하기 위해서는 바늘을 lateral pterygoid의 앞쪽으로 미끄러져 들어가도록 하고 흡입검사 또는 조영제로 확인 후 국소마취제를 비롯한 필요 약물을 약 3–5 ml 정도 투여한다.
9. 하악신경을 선택적으로 파괴하기 위해서는 lateral pterygoid plate의 후하방으로 전진시킨 후 마찬가지로 흡입검사 및 조영제를 투여하여 확인 후 국소마취제를 비롯한 필요 약물을 약 3–5 ml 투여한다.
10. 약 20–30분 후 환자의 통증 소실 여부와 합병증 여부를 확인한 후 신경파괴제를 동일한 용량으로 서서히 주입한다.
11. 사용한 신경파괴제의 특성에 따라 알맞은 자세를 취하도록 한다.
12. 회복실로 이송하고 난 후에도 2시간 이상 활력징후를 모니터링하며 주의 깊게 관찰한다.

(나) 안면신경 파괴술

1. 항생제 피부 반응 검사를 실시한다.
2. 정맥로 확보 후 시술 1시간 전에 항생제를 예방적으로 주사하고 수술실로 이송한다.
3. 수술실에서 환자를 앙와위로 하고 목을 건측으로 돌리고 모니터를 부착한다.
4. 이주전연으로부터 외안각, 구각으로 그은 각각의 선이 이루는 각의 2등분 선상, 1–2 cm 코쪽의 부위를 자입점으로 한다. 필요에 따라 말초신경자극기를 사용하여 안면신경에 접근하고 흡입검사 후 국소마취제를 비롯한 약물을 0.3–0.5 ml 가량 주입한다.
5. 약 30분 후 합병증이 없음을 확인 후 신경파괴제을 동량 주입한다.
6. 사용한 신경파괴제의 특성에 따라 알맞은 자세를 취하도록 한다.
7. 회복실로 이송하고 난 후에도 2시간 이상 활력징후를 모니터링하며 주의 깊게 관찰한다.

(다) 설인신경 파괴술

1. 항생제 피부 반응 검사를 실시한다.
2. 정맥로 확보 후 시술 1시간 전에 항생제를 예방적으로 주사하고 수술실로 이송한다.
3. 수술실에서 환자를 앙와위로 하고 모니터를 부착한다.
4. 유돌기와 하악골 각 사이에서 경상돌기를 촉지한다. 필요에 따라 C-arm을 사용하여 경상돌기가 잘 보이도록 한다.
5. 시술 부위를 넓게 소독한 뒤 방포를 덮는다.
6. 바늘 천자 부위를 국소마취제를 이용하여 국소마취 한다.
7. 경상돌기를 향해 바늘을 진입시킨다. 필요에 따라 C-arm 영상의 도움을 받고 확인한다.
8. 경상돌기에 닿은 후 경상돌기 후방으로 약 1-1.5 cm가량 전진시킨 후 흡입검사 또는 조영제 주입으로 혈관내 주사 등 합병증이 없음을 확인하고, 국소마취제를 비롯한 약물을 5-7 ml 정도 투여한다.
9. 주변에 횡격막 신경, 미주 신경 등이 존재하므로 이에 따른 합병증에 대비한다.
10. 약 30분 후 합병증이 없음을 확인 후 신경파괴제을 동량 주입한다.
11. 사용한 신경파괴제의 특성에 따라 알맞은 자세를 취하도록 한다.
12. 회복실로 이송하고 난 후에도 2시간 이상 활력징후를 모니터링하며 주의 깊게 관찰한다.

(다) 접구개신경절 파괴술

1. 항생제 피부 반응 검사를 실시한다.
2. 정맥로 확보 후 시술 1시간 전에 항생제를 예방적으로 주사하고 수술실로 이송한다.
3. 수술실에서 환자를 앙와위로 하고 목을 신전시키도록 어깨 밑에 수건을 말아 받치고 모니터를 부착한다.
4. 시술 부위를 넓게 소독한 뒤 방포를 덮는다.
5. C-arm을 조정하여 양측의 pterygopalatine fossa가 잘 겹치도록 한다.
6. 바늘 천자 부위를 국소마취제를 이용하여 국소마취 한다.
7. 바늘을 하악골의 coronoid notch로 진입시킨 후 pterygopalatine fossa를 향해

전진시키고, 필요에 따라 코점막의 바깥쪽에 위치하는지 확인한다.

8. 흡입검사 또는 조영제 주입으로 혈관내 주사 등 합병증이 없음을 확인하고, 국소 마취제를 비롯한 약물을 1–5 ml 정도 투여한다.
9. 약 30분 후 합병증이 없음을 확인 후 신경파괴제를 동량 주입한다.
10. 사용한 신경파괴제의 특성에 따라 알맞은 자세를 취하도록 한다.
11. 회복실로 이송하고 난 후에도 2시간 이상 활력징후를 모니터링하며 주의 깊게 관찰한다.

Chapter 3 척수신경 및 말초지파괴술

Destruction of Spinal Nerve or Its Peripheral Branch by Neurolytic Substance

1 척추신경근 Spinal Root

분류코드	코드	분류	점수	의원	병원
바-34	LB341	척수신경 및 말초지파괴술 Destruction of Spinal Nerve or Its Peripheral Branch by Neurolytic Substance 가. 척추신경근 Spinal Root	1,239.68	100,910	91,120

- **적응증**

척추관협착증, 대상포진 후 신경통, 신경병증통증, 암성통증, 늑간신경통, 기타 난치성통증 등

- **실시방법**

1. 환자에게 정맥로를 확보하고 500 ml 생리식염수 또는 하트만씨 용액을 천천히 투여한다
2. 환자에게 혈압계, 맥박 산소포화도, 심전도 등을 부착하고 모니터링을 한다.
3. 환자는 부위에 따라 똑바로 눕거나, 흉부, 하복부에 베개를 받치고 엎드리게 한다.
4. 시술자는 소독된 장갑을 끼고 환자 몸에 바늘이 자입되는 지점을 중심으로 소독된 겸자(forcep)를 사용하여 포비돈 등으로 소독을 한 뒤 소독포를 덮는다.
5. C-arm을 이용하여 전후면과 측면의 영상을 통해 자침할 부위의 구조를 확인한다.
6. C-arm을 회전시켜 사위상을 얻고 자입부위에 23-25 G의 자침을 이용하여 국소마취제로 피부 침윤을 시행한다.
7. 다른 구조물을 천자하지 않도록 주의하면서 바늘을 방사선 조사방향과 평행하게 삽입한다.
8. 일정 깊이에 도달하면 C-arm의 사위상과 측면상을 이용하여 추간공 근처까지 바늘을 삽입한다.

9. 이후 소량의 조영제를 투여하면서 C-arm 영상에서 조영제의 퍼지는 모양을 주의 깊게 관찰한다. 조영제가 혈관 내로 퍼지는 경우 약제를 투여하지 않는다.
10. 약제는 혈액의 흡인유무를 확인하면서 혈액흡인이 없는 경우에 투여한다.
11. 시험적 국소마취제를 투여한 뒤 증상 완화를 관찰한다.
12. 시험블록으로 양호하게 제통이 되면 약 30분 후에 신경파괴제를 동량 주입한다.
13. 사용한 신경파괴제의 특성에 따라 알맞은 자세를 취하도록 한다.
14. 바늘을 제거한 후 자입점을 멸균드레싱하고 압박한다.
15. 회복실로 이송하고 난 후에도 2시간 이상 활력징후를 모니터링하며 주의 깊게 관찰한다.

② 척추신경절 Spinal Ganglion

분류코드	코드	분류	점수	의원	병원
바-34	LB342	척수신경 및 말초지파괴술 Destruction of Spinal Nerve or Its Peripheral Branch by Neurolytic Substance **나. 척추신경절** Spinal Ganglion	1,239.68	100,910	91,120

적응증

척추관협착증, 대상포진후 신경통, 신경병증통증, 암성통증, 늑간신경통, 기타 난치성통증 등

실시방법

1. 환자에게 정맥로를 확보하고 500 ml 생리식염수 또는 하트만씨 용액을 천천히 투여한다.
2. 환자에게 혈압계, 맥박 산소포화도, 심전도 등을 부착하고 모니터링을 한다.
3. 환자는 부위에 따라 똑바로 눕거나, 흉부, 하복부에 베개를 받치고 엎드리게 한다.
4. 시술자는 소독된 장갑을 끼고 환자 몸에 바늘이 자입되는 지점을 중심으로 소독된 겸자(forcep)를 사용하여 포비돈 등으로 소독을 한 뒤 소독포를 덮는다.
5. C-arm을 이용하여 전후면과 측면의 영상을 통해 자침할 부위의 구조를 확인한다.
6. C-arm을 회전시켜 사위상을 얻고 자입 부위에 23-25 G의 자침을 이용하여 국소마취제로 피부 침윤을 시행한다.
7. 다른 구조물을 천자하지 않도록 주의하면서 바늘을 방사선 조사방향과 평행하게 삽입한다.
8. 일정 깊이에 도달하면 C-arm의 사위상과 측면상을 이용하여 추간공 안에 바늘을 삽입한다.
9. 이후 소량의 조영제를 투여하면서 C-arm 영상에서 조영제의 퍼지는 모양을 주의 깊게 관찰한다. 조영제가 혈관 내로 퍼지는 경우 약제를 투여하지 않는다.
10. 약물은 혈액의 흡인유무를 확인하면서 혈액흡인이 없는 경우에 투여한다.
11. 시험적 국소마취제를 투여한 뒤 증상 완화를 관찰한다.

12. 시험블록으로 양호하게 제통이 되면 약 30분 후에 신경파괴제를 동량 주입한다.
13. 사용한 신경파괴제의 특성에 따라 알맞은 자세를 취하도록 한다.
14. 바늘을 제거한 후 자입점을 멸균드레싱하고 압박한다.
15. 회복실로 이송하고 난 후에도 2시간 이상 활력징후를 모니터링하며 주의 깊게 관찰한다.

③ 척추신경총 Spinal Plexus

분류코드	코드	분류	점수	의원	병원
바-34	LB343	척수신경 및 말초지파괴술 Destruction of Spinal Nerve or Its Peripheral Branch by Neurolytic Substance 다. **척추신경총** Spinal Plexus	1,239.68	100,910	91,120

• 적응증

척추관협착증, 대상포진후 신경통, 신경병증통증, 암성통증, 늑간신경통, 기타 난치성통증 등

• 실시방법

1. 환자의 정맥로를 확보하고 500 ml 생리식염수 또는 하트만씨 용액을 천천히 주입한다.
2. 혈압계와 맥박 산소포화도(필요에 따라서는 심전도 등)를 부착하고 모니터링 하면서 준비한다.
3. 환자를 복와위/측와위로 하고 편하게 자세를 잡도록 한다.
4. 시술자는 소독된 장갑을 끼고 환자 몸에 바늘이 자입되는 지점을 중심으로 소독된 겸자(forcep)를 사용하여 포비돈 등으로 소독을 한 뒤 소독포를 덮는다.
5. 자침할 부위의 구조를 C–arm을 이용하여 확인한다.
6. 국소마취제로 자입점을 피부 침윤한 후 20 – 22 G의 자침으로 피부 및 피하 결체조직 이하를 guiding한다.
7. 18 – 22 G 바늘을 이용하여 식염수를 채운 주사기에 저항을 주면서 피부면에 수직으로 조심스럽게 진입한다. 바늘의 위치를 C–arm의 전후면과 측면을 통해 확인할 수 있다.
8. 저항이 소실되는 공간을 확인하고 C–arm 영상증강장치 하에 조영제를 주입하여 정확한 위치를 확인한다. 이때 혈관내 주입이나 근육으로 빠져나가는 경우에는 바늘을 뒤로 뺀 뒤 7–8의 과정을 재시도해야 한다.
9. 이후 소량의 조영제를 투여하면서 C–arm 영상에서 조영제의 퍼지는 모양을 주의 깊게 관찰한다. 조영제가 혈관 내로 퍼지는 경우 약제를 투여하지 않는다.
10. 약물은 혈액의 흡인유무를 확인하면서 혈액흡인이 없는 경우에 투여한다.

11. 시험적 국소마취제를 투여한 뒤 증상 완화를 관찰한다.
12. 시험 블록으로 양호하게 제통이 되면 약 30분 후에 신경파괴제를 동량 주입한다.
13. 사용한 신경파괴제의 특성에 따라 알맞은 자세를 취하도록 한다.
14. 바늘을 제거한 후 자입점을 멸균드레싱하고 압박한다.
15. 회복실로 이송하고 난 후에도 2시간 이상 활력징후를 모니터링하며 주의 깊게 관찰한다.

④ 늑간신경 Intercostal Nerve

분류코드	코드	분류	점수	의원	병원
바-34	LB344	척수신경 및 말초지파괴술 Destruction of Spinal Nerve or Its Peripheral Branch by Neurolytic Substance 라. 늑간신경 Intercostal Nerve	1,121.17	91,260	82,410

- **적응증**

흉막성통증, 늑간신경통, 대상포진성통증, 암성 통증 등

- **실시방법**

1. 환자에게 정맥로를 확보하고 500 ml 생리식염수 또는 하트만씨 용액을 천천히 투여한다.
2. 환자에게 혈압계, 맥박 산소포화도, 심전도 등을 부착하고 모니터링을 한다.
3. 환자를 복와위/측와위/좌위로 하여, 블록을 시행할 늑골을 후액와선으로부터 주행을 따라 촉진하여 확인하다.
4. 시술자는 소독된 장갑을 끼고 환자 몸에 바늘이 자입되는 지점을 중심으로 소독된 겸자(forcep)를 사용하여 포비돈 등으로 소독을 한 뒤 소독포를 덮는다.
5. C-arm을 이용하여 전후면과 측면의 영상을 통해 자침할 부위의 구조를 확인한다.
6. 한 손의 2, 3번째 손가락을 바늘 삽입 위치의 늑골 위에 놓은 다음, 손가락으로 늑골 하연의 피부를 늑골 위까지 밀어 올린다.
7. 22 G, 3 cm 바늘을 주사기에 연결하여 밀어 올린 손가락 사이에 있는 피부에 자입하여, 바늘이 늑골에 닿도록 전진한다. 대략 1.5-2 cm 정도 전진하면 늑골에 닿아야 한다.
8. 바늘이 늑골에 닿으면 바늘을 피하조직으로 다시 빼면서 누르는 손가락을 밑으로 이동하여 피부와 피하조직이 손가락에 당겨 밑으로 이동하여 바늘이 늑골의 하연에서 빠져나가게 한다. 바늘이 늑골접촉이 없어지자마자 바늘을 천천히 약 2 mm 깊게 전진시킨다.
9. 소량의 조영제를 투여하면서 C-arm 영상에서 조영제의 퍼지는 모양을 주의 깊게 관찰한다. 조영제가 혈관 내로 퍼지는 경우 약제를 투여하지 않는다.

10. 약물은 혈액의 흡인유무를 확인하면서 혈액흡인이 없는 경우에 투여한다.
11. 시험적 국소마취제를 투여한 뒤 증상 완화를 관찰한다.
12. 시험 블록으로 양호하게 제통이 되면 약 30분 후에 신경파괴제를 동량 주입한다.
13. 사용한 신경파괴제의 특성에 따라 알맞은 자세를 취하도록 한다.
14. 바늘을 제거한 후 자입점을 멸균드레싱하고 압박한다.
15. 회복실로 이송하고 난 후에도 2시간 이상 활력징후를 모니터링하며 주의 깊게 관찰한다.

5 척추관절돌기신경 Paravertebral Facet Joint Nerve

분류코드	코드	분류	점수	의원	병원
바-34	LB345	척수신경 및 말초지파괴술 Destruction of Spinal Nerve or Its Peripheral Branch by Neurolytic Substance **마. 척추관절돌기신경** Paravertebral Facet Joint Nerve	1,160.68	94,480	85,310

• 적응증

암성통증, 척추추간관절 증후군, 기타 난치성 척추통증 등

• 실시방법

1. 혈압계와 맥박 산소포화도(필요에 따라서는 심전도 등)를 부착하고 모니터링하면서 준비한다.
2. 환자를 시술위치에 따라 앙와위/복와위/측와위로 하고 자세를 잡는다.
3. 시술자는 소독된 장갑을 끼고 환자 몸의 자입이 되는 지점을 중심으로 소독된 겸자(forcep)를 이용하여 포비돈 등으로 소독을 한다.
4. 자침할 부위의 구조를 촉지 또는 필요에 따라 C-arm을 이용하여 확인한다.
5. 국소마취제로 자입점을 피부 침윤한 후 20 -22 G의 자침으로 피부 및 피하 결체조직 이하를 guiding한다.
6. 21-26 G 이상의 needle을 사용하여 관절기둥의 중앙을 목표로 하여 서서히 진입하여 관절기둥에 닿는다. 시술 중 C-arm의 전후면과 사위면 및 측면영상을 수시로 얻어 자침의 깊이와 위치를 확인한다.
7. 정확한 위치가 아닌경우 상기 5-7의 과정을 반복하여 정확한 위치가 되도록 한다.
8. 시험적 국소마취제를 투여한 뒤 증상 완화를 관찰한다.
9. 시험블록으로 양호하게 제통이 되면 약 30분 후에 신경파괴제를 동량 주입한다.
10. 사용한 신경파괴제의 특성에 따라 알맞은 자세를 취하도록 한다.
11. 바늘을 제거한 후 자입점을 멸균드레싱하고 압박한다.
12. 회복실로 이송하고 난 후에도 2시간 이상 활력징후를 모니터링하며 주의깊게 관찰한다.

⑥ 음부신경 Pudendal Nerve

분류코드	코드	분류	점수	의원	병원
바-34	LB346	척수신경 및 말초지파괴술 Destruction of Spinal Nerve or Its Peripheral Branch by Neurolytic Substance 바. 음부신경 Pudendal Nerve	1,037.85	84,480	76,280

- **적응증**

회음부의 난치성 통증, 암성통증 등

- **실시방법**

1. 환자의 정맥로를 확보하고 500 ml 생리식염수 또는 하트만씨 용액을 천천히 주입한다.
2. 환자의 하복부에 베개를 받치고 복와위로 눕힌다.
3. 시술자는 소독된 장갑을 끼고 환자 몸의 자입이 되는 지점을 중심으로 소독된 겸자(forcep)를 이용하여 포비돈 등으로 소독을 한 뒤 소독포를 덮는다.
4. C-arm을 이용하여 전후면과 측면의 영상을 통해 자침할 부위의 구조를 확인한다.
5. C-arm을 회전시켜 좌골극이 잘 보이도록 사위상을 얻고 그 지점에서 23-25 G의 자침을 이용하여 1% lidocaine 으로 자입점을 피부 침윤한다.
6. 방사선 조사방향과 평행하게 좌골극을 향하여 바늘을 진입한다
7. 좌골극에 닿으면 C-arm의 영상을 확인하면서 조영제를 주입하여 퍼지는 모양을 주의하여 관찰한다.
8. 주사기로 혈액의 흡인 유무를 확인하면서 혈액흡인이 없는 경우 약물을 주입한다.
9. 시험적 국소마취제를 투여한 뒤 증상 완화를 관찰한다.
10. 시험블록으로 양호하게 제통이 되면 약 30분 후에 신경파괴제를 동량 주입한다.
11. 사용한 신경파괴제의 특성에 따라 알맞은 자세를 취하도록 한다.
12. 바늘을 제거한 후 자입점을 멸균드레싱하고 압박한다.
13. 회복실로 이송하고 난 후에도 2시간 이상 활력징후를 모니터링하며 주의 깊게 관찰한다.

Chapter 4 교감신경절 및 신경총 파괴술

Destruction of Sympathetic Ganglion or Plexus by Neurolytic Substance

1 성상신경절 Stellate Ganglion

분류코드	코드	분류	점수	의원	병원
바-35	LB351	교감신경절 및 신경총 파괴술 Destruction of Sympathetic Ganglion or Plexus by Neurolytic Substance **가. 성상신경절** Stellate Ganglion	1,360.09	110,710	99,970

- **적응증**

자율신경계 질환에 의한 난치성 통증, 내분비계 질환에 의한 난치성 통증, 면역계 질환에 의한 난치성 통증, 암성 통증 등

- **실시방법**

1. 환자를 앙와위로 눕힌 후 제 6경추 횡돌기의 전결절이 잘 촉지되도록 경추전방을 신전시키는 자세를 취한다.
2. 시술자는 소독된 장갑을 끼고 환자 몸의 자입이 되는 지점을 중심으로 소독된 겸자(forcep)를 이용하여 포비돈 등으로 소독을 한다.
3. C-arm으로 자입점을 확인하고 좌측 2지 3지로 흉쇄유돌근과 기관사이를 벌린다.
4. C6 차단의 경우 전결절을 확인하고 횡돌기 위에서 전결절과 추체측면의 거의 중점을 향하여 C-arm 확인하에 바늘을 진입시킨다.(C7 차단은 C6보다 아래쪽으로 약 1 cm지점에서 시행한다.)
5. 뼈에 닿은 감촉을 느끼면 흡입테스트를 하여 혈액의 역류가 없는 것으로 확인하고 서서히 국소마취제를 투여한다.
6. 시험적 국소마취제를 투여한 뒤 증상 완화를 관찰한다.
7. 시험블록으로 양호하게 제통이 되면 약 30분 후에 신경파괴제를 동량 주입한다.
8. 사용한 신경파괴제의 특성에 따라 알맞은 자세를 취하도록 한다.
9. 바늘을 제거한 후 자입점을 멸균드레싱하고 압박한다.

10. 회복실로 이송하고 난 후에도 2시간 이상 활력징후를 모니터링하며 주의 깊게 관찰한다.

② 흉부 교감신경절 Thoracic Sympathetic Ganglion

분류코드	코드	분류	점수	의원	병원
바-35	LB412	교감신경절 및 신경총 파괴술 Destruction of Sympathetic Ganglion or Plexus by Neurolytic Substance **나. 흉부 교감신경절** Thoracic Sympathetic Ganglion	1,937.78	154,740	142,430

- **적응증**

버거씨병, 레이노병, 당뇨합병증 등 말초혈관 폐쇄질환, 다한증, 복합부위통증증후군, Lymphedema, 척추수술후 증후군, 대상포진후 신경통, 기타 교감신경성통증 등

- **실시방법**

1. 시술 전 정맥로를 확보한다.
2. 환자를 복와위로 눕히고 생체활력징후를 감시한다.
3. 피부, 소독후 소독포를 덮는다.
4. T2 혹은 T3의 척추체를 C-arm으로 확인하고, 횡측 부위로 C-arm을 약 20도 정도 비스듬히 기울인다.
5. T2 혹은 T3의 바깥쪽 모서리와 늑골의 윗부분이 만나는 곳에 피부의 자입점을 확인하고 국소마취 한다.
6. C-arm을 보면서 블록 바늘을 삽입한다.
7. 바늘이 척추체의 바깥쪽면에 닿게 되면 측면상을 확인하고 척추체의 뒤쪽 1/3-1/2 지점에 바늘이 위치하도록 조절한다.
8. 조영제를 주입하여 조영제가 적절히 퍼지는 것을 확인한다.
9. 시험적 국소마취제를 투여한 뒤 증상 완화를 관찰한다.
10. 시험블록으로 양호하게 제통이 되면 약 30분 후에 신경파괴제를 동량 주입한다.
11. 사용한 신경파괴제의 특성에 따라 알맞은 자세를 취하도록 한다.
12. 바늘을 제거한 후 자입점을 멸균드레싱하고 압박한다.
13. 회복실로 이송하고 난 후에도 2시간 이상 활력징후를 모니터링하며 주의 깊게 관찰한다.

보건복지부 행정해석

다한증 관련 질의에 대한 회신

다한증상병에 실시하는 고주파신경응고술 및 신경파괴술의 인정여부에 대하여 관련 전문 단체의 의견을 받아 검토한 결과, 귀 원에서 사용하고 있는 고주파열상발생기 (Neuro Therm JK3)는 식품의약품안전청으로 부터 효능 · 효과를 "환부의 통증완화"로 허가받은 기기로써 다한증 상병에 동 기기를 이용하여 시행한 신경응고술은 식약청 허가 범위에 해당되지 않으므로 요양급여로 인정할 수 없으며, 이 경우 국민건강보험요양급여의 기준에 관한 규칙 제8조에 의거 요양기관이 임의로 그 비용을 전액 본인 부담 또는 비급여로 부담할 수 없음을 알려드립니다.

아울러 다한증 상병에 실시하는 교감신경파괴술은 교감신경절제술 보다 보상적 발한 등 부작용 발생 빈도가 적은 유용성이 있음을 감안하여 요양급여로 인정하되, 부위별 시술 횟수 및 시술간격 등은 사례별로 적용토록 하며, 또한 다한증 외에 신경응고술 및 파괴술의 구체적인 인정범위(적응증)에 대하여는 일률적으로 정하기 어려우므로 사례별로 적용하는 것이 타당함을 알려드리니 업무에 참고하시기 바랍니다.

보건복지부 행정해석 급여 65720-68호

③ 요부 교감신경절 Lumbar Sympathetic Ganglion

분류코드	코드	분류	점수	의원	병원
바-35	LB413	교감신경절 및 신경총 파괴술 Destruction of Sympathetic Ganglion or Plexus by Neurolytic Substance **다. 요부 교감신경절** Lumbar Sympathetic Ganglion Mesenteric Plexus	1,858.63	151,290	136,610

적응증

버거씨병, 레이노병(증후군), 당뇨 합병증 등 말초혈관 폐쇄질환, 발 다한증, 복합부위통증증후군, 절단후 단단통, 교감신경의존성통증, 척추수술후 증후군 등

실시방법

1. 환자의 정맥로를 확보하고 500 ml 생리식염수 또는 하트만씨 용액을 천천히 주입한다.
2. 혈압계와 맥박 산소포화도(필요에 따라서는 심전도 등)를 부착하고 모니터링하면서 준비한다.
3. 환자의 하복부에 베개를 받치고 복와위로 눕히거나 왼쪽 혹은 오른쪽을 아래로 하여 옆으로 눕게 한다.
4. 시술자는 소독된 장갑을 끼고 환자 몸의 자입이 되는 지점을 중심으로 소독된 겸자(forcep)를 이용하여 포비돈 등으로 소독을 한 뒤 소독포를 덮는다.
5. C-arm을 이용하여 전후면과 측면의 영상을 통해 자침할 부위의 구조를 확인한다.
6. 복와위에서 횡돌기가 외측 추체면에 도달할 때까지 C-arm을 회전시켜 사위상을 얻고 그 지점에서 23-25 G의 자침을 이용하여 1% lidocaine으로 자입점을 피부 침윤한다.
7. CHIBA needle과 같은 특수 바늘을 이용하여 방사선 조사 방향과 평행하게 삽입하여 경막외강이나 지주막하강을 천자하지 않도록 주의하여 추체 측면까지 진행한다.
8. 추체외연에 닿으면 C-arm의 사위상과 측면상을 이용하여 베벨을 추체측을 향하게 하여 미끄러지듯이 진행하여 추체의 전면부까지 진행한다.
9. 이후 적은양의 조영제를 주입하여 C-arm 영상에서 조영제의 퍼지는 모양을 주

의하여 관찰한다. 조영제가 혈관내 또는 대요근내로 퍼지거나 경막외강 등으로 퍼지면 신경파괴제의 주입을 해서는 안된다.

10. 국소마취제와 조영제를 혼합하여 주입한 뒤 말초 피부온도의 상승과 증상 완화를 관찰함으로써 블록 효과를 평가한다.
11. 이후 20–30분 경과지점까지 하지의 지각 저하나 운동장애가 없으면 신경파괴제를 천천히 주입한다.
12. 신경파괴제 주입 후 바늘에 남아있는 신경파괴제로 인한 조직손상을 방지하기 위하여 1 ml 가량의 생리식염수를 주입하면서 바늘을 제거한다.
13. 바늘을 제거한 자입점을 멸균드레싱하고 압박한다.
14. 이후 시술시와 동일한 자세를 취한 채로 조심스럽게 환자용 침대로 옮긴 후 회복실로 이송 후 정맥로는 그대로 유지하면서 최소 2시간 동안 혈압 등의 활력징후를 모니터링하면서 절대안정을 취하도록 한다.

④ 복강신경총 및 내장신경 Celiac Plexus and/or Splanchnic Nerve

분류코드	코드	분류	점수	의원	병원
바-35	LB353	교감신경절 및 신경총 파괴술 Destruction of Sympathetic Ganglion or Plexus by Neurolytic Substance **라. 복강신경총 및 내장신경** Celiac Plexus and/or Splanchnic Nerve	2,630.12	214,090	193,310

적응증

복강신경총

악성종양에 의한 복부 통증, 급·만성 췌장염의 통증, 복강내 장기의 내장성 구심성 섬유에서 유래하는 통증 등

내장신경

악성종양에 의한 복부 통증, 급·만성 췌장염의 통증, 복강내 장기의 내장성 구심성 섬유에서 유래하는 통증, 기능성 복부통증 등

실시방법

복강신경총

1. 환자에게 정맥로를 확보하고 1 ml 생리식염수 또는 하트만씨 용액을 천천히 투여한다.
2. 혈압계와 맥박 산소포화도(필요한 경우 심전도 등)를 부착하고 모니터링을 한다.
3. 환자의 하복부에 베개를 받치고 복와위로 엎드리게 한다.
4. 시술자는 소독된 장갑을 끼고 환자 몸에 바늘이 자입되는 지점을 중심으로 소독된 겸자(forcep)를 사용하여 포비돈 등으로 소독을 한 뒤 소독포를 덮는다.
5. C-arm을 이용하여 전후면과 측면의 영상을 통해 자침할 부위의 구조를 확인한다.
6. 복와위에서 횡돌기가 외측 추체면에 도달할 때까지 C-arm을 회전시켜 사위상을 얻고 자입부위에 23-25 G의 자침을 이용하여 피부 침윤을 1% lidocaine으로 시행한다.
7. 바늘을 방사선 조사방향과 평행하게 삽입하고 경막외강이나 지주막하강을 천자하지 않도록 주의하면서 추체 측면까지 진행한다.

8. 추체 외연에 닿으면 C–arm의 사위상과 측면상을 이용하여 베벨을 추체측을 향하게 하여 미끄러지듯이 진행하여 추체 전방부위까지 삽입한다.
9. 이후 소량의 조영제를 투여하면서 C–arm 영상에서 조영제의 퍼지는 모양을 주의하여 관찰한다. 조영제가 혈관내로 퍼지거나 경막외강 등으로 퍼지는 경우 약제를 투여하지 않는다.
10. 약물은 혈액의 흡인유무를 확인하면서 혈액흡인이 없는 경우에 투여한다.
11. 시험적 국소마취제를 투여한 뒤 증상완화를 관찰한다.
12. 시험블록으로 양호하게 제통이 되면 약 30분 후에 신경파괴제를 동량 주입한다.
13. 사용한 신경파괴제의 특성에 따라 알맞은 자세를 취하도록 한다.
14. 바늘을 제거한 후 자입점을 멸균드레싱하고 압박한다.
15. 회복실로 이송하고 난 후에도 2시간 이상 활력징후를 모니터링하며 주의 깊게 관찰한다.

내장신경

1. 내장신경은 중앙으로 제11, 12 흉추체, 외측으로 늑막, 앞쪽으로 후종격, 배측으로는 늑막과 흉추체의 만나는 부분으로 구분되며 아래는 횡격막각으로 구분되어 있고 후복막강내에 있다. 복강신경총은 제1 요추 전방 복대동맥 주위에 후복막강에 위치한다.
2. 환자의 정맥로를 확보하고 1 ml 생리식염수 또는 하트만씨 용액을 천천히 주입한다.
3. 혈압계와 맥박 산소포화도(필요에 따라서는 심전도 등)를 부착하고 모니터링하면서 준비한다.
4. 환자의 하복부에 베개를 받치고 복와위로 눕히거나 왼쪽 혹은 오른쪽을 아래로 하여 옆으로 눕게 한다.
5. 시술자는 소독된 장갑을 끼고 환자 몸의 자입이 되는 지점을 중심으로 소독된 겸자(forcep)를 이용하여 포비돈 등으로 소독을 한 뒤 소독포를 덮는다.
6. C–arm을 이용하여 전후면과 측면의 영상을 통해 자침할 부위의 구조를 확인한다.
7. 복와위에서 C–arm을 회전시켜 사위상을 얻고 그 지점에서 23–25 G의 자침을 이용하여 1% lidocaine으로 자입점을 피부 침윤한다.

8. CHIBA needle 과 같은 특수 바늘을 이용하여 방사선 조사방향과 평행하게 삽입하여 경막외강이나 지주막하강을 천자하지 않도록 주의 하여 추체 측면까지 진행한다.
9. 추체외연에 닿으면 C-arm의 사위상과 측면상을 이용하여 베벨을 추체측을 향하게 하여 미끄러지듯이 진행하여 추체의 전방 1/3까지 진행한다.
10. 이후 적은양의 조영제를 주입하여 C-arm 영상에서 조영제의 퍼지는 모양을 주의하여 관찰한다. 조영제가 혈관내 또는 경막외강 등으로 퍼지면 신경파괴제의 주입을 해서는 안된다.
11. 국소마취제와 조영제를 혼합하여 주입한 뒤 증상 완화를 관찰함으로써 블록 효과를 평가한다.
12. 이후 20-30분 경과 지점까지 지각저하나 운동장애가 없으면 신경파괴제를 천천히 주입한다.
13. 신경파괴제 주입 후 바늘에 남아있는 신경파괴제로 인한 조직손상을 방지하기 위하여 1 ml 가량의 생리식염수를 주입하면서 바늘을 제거한다.
14. 바늘을 제거한 자입점을 멸균드레싱하고 압박한다.
15. 이후 시술시와 동일한 자세를 취한 채로 조심스럽게 환자용 침대로 옮긴 후 회복실로 이송후 정맥로는 그대로 유지하면서 최소 2시간 동안 혈압 등의 활력징후를 모니터링하면서 절대안정을 취하도록 한다.

⑤ 상하복신경총 Superior Hypogastric Plexus

분류코드	코드	분류	점수	의원	병원
바-35	LB354	교감신경절 및 신경총 파괴술 Destruction of Sympathetic Ganglion or Plexus by Neurolytic Substance **마. 상하복신경총** Superior Hypogastric Plexus	2,615.90	212,930	192,270

● 적응증

골반내 악성종양에 의한 복부 통증, 골반강내의 장기로부터의 구심성 섬유에서 유래하는 통증 등

● 실시방법

방척추법

1. 정맥로 확보 후 수술실로 이송한다.
2. 수술실에서 환자를 복와위 또는 측와위로 하고 모니터를 부착한다.
3. 자입 부위를 넓게 소독한 뒤 방포를 덮는다.
4. C-arm을 사용하여 L5-S1부위를 확인하고 블록하고자 하는 방향으로 사위를 취하여 목표 부위를 확인한다.
5. 바늘 천자 부위를 국소마취제를 이용하여 국소마취 한다.
6. 바늘을 L5-S1부위를 향해 척추체의 바깥면을 향해 C-arm 영상을 확인하며 전진한다.
7. C-arm의 측면상에서 바늘이 L5-S1 추간판 부위의 전면까지 전진시킨다.
8. 이후 소량의 조영제를 투여하면서 C-arm 영상에서 조영제의 퍼지는 모양을 주의하여 관찰한다. 조영제가 혈관내로 퍼지거나 경막외강 등으로 퍼지는 경우 약제를 투여하지 않는다.
9. 약물은 혈액의 흡인유무를 확인하면서 혈액흡인이 없는 경우에 투여한다.
10. 시험적 국소마취제를 투여한 뒤 증상 완화를 관찰한다.
11. 시험블록으로 양호하게 제통이 되면 약 30분 후에 신경파괴제를 동량 주입한다.
12. 사용한 신경파괴제의 특성에 따라 알맞은 자세를 취하도록 한다.
13. 바늘을 제거한 후 자입점을 멸균드레싱하고 압박한다.
14. 회복실로 이송하고 난 후에도 2시간 이상 활력징후를 모니터링하며 주의 깊게 관찰한다.

경추간판 접근법

1. 항생제 피부 반응 검사를 실시한다.
2. 정맥로 확보 후 시술 1시간 전에 항생제를 예방적으로 주사하고 수술실로 이송한다.
3. 수술실에서 환자를 복와위 또는 측와위로 하고 모니터를 부착한다.
4. 자입 부위를 넓게 소독한 뒤 방포를 덮는다.
5. C-arm을 사용하여 L5-S1부위를 확인하고 블록하고자 하는 방향으로 사위을 취하여 목표 부위를 확인한다.
6. C-arm을 조정하여 S1의 상관절돌기가 L5 추체 종판 직경의 1/3-1/4 정도에 오도록 한다.
7. 바늘 천자 부위를 국소마취제를 이용하여 국소마취 한다.
8. 바늘을 S1 상관절돌기의 복측을 향해 tunnel vision technique을 사용하여 추간판에 접근한다.
9. 바늘이 추간판에 도달하여 추간판내로 진입하면 C-arm의 측면상을 이용하여 추간판의 전면을 통과할 때까지 전진시킨다.
10. 이후 소량의 조영제를 투여하면서 C-arm 영상에서 조영제의 퍼지는 모양을 주의하여 관찰한다. 조영제가 혈관내로 퍼지거나 경막외강 등으로 퍼지는 경우 약제를 투여하지 않는다.
11. 약물은 혈액의 흡인유무를 확인하면서 혈액흡인이 없는 경우에 투여한다.
12. 시험적 국소마취제를 투여한 뒤 증상 완화를 관찰한다.
13. 시험블록으로 양호하게 제통이 되면 약 30분 후에 신경파괴제를 동량 주입한다.
14. 사용한 신경파괴제의 특성에 따라 알맞은 자세를 취하도록 한다.
15. 바늘을 제거한 후 자입점을 멸균드레싱하고 압박한다.
16. 회복실로 이송하고 난 후에도 2시간 이상 활력징후를 모니터링하며 주의 깊게 관찰한다.

⑥ 하장간막신경총 Inferior Mesenteric Plexus

분류코드	코드	분류	점수	의원	병원
바-35	LB355	교감신경절 및 신경총 파괴술 Destruction of Sympathetic Ganglion or Plexus by Neurolytic Substance **바. 하장간막신경총** Inferior Mesenteric Plexus	2,459.35	200,190	180,760

적응증

악성종양에 의한 복부 통증, 하복부, 골반강내 내장성 구심성 섬유에서 유래하는 통증 등

실시방법

1. 정맥로 확보 후 수술실로 이송한다.
2. 수술실에서 환자를 복와위 또는 측와위로 하고 모니터를 부착한다.
3. 자입 부위(요추 3번 부근)를 넓게 소독한 뒤 방포를 덮는다.
4. C-arm을 사용하여 L3를 확인하고 블록하고자 하는 방향으로 사위를 취하고 목표 부위를 확인한다.
5. 바늘 천자 부위를 국소마취제를 이용하여 국소마취 한다.
6. 바늘을 tunnel vision technique을 이용하여 L3 척추체의 바깥면 바로 외측을 향해 C-arm 영상을 확인하며 전진한다.
7. C-arm의 측면상에서 바늘이 L3 추체의 앞쪽 1/3 지점에 도달하면 좌측에서는 대동맥을 우측에서는 하대정맥의 벽에 되도록 가까이 근접할 수 있도록 혈관의 벽에 바늘이 닿았을 때 저항을 느끼는 방법을 이용하면서 전진시킨다.
8. 이후 소량의 조영제를 투여하면서 C-arm 영상에서 조영제의 퍼지는 모양을 주의하여 관찰한다. 조영제가 혈관내로 퍼지거나 경막외강 등으로 퍼지는 경우 약제를 투여하지 않는다.
9. 약물은 혈액의 흡인 유무를 확인하면서 혈액흡인이 없는 경우에 투여한다.
10. 시험적 국소마취제를 투여한 뒤 증상 완화를 관찰한다.
11. 시험블록으로 양호하게 제통이 되면 약 30분 후에 신경파괴제를 동량 주입한다.
12. 사용한 신경파괴제의 특성에 따라 알맞은 자세를 취하도록 한다.
13. 바늘을 제거한 후 자입점을 멸균드레싱하고 압박한다.

14. 회복실로 이송하고 난 후에도 2시간 이상 활력징후를 모니터링하며 주의 깊게 관찰한다.

7 상처 또는 신경종내 신경파괴제 주입술
Scar or Neuroma Infiltration of Neurolytics

분류코드	코드	분류	점수	의원	병원
버-71	LX071	**상처 또는 신경종내 신경파괴제 주입술** Scar or Neuroma Infiltration of Neurolytics	359.95	29,300	26,460

- **적응증**

상처, 수술 등으로 신경증이 있으며 이로 인한 통증이 있는 경우

- **실시방법**

1. 필요시 환자에게 정맥로를 확보하고 500 ml 생리식염수 또는 하트만씨 용액을 천천히 투여한다.
2. 필요시 환자에게 혈압계, 맥박 산소포화도, 심전도 등을 부착하고 모니터링을 한다.
3. 혈압계와 맥박 산소포화도(필요한 경우 심전도 등)를 부착하고 모니터링을 한다.
4. 블록할 신경종에 맞게 적절한 자세를 취한다.
5. 시술자는 소독된 장갑을 끼고 환자 몸에 바늘이 자입되는 지점을 중심으로 소독된 겸자(forcep)를 사용하여 포비돈 등으로 소독을 한 뒤 소독포를 덮는다.
6. 바늘을 목표지점에 자입한 후 혈액의 흡인 유무를 확인하면서 혈액흡인이 없는 경우에 약물을 투여한다.
7. 시험적 국소마취제를 투여한 뒤 부작용 없이 증상 완화가 확인되면 약 30분 후에 신경파괴제를 동량 주입한다.
8. 사용한 신경파괴제의 특성에 따라 알맞은 자세를 취하도록 한다.
9. 회복실로 이송하고 난 후에도 2시간 이상 활력징후를 모니터링하며 주의 깊게 관찰한다.

제7장 이학요법료

Section
3

제7장 이학요법료

물리치료 항목을 여러 병변에 실시시 산정방법

제7장에 분류된 이학요법료 중 "외래는 1일 1회, 입원은 1일 2회 산정한다."라고 규정한 것은 동일 환자에 대하여 2가지 이상 상병의 병변이 각각 상이하거나 동일 상병의 병변이 각각 상이하거나를 불문하고 외래는 1회, 입원은 2회까지만 소정 행위료를 산정할 수 있는 것임. 고시 제2004-36호, 2004.07.01. 시행

물리치료사 1인당 1일 물리치료 실시 인원

해당 항목의 물리치료를 실시할 수 있는 일정한 면적의 해당 치료실과 실제 사용할 수 있는 장비를 보유하고 있는 요양기관(보건기관 포함)에서 재활 및 물리치료를 실시한 경우에 상근하는 물리치료사 1인당 물리치료 실시인원(물리치료 실시 총 청구건수를 의미함)은 월 평균(또는 주 평균) 1일 30명까지 인정하며, 이경우 의료급여 환자를 포함함. 다만, 상근물리치료사 1인 이상이 근무하는 기관에서 시간제, 격일제 근무자(주 3일이상 이면서 주 20시간 이상 근무하는자)의 경우 0.5인으로 보아 월 평균(또는 주 평균) 1일 15명까지 인정함.

※ 월 평균(주 평균) 물리치료실시인원 = 1개월간(1주일간) 총 물리치료 청구건수(물리치료 실시 연인원)÷1개월간(1주일간) 물리치료사 근무 일수

고시 제2010-31호, 2010.06.01. 시행

물리치료와 국소주사 등을 동시 시행시 산정기준

외래 진료시 물리치료와 국소주사 등(관절강내, 신경간내주사, 신경차단술 등)을 동시에 실시한 경우 동일 목적으로 실시된 중복진료로 보아 주된 치료만 요양급여로 적용하고, 1종은 환자가 전액을 본인이 부담함. 고시 제2011-10호, 2011.02.01. 시행

제1절 기본 물리치료료

주 1. 해당 항목의 물리치료를 실시할 수 있는 일정한 면적의 해당 치료실과 실제 사용할 수 있는 장비를 보유하고 있는 요양기관에서 의사의 처방에 따라 상근하는 물리치료사가 실시하고 그 결과를 진료기록부에 기록한 경우에 산정한다.

2. 표층열치료, 한냉치료, 경피적 전기신경자극치료, 간섭파 전류치료는 1일 2회 이상 실시한 경우에도 외래는 1일 1회, 입원은 1일 2회만 산정한다.

청구착오 유형	심사내역	관련 근거
상근하는 물리치료사 없이 시간제 격일제 근무자(0.5인)만 근무하면서 물리치료 청구 착오한 경우	상근물리치료사 없이 시간제 격일제 근무자에 의한 물리치료가 이루어진 경우 물리치료료 심사조정	**심사지침** 해당 항목의 물리치료를 실시할 수 있는 일정한 면적의 해당 치료실과 실제 사용할 수 있는 장비를 보유하고 있는 요양기관(보건기관 포함)에서 재활 및 물리치료를 실시한 경우에 상근하는 물리치료사 1인당 물리치료 실시인원(물리치료 실시 총 청구건수를 의미함)은 월 평균(또는 주 평균)1일 30명까지 인정하며, 이 경우 의료급여 환자를 포함함 다만 시간제 격일제 근무자는 주 3일 이상이면서 주 120시간 이상인 경우 0.5인으로 보아 월 평균(또는 주 평균) 1일 15명까지 인정함. 월 평균(주 평균) 물리치료실시 인원 = 1개월간(1주일간) 총 물리치료 청구건수(물리치료 실시 연인원)/1개월간(1주일간) 물리치료사 근무일수 고시 제2008-31호, 2008.05.01 시행

1 표층열치료 Superficial heat therapy

분류번호	코드	분류	점수	의원	병원
사-101	MM010	표층열치료 Superficial Heat Therapy 주 1. 온습포, 적외선 치료 등을 포함한다.	9.79	800	720
	MM015	2. 같은날 「사-102」와 동시에 실시한 경우에는 소정 점수의 50%를 산정한다.			

청구착오 유형	심사내역	관련 근거
표층열치료와 심층열치료를 동시 실시한 경우 물리치료료 청구착오	표층열치료(사-101)와 심층열치료(사-102)를 동시에 시행한 경우는 심층열치료료는 100%, 표층열치료료는 50%로 산정하여야 하나, 각각 100%를 산정 청구하여 표층열치료료 50% 심사조정	상대가치점수 제7장 제1절 기본 물리치료료-사-101 표층열치료 ㈜ 2. 같은 날 심층열치료(사-102)와 동시에 실시한 경우에는 소정점수의 50%를 산정한다.
적외선 치료를 산정할 수 없는 상병에 청구	적외선 치료는 급성 바깥귀길염(외이도염) 급성중이염 바깥귀의 종기(이절) 코의 종기(비절) 코와 귀주위및 기타 안면부의 연조직염(봉와직염)과 같은 급성기 염증 질환에 선별적으로 실시한 경우에 산정할 수 있으나, - 알레르기성 비염 만성 후두염상병에 적외선 치료료(사-30)를 청구하여 심사조정	요양급여의 적용기준 및 방법에 관한 세부사항-이비인후과 분야에서 실시하는 적외선 치료(사-30)는 동 치료료 보다 효과를 얻을 수 있는 급성 바깥귀길염(외이도염) 급성중이염 바깥귀의 종기(이절) 코의 종기(비절) 코와 귀 주위 및 기타 안면부의 연조직염(봉와직염)과 같은 급성기 염증 질환에 선별적으로 실시한 경우에 인정함.
적외선치료 인정범위외 안과상병에 청구	적외선 치료 인정범위 이외 상병인 아토피성결막염 상병에 청구되어 적외선 치료 심사조정	심사지침 아토피성 결막염의 소양감을 해소시키기 위하여 냉찜질을 한다는 교과서 수록 내용을 감안할 때 아토피성 결막염에 시행한 사-30 적외선 치료는 타당한 치료방법이라 볼 수 없으므로 적외선치료는 인정하지아니함.
표층열치료와 적외선 치료를 동시 실시한 경우 적외선 치료료 청구착오	표층열치료와 적외선치료를 동시에 실시한 경우 표층열치료만 산정하여야 하나, 추간판 장애 상병에 표층열치료료와 적외선 치료료를 각각 청구하여 적외선 치료료 심사조정	상대 가치점수 제 7장 이학요법료 〈제1절 기본 물리치료료〉 - 사-101 표층열치료 ㈜ 1. 온습포 적외선치료 등을 포함한다. 〈제4절 기타 이학요법료〉 - 사-30 적외선치료

② 한냉치료 Cold therapy

분류번호	코드	분류	점수	의원	병원
사-101-1		한냉치료 Cold Therapy ㈜ 1. 한냉치료와 온열치료를 동시에 실시한 경우에는 한 가지만 산정한다. 2. 장비에 불문하고 소정점수를 산정한다.	9.79	800	720
	MM011	가. 콜드팩 Cold Pack.	10.16	830	750
	MM012	나. 냉동치료 Cryotherapy	14.77	1,200	1,090

③ 심층열치료(1일당) Deep heat therapy

분류번호	코드	분류	점수	의원	병원
사-102	MM020	심층열치료 [1일당] Deep Heat Therapy ㈜ 초음파 치료, 극초단파 치료, 초단파 치료 등을 포함한다.	13.57	1,100	1,000

고시

- 간접법에 의한 초음파 치료는 수중에서 sound head를 치료 부위와 일정 간격을 두고 움직이면서 실시하는 방법으로, 그에 따른 충분한 치료 효과가 인정되므로 수족지 관절에 실시한 간접 초음파치료는 사-102 심층열치료로 인정함.

고시 제2000-73호, 2001.01.01. 시행

- 초음파 치료는 심장부위, 안면 부위에는 금기이며, 성장기 아동의 관절 부위에 실시시 골단(epiphysis)의 성장에 지장을 초래하므로 인정하지 아니함. 다만 16세 이상의 측두하악관절에는 치료 효과 등 임상적 유용성을 감안하여 인정함.

고시 제2007-139호, 2008.01.0.1 시행

청구착오 유형	심사내역	관련 근거
1일당으로 규정된 물리치료로 청구 착오	심층열치료, 단순운동치료 등 일부 물리치료 항목은 1일당으로 되어 있어 1일 1회만을 산정하여야 하나, 1일 2회 산정 청구하여 1회 물리치료료 심사 조정	상대 가치점수 제7장 제1절 기본 물리치료료-사-102 심층열치료(1일당) -사-106 단순 운동치료(1일당)
표층열치료와 심층열치료를 동시 실시한 경우 물리치료료 청구 착오	표층열치료(사-101)와 심층열치료(사-102)를 동시에 시행한 경우는 심층열치료료는 100%, 표층열치료료는 50%로 산정하여야 하나, 각각 100%를 산정 청구하여 표층열치료료 50% 심사 조정	상대 가치점수 제7장 제1절 기본 물리치료료-사-101 표층열치료 ㈜ 2. 같은 날 심층열치료(사-102)와 동시에 실시한 경우에는 소정점수의 50%를 산정한다.

④ 자외선치료(1일당) UV ray irradiation

분류번호	코드	분류	점수	의원	병원
사-103	MM030	자외선 치료[1일당] UV Ray Irradiation	5.68	460	420

⑤ 경피적 전기신경자극치료
Transcutaneous electrical nerve stimulation

분류번호	코드	분류	점수	의원	병원
사-104	MM070	경피적 전기신경자극치료 Transcutaneous Electrical Nerve Stimulation	41.36	3,370	3,040
	MM080	주 간섭파 전류치료(Interferential Current Therapy)를 실시한 경우에도 소정점수를 산정한다.			

고시

- 경피적 전기침 자극 요법인 전자침(sliver spike point, SSP)은 전기자극을 이용한 통증관리요법이므로 사-104 경피적 전기신경 자극치료로 산정하되, 경피적 전기신경 자극치료와 동시 시행시는 한가지 치료만 인정함.

고시 제2000-73호, 2001.01.01. 시행

- 경피적 전기신경자극치료 및 간섭파 전류치료, 재활저출력 레이저 치료는 근골격계 통증 및 신경통증의 완화를 위해 시행하는 요법으로서 관절염에는 2주, 염좌 좌상 등에는 1주, 추간판 탈출증에는 3주 이내로 실시함을 원칙으로 하되, 상태 호전이 있는 등 연장 실시가 반드시 필요한 경우에는 주 2-3회로 산정함.

고시 제2009-55호, 2009.04.01. 시행

- EDIT 장비를 이용하여 실시하는 물리치료는 그 특성상 치료 주파수 선택버튼 및 주파수 설정계기 조작을 통해 경피적 전기신경 자극치료뿐 아니라, 간섭파 전류치료도 가능한 특성이 있고, 간섭파 전류치료를 위한 타 장비의 경우에도 경피적 전기신경 자극치료와 병행 치료가 가능하므로 동 장비의 치료 원리를 고려하여 실제 치료 양상에 따라 사-104 경피적 전기신경자극치료(TENS) 또는 간섭파 전류치료(ICT)로 산정하되, 동시에 시행하는 경우는 1종만 산정함.

고시 제2004-36호, 2004.07.01. 시행

- 저주파 치료: 사-104 경피적 전기신경자극치료의 소정 점수 산정함.

고시 제2000-73호, 2011.01.01. 시행

청구착오 유형	심사내역	관련 근거
경피적 전기신경자극치료료 산정 일수 적용 착오	염좌 좌상 등 상병에 대한 경피적 전기신경자극치료(사-104)는 1주 이내 실시함이 원칙(의사의 소견서가 있는 경우는 예외)으로 되어 있으나, - 의사의 소견서 없이 10일간의 경피적 전기치료료를 청구하여 3일간의 경피적 전기신경자극치료료 심사조정	요양급여의 적용기준 및 방법에 관한 세부사항 경피적 전기신경자극치료는 관절염, 염좌, 좌상에 통증 완화를 위해 사용할 수 있으며, 보통 만성 Spasm에 시행하는 요법으로서 관절염에는 2주, 염좌, 좌상 등에는 1주, 추간판 탈출증에는 3주 이내로 실시함을 원칙으로 하되, 상태 호전이 있는 등 연장실시가 반드시 필요한 경우에는 의사소견서를 첨부하여야 함.
재활 저출력 레이저치료와 간섭파 전류치료를 동시 실시한 경우의 물리치료료 청구착오	재활 저출력레이저 치료(사-115)와 간섭파 전류치료(사-104)를 동시에 실시한 경우에는 주된 물리치료료 1종만을 산정하여야 하나, 재활 저출력레이저 치료료와 간섭파 전류치료료를 각각 청구하여 간섭파 전류치료료 심사조정	요양급여의 적용기준 및 방법에 관한 세부사항 물리치료는 상병명과 증상에 따라 적절한 항목을 선택하여 실시하여야 하므로 작용기전이 서로 다르다하더라도 재활 저출력레이저 치료(사-115)와 경피적 전기신경 자극치료(사-104) 또는 간섭파 전류치료(사-104)를 동시에 실시하는 경우에는 주된 물리치료 1종만 인정한다.

청구의 Tip

- 상병명: 하지의 염좌
- 청구: 경피적 전기신경자극치료(TENS) 10일
- 심사: 고시에 의거 염좌, 좌상 등 상병에 대한 경피적 전기신경자극치료(사-104)는 1주 이내 실시함이 원칙이므로 7일간 인정됨. 다만, 반드시 실시가 필요하다는 의사 소견서 등이 있는 경우에는 사례별로 인정이 가능함.

6 맛사지 치료(1일당) Massage therapy

분류번호	코드	분류	점수	의원	병원
사-105	MM090	마사지 치료[1일당] Massage Therapy 주 근마비로 인한 연부조직 위축, 감염 및 외상으로 인한 연부조직 유착을 개선하기 위하여 수기로 20분 이상 실시한 경우에 산정한다.	52.73	4,290	3,880

고시

맛사지 치료의 세부 인정 범위는 다음과 같이 함.

다 음

가. 인정대상

- 근마비로 인한 연부조직위축 상병인 위축,구축 상병, 마비 상병, 림프 부종

및 부종, 연축, 사경

- 얼굴부위의 신경장애, 사지 신경손상 중 신경총(얼기) 손상 또는 단신경에서 운동신경의 장애로 근마비에 의한 연부조직의 위축이 나타난 경우

나. 그외 상지, 하지관련 상병, 척추관련 상병, 순수한 감각신경 superfical radial nerve, medial antebrachial cutaneous nerve, lateral antebrachial cutaneous nerve 등, 하지: sural nerve, saphenous nerve, lateral femoral cutaneous nerve 등) 장애 등에는 인정하지 아니함.

2011.03.01 진료분부터 적용

신설 사유

사–105 맛사지치료의 "주"항에 의한 적용대상 관련 세부 상병명 및 제외대상을 정하는 인정기준을 마련함.

공개심의 사례

맛사지 치료료를 산정할 수 없는 상병에 청구한 경우 인정여부

심사내역

맛사지 치료료(사–105)는 근마비로 인한 연부 조직위축 등에 수기로 20분 이상 실시한 경우에 산정하여야 하나, 맛사지 치료료를 산정할 수 없는 허리 염좌 및 긴장 관절염 등 상병에 맛사지치료료를 청구하여 심사조정함.

관련 근거

상대가치점수 제 7장 제1절 기본 물리치료료 사–105 맛사지 치료(1일당)

주 근마비로 인한 연부조직 위축 감염 및 외상으로 인한 연부조직 유착을 개선하기 위하여 수기로 20분 이상 실시한 경우에 산정한다.

⑦ 단순 운동치료(1일당) Simple therapeutic exercise

분류번호	코드	분류	점수	의원	병원
사-106	MM101	단순 운동치료[1일당] Simple Therapeutic Exercise 주 1. 근육기능 장애와 관절기능 장애에 대해 각종 운동, 자세 교정운동 등을 포함하여 10분 이상 실시한 경우에 산정한다. 2. 제2절에 분류된 운동치료 또는 제3절에 분류된 재활기능치료와 동시에 실시하는 경우에는 주된 항목의 소정점수만 산정한다.	57.03	4,640	4,190

고시

- **요부질환에 단순운동치료 인정기준**

요추 추간판탈출증, 요부염좌 등의 요부질환으로 통원(외래) 진료시에 실시하는 단순 운동치료는 사106 단순운동치료 '주'에 의거 10분 이상 실시한 경우에 한하여 산정하되, 동 요법은 통상 교육 및 훈련을 통하여 환자 스스로 시행하는 점을 고려하여 요부질환에는 초진에 한하여 1-2회 인정함.
다만, 요배부 근육 경련을 동반한 경우는 환자 스스로 운동치료를 하기 어려운 점을 감안하여 2주 이내로 인정함. 고시 제2002-72호, 2002.11.01. 시행

Hunt-Ramsay Syndrome시 안면신경마비가 동반될 경우 실시한 운동치료는 사-106 단순 운동 치료의 소정금액을 산정함. 고시 제2000-73호, 2001.01.01. 시행

- **Biofeedback Treatment의 진료수가 산정방법**

근육강화, 경직완화, 동통완화를 목적으로 실시하는 Biofeedback Treatment는 다음의 적응증에 사106 단순운동치료 또는 사116 운동치료의 소정금액을 산정함.
가. 중추 및 말초신경 혹은 근육 손상후에 Neuromuscular Re-education시
나. 긴장성 근육통, 요통, 경부통 등의 만성통증 환자
다. 자발성 운동장애(강직성 사경, Hemifacial spasm, 파킨슨씨 증후군 등)

고시 제2000-73호, 2001.01.01. 시행

- **협응력 운동(Coordination Exercise), 유연성 운동(Strength Exercise), 롤러베드, Theraband, 고무밴드 근력운동, ROM Exercise**

사-106 단순 운동치료의 소정점수를 산정함. 고시 제2000-73호, 2001.01.01. 시행

- **근막 이완치료 Myofascial Release**

사-106 단순 운동치료의 소정점수에 포함됨. 고시 제2002-98호, 2003.01.01. 시행

청구착오 유형	심사내역	관련 근거
단순 운동치료료 횟수 적용착오	요부 질환으로 외래진료시 실시하는 단순 운동치료료(사-106)는 초진에 한해 최대 2회 인정되나, 2회를 초과하여 청구한 단순 운동치료료 심사조정 〈예시〉 요부염좌 상병으로 내원한 수진자에 대하여 단순 운동 치료료를 5월에 2회, 6월에 3회 각각 산정 청구하여 3회의 단순 운동치료료 심사조정	요양 급여의 적용기준 및 방법에 관한 세부사항 요추간판탈출증 요부염좌등의 요부질환으로 통원(외래) 진료시에 실시하는 단순 운동치료는 10분 이상 실시한 경우에 한하여 산정하되 동요법은 통상교육 및 훈련을 통하여 환자 스스로 시행하는 점을 고려하여 요부질환에는 초진에 한하여 1-2회 인정함. 다만 요배부 근육 경련을 동반하는 경우는 환자 스스로 운동치료를 하기 어려운 점을 감안하여 2주 이내로 인정함.
매트 및 이동치료와 단순 운동치료를 동시에 실시하는 경우의 물리치료료 청구 착오	매트 및 이동치료(사-103-가)와 단순 운동치료(사-106)를 동시에 실시한 경우에는 주된 항목만을 산정하여야 하나 매트 및 이동치료료와 단순 운동치료료를 각각 청구하여 단순 운동치료료 심사조정	상대 가치점수 제 7장 이학요법료 〈제1절 기본 물리치료료〉 사-106 단순 운동치료 ㈜ 2. 단순 운동치료(사-106)는 제2절에 분류된 운동치료(사-116) 또는 제3절에 분류된 재활기능치료(사130)와 동시에 실시하는 경우에는 주된 항목의 소정점수만 산정한다. 〈제2절 단순 재활치료료〉 사-116 운동치료(1일당) ㈜ 가, 나 및 제1절에 분류된 단순 운동치료 제3절에 분류된 재활기능 치료와 동시에 실시하는 경우에는 주된 항목의 소정 점수만 산정한다. 가. 복합운동치료 나. 등속성 운동치료 요양급여의 적용기준 및 방법에 관한 세부사항 CPM(Continuos passive motion) 운동요법은 복합운동치료(사-116-가)로 인정
복합 운동치료와 단순 운동치료를 동시에 실시한 경우 단순 운동치료료 청구착오	단순운동치료(사-106)와 복합 운동치료(사-116-가)를 동시에 실시한 경우 복합운동치료만 산정하여야 하나, 뇌경색 후유증 상병에 복합 운동치료료와 단순 운동치료료를 각각 청구하여 단순 운동치료료 심사조정	
CPM (Continuospassive motion) 운동요법 수기료 청구착오	CPM 운동요법을 실시한 경우 복합운동치료(사-116-가)로 산정하여야하나, 양쪽성 원발성 무릎관절증 상병으로 수술 후 CPM 운동요법을 실시하고 등속성 운동치료료(사-116-나)로 청구하여 등속성 운동치료료와 복합 운동치료료의 차액 심사조정	

제2절 단순재활치료료

주 1. 해당 항목의 물리치료를 실시할 수 있는 일정한 면적의 해당 치료실과 실제 사용할 수 있는 장비를 보유하고 있는 요양기관에서 재활의학과, 정형외과, 신경외과, 신경과, 외과, 흉부외과 또는 마취통증의학과 전문의가 상근하여야 하며, 해당 전문의 또는 전공의의 처방에 따라 상근하는 물리치료사가 실시하고 그 결과를 진료기록부에 기록한 경우에 산정한다.

2. 간헐적 견인치료, 전기 자극치료는 1일 2회 이상 실시한 경우에도 외래는 1일 1회, 입원은 1일 2회만 산정한다.

청구착오 유형	심사내역	관련 근거
일반의가 산정할 수 없는 단순 재활치료료 청구착오	재활의학과, 정형외과 등 해당 전문의가 상근하지 않는 요양 기관에서 산정할 수 없는 파라핀욕(사-110), 전기자극치료(사-113) 등 단순재활 치료료를 청구하여 심사조정	상대 가치점수 제7장 제2절 단순 재활치료료 주 1. 재활의학과, 정형외과, 신경외과, 신경과 또는 외과전문의가 상근하여야 하며 상근하는 물리치료사가 실시하고 그 결과를 진료기록부에 기록한 경우에 산정한다. 사-110 파라핀욕 사-113 전기자극치료

1 파라핀욕(1일당) Paraffin bath

분류번호	코드	분류	점수	의원	병원
사-110	MM042	파라핀욕[1일당] Paraffin Bath 주 한센병전문요양기관에서 의사의 처방에 따라 물리치료사가 실시하고 그 결과를 진료기록부에 기록한 경우에도 산정한다.	29.92	2,440	2,200

청구착오 유형	심사내역	관련 근거
표층열치료와 파라핀욕을 동시 실시한 경우 표층열치료료 청구착오	동일 효과의 표층열치료와 파라핀욕을 동시에 실시한 경우 주된 치료 1가지만 산정하여야 하나, - 관절염(손) 상병에 표층열치료(사-101)와 파라핀욕(사-110)을 각각 청구하여 표층열치료료 심사조정	**심사지침** 2종 이상의 물리치료를 할 시에는 상병명과 증상에 따라 적절한 항목의 치료를 하여야 하나, 2종 이상의 치료 항목 중 동일 치료 효과가 있는 치료법을 중복하여 시술하는 것은 바람직하지 않으므로 1종만 인정

청구착오 유형	심사내역	관련 근거
파라핀욕 인정범위 외 상병에 청구	파라핀욕(사-110)의 인정범위 외 상병 외측 상과염에 청구되어 파라핀욕 심사조정	**심사지침** 사-110 파라핀욕: 적응증(상병)을 제한하기는 어려우나 손, 발 부위에 실시한 경우에만 인정함. (개방성 상처, 감각이상이 있는 경우는 적응증이 안됨)

② 수치료(1일당) Hydrotherapy

분류번호	코드	분류	점수	의원	병원
사-111		수치료[1일당] Hydrotherapy			
	MM041	가. 증기욕치료 Steam Bathing	45.53	3,710	3,350
	MM043	나. 정규욕조치료 Regular Tub 주 : 20분 이상 전신욕을 실시한 경우에 산정한다.	79.19	6,450	5,820
	MM049	다. 대조욕치료 Contrast Bath 라. 회전욕치료 Whirl Pool Bath	79.30	6,460	5,830
	MM044	(1) 수, 족, 지 Extremities	72.84	5,930	5,350
	MM045	(2) 전신 Whole Body	87.17	7,100	6,410
	MM046	마. 하버드 탱크치료 Hubbard Tank	117.46	9,560	8,630

③ 유속치료(1일당) Fluidotherapy

분류번호	코드	분류	점수	의원	병원
사-111-1	MM170	유속치료 [1일당] Fluidotherapy	41.73	3,400	3,070

④ 간헐적 견인치료 Intermittent traction therapy

분류번호	코드	분류	점수	의원	병원
사-112		간헐적 견인치료 Intermittent Traction Therapy			
	MM051	가. 경추견인 Cervical	75.14	6,120	5,520
	MM052	나. 골반견인 Pelvic	75.08	6,110	5,520

고시

- **사112 간헐적 견인치료의 인정기간에 대하여**

추간판 탈출증이나 퇴행성 척추질환 등에 통증 감소 등의 치료 효과를 위하여 실시하는 간헐적 골반견인치료는 통상 4주 이내로 실시함을 원칙으로 하되, 연장실시가 필요한 경우에는 환자 상태에 따라 추가 인정함. 고시 제2009-135호, 2007.08.01. 시행

- **비수술적 척추감압치료** Nonsurgical spinal decompression

신청시 행위명: 비수술적 요추간판 감압술, 비침습적 추간판 감압치료술, 비수술적 디스크 감압치료, 척추의 운동적 견인고정술 사-112 간헐적 견인치료 해당 항목의 소정점수를 산정함. 고시 제2007-14호, 2007.04.01 시행

⑤ 전기자극치료 Electrical stimulation therapy

분류번호	코드	분류	점수	의원	병원
사-113	MM060	전기자극치료 Electrical Stimulation Therapy ㈜ 마비근 자극치료 목적으로 실시한 경우 산정한다.	63.98	5,210	4,700

고시

말초신경변성에 의하여 근육마비가 발생되는 경우 마비정도를 회복시키기 위하여는 전기자극치료가 필요하므로, 이 경우 사-113 전기자극치료로 산정함.

고시 제2000-73호, 2001.01.01. 시행

공개심의 사례

심의사례 사-113 전기자극치료 인정여부

심의내용

- 전기자극치료는 보건복지부 고시 제2000-73호에 말초신경변성에 의하여 근육마비가 발생되는 경우 마비 정도를 회복시키기 위하여는 전기자극치료가 필요하므로 이 경우 사-113 전기자극치료로 산정하도록 되어 있음. 따라서, 근전도(EMG) 및 신경전도검사(NCV) 등에서 말초신경변성에 의한 근육마비가 확인된 경우에만 인정토록 하며, 진료내역 등을 참조하여 아래와 같이 결정함.

아 래

- A 사례

  R/O Common peroneal nerve palsy 상병 하우측 하지의 마비증상으로 EST 시행한 건이며, right peroneal neuropathy에 대한 근전도(EMG) 및 신경전도 검사(NCV)등 객관적인 검사결과 없이 시행한 경우로 인정하지 아니함.

- B 사례

  척추 협착-요추부 상병 하 추간판제거술 시행 후에도 신경회복이 덜 되어 하지 저림, 마비 증상 보여 EST 시행한 건이며, 근육마비 등의 신경 손상 증상이 모호하여 객관적인 검사결과 없이 시행한 경우로 인정하지 아니함.

2015.03.31. 진료심사평가위원회

⑥ 재활 저출력레이저 치료(1일당) Laser therapy

분류번호	코드	분류	점수	의원	병원
사-115	MM085	재활 저출력 레이저치료 [1일당] Laser Therapy	64.39	5,240	4,730

고시

- **재활 저출력 레이저치료와 경피적 전기신경 자극치료(또는 간섭파전류치료) 병용실시 인정기준**

사-115 재활 저출력레이저 치료와 사-104 경피적 전기신경 자극치료(또는 사-104 주 간섭파 전류치료)는 동일 목적의 치료이나, 작용기전이 다르고 단독치료 보다 복합치료 시 치료 효과가 증가하는 등의 장점이 있으므로 병용실시를 인정하되, 주된 물리치료는 요양급여하고 그 외 1종은 전액을 환자가 부담토록 함. 경피적 전기신경 자극치료 및 간섭파 전류치료, 재활 저출력레이저 치료는 근골격계 통증 및 신경통증의 완화를 위해 시행하는 요법으로서 관절염에는 2주, 염좌 · 좌상 등에는 1주, 추간판 탈출증에는 3주 이내로 실시함을 원칙으로 하되, 상태 호전이 있는 등 연장 실시가 반드시 필요한 경우에는 주 2~3회로 산정함.

고시 제2009-55호, 2009.04.01. 시행

- **레이저 물리치료** Laser Point

사-115 재활 저출력레이저 치료의 소정점수를 산정함.

고시 제2000-73호, 2001.01.01. 시행

- **Superlizer의 수가산정 방법**

통증유발점 직선편광 근적외선 조사, 성상신경절차단 통증유발점 조사 Stellate ganglion block, Trigger point irradiation 사-115 재활 저출력 레이저치료의 소정 점수를 산정함.

다만, 제7장 제2절 단순재활치료로 주. 1항에 의거, 재활의학과, 정형외과, 신경외과, 신경과, 외과, 흉부외과 또는 마취통증의학과 전문의가 상근하고 해당 전문의 또는 전공의의 처방에 따라 상근하는 물리치료사가 실시한 경우에 산정가능함.

고시 제2011-172호, 2012.01.01. 시행

청구착오 유형	심사내역	관련 근거
대상포진의 동통 완화 목적으로 실시한 재활 저출력 레이저치료 청구 착오	피부과에서 대상포진 상병에 동통 완화 목적으로 레이저 치료를 실시한 경우 자-13의 주에 의거 코드 N0134로 산정해야 하나, 재활치료의 사-115 재활 저출력 레이저치료 MM085 코드 산정하여 심사조정	상대 가치점수 제 9장 제1절(처치 및 수술료) 자-13 피부레이저 광선치료 ㈜ 대상포진 등 피부질환의 동통완화 목적으로 실시한 경우에는 사-115의 소정점수를 산정한다.
재활 저출력레이저 치료와 간섭파 전류치료를 동시 실시한 경우의 물리치료료 청구착오	재활 저출력 레이저치료(사-115)와 간섭파 전류치료(사-104)를 동시에 실시한 경우에는 주된 물리치료료 1종만을 산정하여야 하나, 재활 출력 레이저 치료료와 간섭파 전류치료료를 각각 청구하여 간섭파 전류치료료 심사조정	요양급여의 적용기준 및 방법에 관한 세부사항 물리치료는 상병명과 증상에 따라 적절한 항목을 선택하여 실시하여야 하므로 작용기전이 서로 다르다 하더라도 재활 저출력 레이저치료(사-115)와 경피적 전기신경자극치료(사-104) 또는 간섭파 전류치료(사-104)를 동시에 실시하는 경우에는 주된 물리치료 1종만 인정한다.

7 운동치료(1일당) Therapeutic exercise

분류번호	코드	분류	점수	의원	병원
사-116		운동치료 [1일당] Therapeutic Exercise 주 「가」, 「나」 및 제1절에 분류된 단순 운동치료, 제3절에 분류된 재활 기능치료와 동시에 실시하는 경우에는 주된 항목의 소정점수만 산정한다.			
	MM102	가. 복합 운동치료 Complex 주 전산화된 등속성 운동기구를 제외한 기계(기구)를 사용한 근력 강화운동과 기능훈련 등 30분 이상 실시한 경우에 산정한다.	93.16	7,580	6,850
	MM103	나. 등속성 운동치료 Isokinetic 주 전산화된 평가 및 치료가 가능한 등속성 운동기구를 사용하여 근력운동을 30분 이상 실시한 경우에 산정한다.	100.99	8,220	7,420

고시

- 사경(torticollis)에 실시한 운동요법은 사-116-가 복합 운동치료로 산정함.

고시 제2007-46호, 2007.06.01 시행

- Medx Dynamic lumbar Extension, Medx Dynamic, Torso Rotation, Isotonic Equipment, Aerobic Equipment, 지속성 관절운동, 지속적인 수동관절운동, CPM(Continuous passive Motion), Exercise(기계, 기구 이용), 연속수동 운동요법, 소아용 자전거. 전산화된 등속성 운동기구를 제외한 등속성 운동기계(기구)를 사용하여 근력 강화운동과 기능 훈련 등을 30분 이상 실시한 경우에는 실시횟수를 불문하고 사-116-가. 복합 운동치료(1일당)의 소정점수를 산정함.

고시 제2000-73호, 2001.01.01 시행

- 포괄적 근력강화 프로그램(Comprehensive strengthening protocol cybex 장비 이용) 싸이백스 운동치료 전산화된 평가 및 치료가 가능한 등속성 운동기구를 사용하여 근력운동을 30분 이상 실시한 경우에는 실시 횟수를 불문하고 사-116-가. 복합 운동치료(1일당)의 소정 점수를 산정함.

고시 제2000-73호, 2001.01.01. 시행

8 운동점차단술(근육당) Motor point block

분류번호	코드	분류	점수	의원	병원
사-117	MM161	운동점차단술[근육당] Motor Point Block 주 동 시술시 사용된 약제, 신경파괴제 등은 소정점수에 포함되어 있으므로 별도 산정하지 아니한다.	333.75	27,170	24,530

고시

- **근육내 신경용해술의 수가산정방법**

사-117 운동점 차단술, MM161

근육강직의 완화 목적으로 실시한 근육내 신경용해술은 운동점 차단술과 유사한 행위이므로 그 진료 수가는 사-117 운동점 차단술로 산정하고, 1지(肢-extremity)는 소정금액의 100%, 제2지(肢-extremity)부터는 소정금액의 50%를 산정함.

고시 제200-73호, 2001.01.01. 시행

이상 근육의 위치 확인 후, 치료 약물을 주입할 때 사용하는 Teflon coating needle은 운동점 차단술시 필수적으로 사용되는 치료 재료인 점을 감안하여 요양급여하되, 여러 근육에 수회 실시하더라도 치료 재료는 1일 1개 인정함. 다만, 상지 및 하지 근육을 동시에 시술하는 경우, 1개를 추가 인정함. 고시 제2009-180호, 2009.10.01. 시행

- **7% 페놀을 이용한 신경차단술(운동점내에 페놀 주입)**

사117 운동점 차단술의 소정 점수를 산정함. MM161 고시 제2000-73호

- **보툴리늄 독소 주사요법 Botulinum Toxin Injection Therapy(재활의학과/안과, 신경과)**

약제 급여 범위내 시술시는 사-117 운동점 차단술[근육당]의 소정점수를 산정하여 급여하되 동시에 2개 근육 이상 실시시 제2의 근육부터는 소정점수의 50%를 산정함. 이경우 보툴리늄톡신 주사에 이외에 사용된 약제는 소정점수에 포함되나, 유도비용인 근전도검사(나-611)는 별도 산정함.

요양급여의 적용기준 및 방법에 관한 세부사항[약제]에서 환자전액 본인부담로 정한 범위의 시술을 한 경우 행위료는 비급여토록함. 고시 제2014-126호

9 압박치료(1일당) Pneumatic compression

분류번호	코드	분류	점수	의원	병원
사-119	MM190	압박치료[1일당] Pneumatic Compression	65.42	5,330	4,810

고시

- **운동요법과 동일에 실시한 압박치료의 진료수가 산정 방법**

Flowtron series, Medomer, Vasotrain, Extremity Pump 등을 이용한 물리치료는 공기실(Air chamber)의 반복되는 팽창과 수축으로 혈액순환의 증진 또는 조직 사이의 압력을 증가시킴으로써 환자의 팔다리의 부종을 감소시키는 장점이 있으므로 사-199 압박치료(Pneumatic compression)의 소정금액으로 산정하며, 동 치료는 운동치료와 목적이 서로 다른 별개의 의료 행위이므로 운동치료와 같은날 실시한 경우 각각 인정함. 고시 제2000-73호, 2001.01.01 시행

- **간헐적 압박치료, 간헐적 공기압 펌프, 파동형 공기압부종치료, 바소트레인, 공기압마사지, 임파부종 물리치료, Sequential Compression**

사-119 압박치료(1일당)의 소정점수를 산정함. 고시 제2000-73호, 2001.01.01 시행

- **압박치료의 세부 인정범위**

사-119 압박치료는 기구 내에 삽입된 상지 및 하지를 순차적으로 압박하여 조직 사이의 압력을 증가시켜 조직 사이에 고여 있는 림프액의 순환을 증진시킴으로써 환자의 팔과 다리의 림프부종을 감소시킬 수 있는 치료방법으로 동 치료의 인정범위는 다음과 같이 함.

다 음

가. 인정대상
- 수술 후 혹은 방사선 치료 후 등에 생긴 림프부종
- 정맥염, 심부정맥혈전증, 말초혈관질환 등 혈관성질환에 생긴 국한 부종

나. 그 외 전신부종, 상세불명의 부종, 척추상병, 상 · 하지 상병, 마비 상병 등에는 인정하지 아니함.

신설 사유

압박치료의 의학적 필요성 등을 고려하여 세부 인정 대상 및 제외 대상을 정하는 기준을 마련함. 시행일: 2011년 3월 1일 진료분부터 적용

공개심의 사례

심의사례 압박치료(MM190)의 인정범위

심의배경

부종 상병 등에 대하여 압박치료 인정 범위를 정하고자 부의함.

심의내용

압박치료는 공기실(Air chamber)의 반복되는 팽창과 수축으로 기구내 공기압을 원위부에서 근위부의 방향으로 밀어내는 식으로 주기적으로 변화시켜 기구 내에 삽입된 상지 및 하지를 순차적으로 압박하여 조직 사이의 압력을 증가시켜 조직 사이에 고여 있는 림프액의 순환을 증진시킴으로써 환자의 팔과 다리의 림프부종을 감소시킬 수 있는 치료 방법으로, 수술 후 혹은 방사선 치료 후 등에 생긴 림프부종의 경우 인정되나, 정맥염, DVT, 말초혈관 질환 등 혈관성 질환에 생긴 국한부종에도 유용한 치료 방법이므로 혈관성 국한부종에는 인정토록하며, 그 외 전신부종, 상세불명의 부종, 척추상병, 상 · 하지 상병, 마비 상병 등에는 인정하지 아니함.

2009.12.28. 진료심사평가위원회

⑩ 복합 림프물리치료(1일당) Complex decongestive physical therapy

분류번호	코드	분류	점수	의원	병원
사-120	MM200	복합 림프물리치료[1일당] Complex Decongestive Physical Therapy ㈜ 제1절에 분류된 맛사지 치료, 단순 운동치료 또는 2절에 분류된 운동치료와 동시에 실시하는 경우에는 주된 항목의 소정점수만 산정한다.	118.63	9,660	8,720

고시

복합 림프물리치료는 일차성 또는 이차성 림프부종에 시행한 경우에 치료기간 중 최대 4주 이내로 인정함. 고시 제2010-100호, 2010.12.01. 시행

1. 복합 림프물리치료는 일차성 또는 이차성 림프부종에 시행한 경우에 치료기간 중 최대 4주 이내로 인정함.
2. 다만 4주 시행 후 재평가한 결과가 다음 중 하나에 해당하는 경우 주 2-3회 추가 시행할 수 있음.

아 래

가. 양측 둘레 차이가 2 cm 이상인 경우

나. 양측 부피 차이가 10% 또는 200 mL 이상인 경우

다. 림프 신티그라피, 초음파, CT, MRI 등 검사에서 림프계 기능부전에 의한 부종이 확인된 경우 고시 제2015-99호, 2015.06.12. 시행

⑪ 이온삼투요법(1일당) Iontophoresis

분류번호	코드	분류	점수	의원	병원
서-121	MX121	이온삼투요법[1일당] Iontophoresis ㈜ 사용한 스테로이드 약제는 "약제 급여목록 및 급여상한 금액표"에 따라 실사 용량으로 산정하며, 사용된 재료대 등은 소정점수에 포함되므로 별도 산정하지 아니한다.	63.10	5,140	4,640

고시

1. 서-121 이온삼투요법은 다음과 같은 경우에 요양급여를 인정하며, 동 인정기준 이외 시행하는경우에는 전액 본인 부담하도록 함.

다 음

가. 적응증: 상완골의 내 · 외측상과염(medial & lateral epicondylitis of humerus), 족저근막염(plantar fasciitis)

나. 실시기간: 주 1-2회 간격으로 4주 정도 실시함을 원칙으로 하되, 연장 실시가 필요한 경우에는 의사소견서를 첨부하여 최대 4주까지 추가 실시할 수 있음.

2. 위 1.에 해당하는 이온삼투요법을 다른 물리치료와 병행 실시하는 경우: 외래진료시에는 동일 목적으로 실시된 중복 진료로 보아 주된 치료만 요양급여로 적용하고, 그 외 물리치료는 환자가 전액 본인부담 하도록 함.

고시 제2011-37호, 2011.04.01 시행

Chapter 3

제3절 전문 재활치료료

주 1. 해당 항목의 물리치료를 실시할 수 있는 일정한 면적의 해당 치료실과 실제 사용할 수 있는 장비를 보유하고 있는 요양기관에서 재활의학과 전문의가 상근하고, 해당 전문의 또는 전공의의 처방에 따라 상근하는 물리치료사(작업치료, 일상 생활동작 훈련치료, 재활사회사업, 연하장애재활치료, 연하재활 기능적 전기자극치료 제외) 또는 해당분야 전문치료사(작업치료사는 작업치료, 일상생활동작 훈련치료, 연하장애재활치료, 연하재활 기능적전기자극치료에 한하고, 사회복지사는 재활사회사업에 한함)가 실시하고 그 결과를 진료기록부에 기록한 경우에 정한다.

2. 중추신경계 발달재활치료, 작업치료, 신경인성 광훈련치료, 기능적전기자극치료, 재활 기능치료는 1일 2회 이상 실시한 경우에도 외래는 1일 1회, 입원은 1일 2회만 산정한다.

3. 위 "1"의 규정에도 불구하고 단순작업치료와 복합작업 치료는 정형외과 또는 신경외과 전문의가 상근하고, 해당 전문의 또는 전공의의 처방에 따라 작업치료사가 실시하고 그 결과를 진료기록부에 기록한 경우에도 산정할 수 있다.

4. 위 "1"의 규정에도 불구하고 근막동통유발점 주사 자극치료는 재활의학과 전문의 또는 동통재활분야 교육을 이수한 의사가 직접 실시한 경우에 산정한다.

청구착오 유형	심사내역	관련 근거
요양병원에서 재활의학과 전문의 장기 부재시 전문재활치료료 청구	요양병원에서 재활의학과 전문의의 휴가로 부재시 전문재활치료 산정 불가하나 청구 착오되어 심사조정 여러 병원을 거쳐 동 요양병원에 7개월째 입원중인 청구건은 발병일로 부터 2년이 훨씬 경과된 사례로 전문 재활치료를 실시할만한 의학적 타당성이 확인되지 않으므로 청구된 전문 재활치료(중추신경계 발달 재활치료 재활기능치료-매트 및 이동치료 일상 생활동작 훈련치료 복잡 작업치료 기능적 전기자극치료)는 모두 심사조정	행정해석 건강보험 요양급여 행위 급여 비급여 목록표 및 급여상대가지 점수 제2부 제7장 이학요법료 제3절은 전문적인 재활치료 항목으로서 해당 항목의 물리치료를 실시할 수 있는 일정한 면적의 해당 치료실과 실제 사용할 수 있는 장비를 보유하고 있는 요양기관에서 재활의학과 전문의가 상근하고 – 생 략 – 전문 재활치료의 특성을 감안할 때 재활의학과 전문의의 휴가 중에는 전문재활치료를 산정하지 않음이 원칙이므로 재활전문의의 휴가 중에 발생한 전문 재활치료료는 휴가일수에 관계없이 휴가 초일부터 별도산정할 수 없음. (보험급여과 588호, 2008.05.06 시행)

① 근막동통유발점 주사자극치료(1일당) Myofascial trigger point injection therapy

<table>
<tr><th>분류번호</th><th>코드</th><th>분류</th><th>점수</th><th>의원</th><th>병원</th></tr>
<tr><td rowspan="2">사-127</td><td>MM131</td><td>근막동통유발점 주사자극치료[1일당] Myofascial Trigger Point Injection Therapy
주 1. 근막내동통유발점에 생리식염수나 국소마취제 등을 주사 후 스트레치 운동을 실시한 경우에 산정한다.</td><td rowspan="2">75.93</td><td rowspan="2">6,180</td><td rowspan="2">5,580</td></tr>
<tr><td>MM132</td><td>2. 동시에 2이상의 동통유발점 부위에 각각 실시한 경우에는 실시 부위를 불문하고 116.75점을 산정한다.
고시 제2008-125호, 2008.11.01. 시행.</td></tr>
</table>

고시

- 근막동통유발점 주사자극치료의 인정기준은 다음과 같이 함.

다음

가. 적응증: 근막동통증후군(Myofascial Pain Syndrome)

나. 사용약제: 국소마취제나 생리식염수의 약가는 동 요법의 소정수가에 포함하여 별도 산정하지 아니함. 다만, 부신피질호르몬제의 약가는 약제 및 치료재료의 비용에 대한 결정기준에 의하여 산정함

다. 실시횟수: 통상 3일 간격으로 7회 정도 산정하며 7회 이상 실시하는 경우에는 진료의사의 소견서를 첨부하여 실시 횟수대로 산정하되, 15회를 초과하여 산정할 수 없음.

라. 다른 물리치료요법을 병행 실시하는 경우: 사-101 표층열치료와 사-106 단순 운동치료는 근막동통유발점 주사자극 치료시 시행되는 일련의 과정으로서 별도 산정할 수 없음. 그러나, 동통제거의 상승 효과를 위하여 사-104 경피적 전기신경자극치료(또는 간섭파 전류치료), 사-102 심층 열치료를 병행하는 경우 입원 진료시에는 소정 금액을 각각 산정하며, 외래 진료시에는 동일 목적으로 실시된 중복진료로 보아 병행 실시된 물리치료는 전액을 환자가 부담토록 함.

고시 제2016-204호, 2016.11.01. 시행

청구의 Tip

진단명에 MPS 들어가야함. 대한통증학회 TPI 교육 이수해야 하며, 주사 뿐 아니라 스트레치도 의사가 해야함.

<table>
<tr><th>청구착오 유형</th><th>심사내역</th><th>관련 근거</th></tr>
<tr><td>근막동통유발점 주사자극치료 실시 부위에 대한 기재없이 치료료 소정점수에 100%를 가산하여 청구</td><td>근막동통유발점 주사자극치료를 동시에 2 이상의 동통유발점 부위에 실시한 경우 근막동통유발점 주사자극 치료료는 최대로 소정점수의 200%까지 산정할 수 있으나, 2 이상의 실시 부위에 대한 기재없이 소정점수의 200%를 청구하여 100%에 해당하는 근막동통유발점주사 자극치료료 심사조정</td><td rowspan="5">상대가치점수 제7장 제3절 전문재활치료료사-127 근막동통유발점 주사자극치료(1일당)
주 2. 동시에 2이상의 동통유발점 부위에 각각 실시한 경우에는 실시 부위를 불문하고 소정 점수의 100% 가산한다.
4. 재활의학과 전문의 또는 동통재활분야 교육을 이수한 의사가 직접 실시한 경우 산정한다.

요양급여의 적용기준 및 방법에 관한 세부사항
〈근막동통유발점 주사자극치료〉
– 적응증: 근막동통증후군(Myofascial Pain Syndrome)
사용약제인 국소마취제나 생리식염수의 약가는 동요법의 소정수가에 포함하여 별도 산정하지 아니함.
외래진료시에 근막동통유발점 주사자극치료(사-127)와 물리치료를 동시에 실시한 경우에는 1종만 인정함.
보건복지부 행정해석
동통재활분야 교육을 이수한 의사의 범주에 대하여는 근막동통유발점 주사자극치료의 전문성을 강화하고, 의료서비스 제고를 위한 동인력기준 수립의 근본취지를 감안하여 대한의사협회내 대한의학회에 등록된 학회에서 관련 교육을 이수하고 교육 이수증을 건강보험심사평가원에 제출한 경우에는 인정한다.</td></tr>
<tr><td>근막동통유발점 주사자극치료료를 산정할 수 없는 상병에 청구</td><td>근막동통유발점 주사자극치료(사-127)는 근막동통증후군에만 인정되나 근막동통유발점 주사자극치료료를 산정할 수 없는 경추통 어깨의 유착성피막염 등의 상병에 근막동통유발점 주사자극치료료를 청구하여 심사조정</td></tr>
<tr><td>근막동통유발점 주사자극치료시 산정할 수 없는 약제 비청구착오</td><td>근막동통유발점 주사자극치료료에 포함되어 별도로 산정할 수 없는 국소마취제나 생리식염수 등 약제비를 청구하여 심사조정</td></tr>
<tr><td>근막동통유발점 주사자극치료와 물리치료를 동시에 실시한 경우에 물리치료료 청구착오</td><td>외래 진료시에 근막동통유발점 주사자극치료(사-127)와 물리치료를 동시에 실시한 경우에는 1종만 산정하여야 하나 근막동통유발점 주사자극치료료와 물리치료료를 각각 청구하여 물리치료료 심사조정</td></tr>
<tr><td>동통재활 분야교육 미 이수자가 산정할 수 없는 근막동통유발점</td><td>근막동통유발점 주사자극치료(사-127)는 재활의학과 전문의 또는 동통재활분야 교육을 이수한 의사만이 청구할 수 있으나 동통재활분야 교육을 이수하지 않은 의사가 동통유발점 주사자극치료를 청구하여 심사조정</td></tr>
</table>

근막동통유발점 주사자극치료(사-127) 관련 질의에 대한 회신

결정사항/복지부 행정해석 내용

근막동통유발점 주사자극치료(사-127) 산정과 관련하여 「건강보험요양급여행위 및 그 상대가치점수」 제1편 제2부 제7장 제3절 전문 재활치료료 주 4.의 내용 중 "동통재활분야 교육을 이수한 의사"의 범주에 대하여는 근막동통유발점 주사자극치료의 전문성을 강화하고 의료 서비스 제고를 위한 동 인력기준 수립의 근본 취지를 감안하여 대한의사협회 내 대한의학회에 등록된 학회에서 실시하는 관련 교육을 이수하고 교육 이수증을 건강보험심사평가원에 제출한 경우에는 인정토록 함을 알려드리니 업무에 참고하시기 바랍니다. 고시 제2000-73호, 2001.01.01. 시행

청구의 Tip

- 제1절 기본 물리치료료 2. 표층열치료, 한냉치료, 경피적 전기신경자극치료, 간섭파 전류치료는 1일 2회 이상 실시한 경우에도 외래는 1일 1회, 입원은 1일 2회만 산정한다.
- 제2절 단순 재활치료료 2. 간헐적 견인치료, 전기자극치료는 1일 2회 이상 실시한 경우에도 외래는 1일 1회, 입원은 1일 2회만 산정한다.
- 제3절 전문 재활치료료 2. 중추신경계 발달재활치료, 작업치료, 신경인성방광훈련치료, 기능적 전기자극치료, 재활기능치료는 1일 2회 이상 실시한 경우에도 외래는 1일 1회, 입원은 1일 2회만 산정한다.

Chapter 4

제4절 기타 이학요법료

① 수압팽창술 Hydraulic Distension

분류번호	코드	분류	점수	의원	병원
사-41	MM410	수압팽창술 Hydraulic Distension 주 1. 투시비용 및 치료과정 중의 스트레치 운동비용은 소정점수에 포함되므로 별도 산정하지 아니한다. 2. 사용된 국소마취제, 생리식염수를 제외한 스테로이드제, 조영제 등의 약제는 "약제 급여목록 및 급여 상한금액표"에 따라 실사용량으로 산정한다.	441.70	35,950	32,460

고시

- **수압팽창술** Hydraulic Distension

사-41 수압팽창술은 동결견(오십견) 상병에 방사선 투시하여 견관절낭에 조영제를 주입. 관절낭의 용적 감소 여부를 확인 후, 관절낭을 팽창(국소마취제, 스테로이드제, 생리식염수 등 주입)시키거나 파열시키는 치료적인 관절 조영술임.

가. 적응증

1) 견관절의 관절 가동역의 제한이 확실히 있는 경우(ROM-굴곡 120, 외전 100 또는 외회전 50 미만)

2) 골다공증이 심해 도수 조작시 골절의 위험이 있는 경우

나. 최초 시행 후 실시간격을 두고 1회 추가 시행
관절당 최대 2회 인정

다. 실시간격: 2-6주 간격

청구의 Tip

투시비용 및 치료과정 중의 스트레치 운동비용은 소정 점수에 포함되므로 별도 산정하지 아니한다. 사용된 국소마취제, 생리식염수를 제외한 스테로이드제, 조영제 등의 약제는 "약제 급여

목록 및 급여상한 금액표"에 따라 실사용량으로 산정한다. 또한, 청구를 HA280 × 1(1회만 인정) + MM410 × 0.5(2회 인정 가능) → A280 × 1(1회만 인정) + MM410 × 0.5(2회 인정 가능)으로 청구 가능하다.

Section

4

기타 통증 관련 치료료

Section 4

기타 통증 관련 치료료

Chapter 1 급여 치료

① 마취하 비관혈 관절 수동조작술

제9장 처치 및 수술료 등 제1절 처치 및 수술료–마취하 비관혈 관절 수동 조작술

분류번호	코드	분류	점수	의원	병원
자–78	N0780	비관혈관절수동술 Brisement Force [Manipulation of Joint]	1,211.21	98,590	89,020

청구의 Tip

1. 마취료 청구시에는 반드시 마취기록지 있어야함.
2. C–arm arthrography 사진 제출해야함. [방사선료 포함]
3. 시술 전후 관절 가동역의 변화에 대하여 기술해야함.
4. 청구 방법: 마취료(L0101, L013,014, L1211, L1212, L1215 등) + N0780

공개심의 사례

자–78 비관혈관절수동술(Brisement Force, Manipulation of Joint)은 골절이나 탈구를 유발할 수 있을 정도의 도수조작이 이루어지는 시술로 동반되는 극심한 통증으로 인해 통증조절이 완전히 된 경우만 동 시술이 가능할 것으로 판단됨. 따라서 건강보험요양급여비용 제6장 제1절 마취료에 해당하는 마취가 시행되어 충분한 통증조절이 병행된 경우만 자–78 비관혈관절수동술을 인정키로 함.

동 건은 제3절 신경차단술료와 자–78 비관혈관절수동술을 청구한 사례로 신경차단술 하 시행된 동 시술들은 국소마취제 등을 사용한 치료적인 관절조영술로 판단되는 바 사–41 수압팽창술로 인정키로 하며 아울러 사–41 수압팽창술은 신경차단술 없이 시행이 가능한 시술인 점을 참조 사–41 수압팽창술을 위해 시행된 동 건의 신경차단술료는 인정하지 아니함.

2010.11.01. 진료심사평가위원회

② 치료적 관절 조영술

제3장 영상진단 및 방사선치료료

분류번호	코드	분류	점수	의원	병원
다-228	HA280	관절조영 Arthrography	987.41	80,380	72,570

청구의 Tip

의무기록상 병력, 이학적 검사 소견, 시행목적 및 결과등을 기술할 것

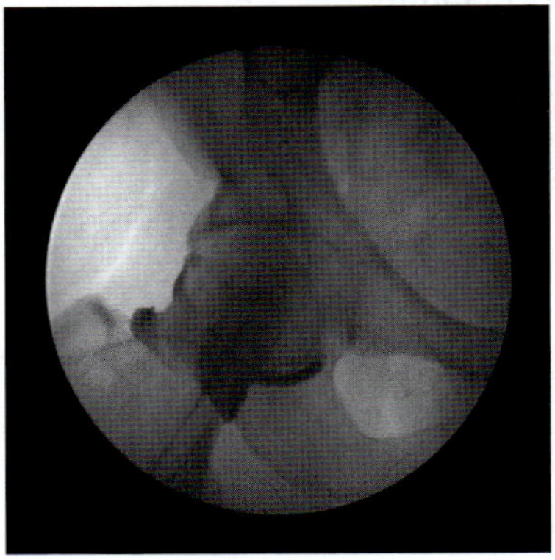

③ 추간판 조영촬영 Spinal Discography

분류코드	코드	분류	점수	의원	병원
다210	HA103	[중추신경계] 척추 Spine 다. 추간판 조영촬영 Spinal Discography ㊟ 여러 Level Discogram을 실시한 경우 1구간을 초과시 909.64점을 별도 산정하며, 최대 3구간까지 산정한다.	1,495.95	121,770	109,950

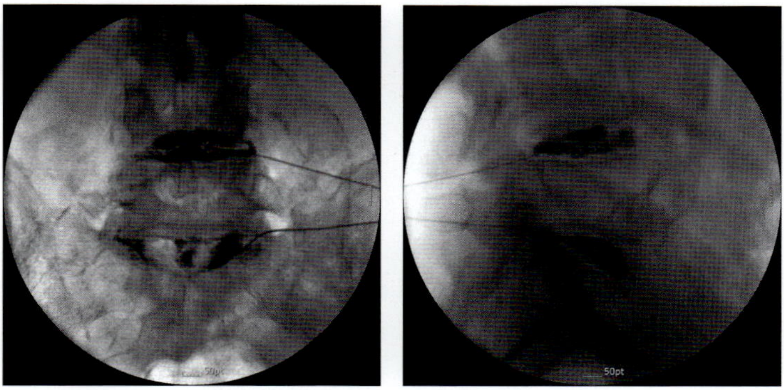

고시

- **C-arm Discography**

다201다 추간판조영촬영의 소정점수를 산정함. 고시제2000-73호(기결정)

- **Steroid Intra Discal Therapy(SIDT)시 진료수가 산정방법**

Lumbar Disc Herniation, 요부동통, 퇴행성 척추증 등에 실시하는 Steroid Intra Discal Therapy(SIDT)는 척추간 Disc내로 Betamethasone, Triamcinolone등 Steroid 약물을 주입하여 Disc의 Pressure를 감소시켜 통증을 완화시키는 방법으로 자49다 척추수핵용해술의 50%로 준용 산정하며, 동시에 2부위 이상 시술한 경우 제2부위 이상의 수기료는 동 소정금액의 50%(자49다 소정금액의 25%)로 산정하되 최대 3부위 이내로 산정함. 이 경우 C-arm형 장치를 포함한 영상증폭장치를 이용하여 실시하거나 조영술(Discogram)을 별도 실시하더라도 소정금액에 포함되므로 별도 산정할 수 없음. 다만 조영술시 소모된 필름 및 조영제는 실사용량을 산정함.

고시제2000-73호(행위)

• **다 210 추간판조영촬영**

내시경하 추간판제거술시 시행한 다210-다 추간판조영촬영 인정여부

내시경하 추간판제거술(PELD) 시 수술을 효과적으로 수행하기 위해 실시하는 다210-다 추간판조영촬영은 수술과정 중 일련의 행위로 보아 다210-다 추간판조영촬영은 별도 인정하지 아니함. 2011.03.01. 진료심사평가위원회

④ 경피적 척추 고주파 열응고술[척수 포함]

제9장 처치 및 수술료 – 경피적 척추 고주파 열응고술[척수 포함]

분류번호	코드	분류	점수	의원	병원
자-482-1		경피적 척추 고주파 열응고술[척수 포함] Radiofrequency Ablation of Spine, Percutaneous			
	S4825	가. 단순 Simple	2,673.19	217,600	196,480
	S4826	나. 복잡[3부위 이상] Complex	3,271.91	266,330	240,490

- **실시방법**

1. 환자의 정맥로를 확보하고 500 ml 생리식염수 또는 하트만씨 용액을 천천히 주입한다.
2. 혈압계와 맥박 산소포화도(필요에 따라서는 심전도 등)를 부착하고 모니터링하면서 준비한다.
3. 시술부위에 따라 적절한 자세를 취하도록 한다. 예를 들어 후지내측지 고주파 열응고술의 경우 하복부에 베개를 받치고 복와위로 눕힌다.
4. RF generator와 연결된 접지패드를 환자의 적당한 신체부위에 부착한다.
5. 시술자는 소독된 장갑을 끼고 환자 몸의 자입이 되는 지점을 중심으로 소독된 겸자(forcep)를 이용하여 포비돈 등으로 소독을 한 뒤 소독포를 덮는다.
6. C-arm을 이용하여 전후면과 측면의 영상을 통해 자침할 부위의 구조를 확인한다.
7. 23-25 G의 자침을 이용하여 1% lidocaine으로 자입점을 피부 침윤한 후 20-22 G의 자침으로 피부 및 피하 결체조직 이하를 guiding한다.
8. C-arm 영상유도 하에 목표점을 설정하고 절연된 RF용 특수 cannula를 삽입하여 목표점에 조심스럽게 접근시킨다.
9. RF generator와 연결된 특수 탐촉자를 절연된 RF용 특수 cannula에 삽입한다.
10. RF generator를 stimulation mode로 바꾸고 50 Hz, 0.5 volt 이하에서 자극이 느껴지는 것을 확인하고 자극이 적당하지 않을 때에는 다시 C-arm을 보며 절연된 RF용 특수 cannula의 위치를 재조정한다.
11. 2 HZ로 대상신경에 따라 운동신경 자극여부를 확인한다.
12. 필요한 경우 조영제를 주사하여 위치의 정확성을 재확인 한 후에 RF generator를 이용하여 42-90도의 열로 60-120초간 열응고한다.

13. 이후 한 신경부위에서 9-11의 과정을 2차례 더 반복한다.
14. 신경염 예방을 위해 소량의 국소마취제와 스테로이드를 투여한다.
15. 약물 주입이 완료되면 절연된 RF용 특수 cannula를 조심히 제거하고 피부 자입부를 멸균드레싱한다.
16. 이후 조심스럽게 환자용 침대로 옮긴후 회복실로 이송후 약 0.5-1시간 동안 절대안정을 취하도록 한다.

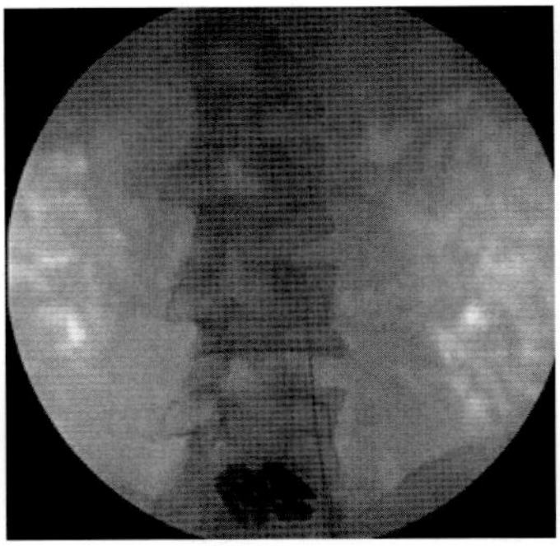
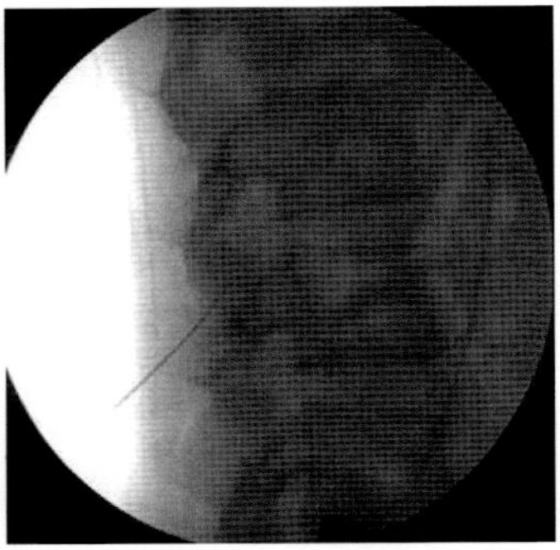

공개심의 사례

요천수신경뿌리장애 상병하의 경피적 척추고주파열응고술 인정여부

청구

- 자482-1나 경피적 척추고주파 열응고술[척수 포함]-복잡[3부위 이상] (S4826) × 1 × 1 × 1
- 바25자 척수신경총, 신경근 및 신경절차단술-후지내측지 LA358×1×1×2(9개월전, 1달전)

심사

- 2010년 진료심사평가위원회 결정 참조. 경피적척추고파열응고술은 6개월 간격 시행시 인정하며, 최소 1주간격, 2회 이상의 신경차단술 시행과 의무기록상 단기 호전 및 재악화 등의 기록이 있어야함. 경피적 척추고주파열응고술 6개월 이내 관련 신경차단술(LA358, 359) 2회 실시 확인이 안됨.
- 영상자료 요구에 미제출함.
  전액조정함.

고주파열응고술, 박동성고주파치료(Pulsed RF) 인정기간 - 6개월 간격으로 실시하는 경우 인정함.

심의내용

- 동 건은 진단적 신경차단술 시행(7/29) 1일 후 자482-1-나 경피적 척추고주파열응고술(7/30)을 시행한 사례로 고주파열응고술(RF: Radiofrequency)은 관련 교과서 및 임상문헌 등을 참조시 최적의 환경을 결정하기 위해 1~2회에 걸쳐 진단적 신경차단술을 먼저 실시하여 반응을 확인 후 실시하는 것이 일반적인 방법인 바 1주 간격 2회 신경차단술 후 고주파열응고술을 시행하는 것이 타당할 것으로 판단됨. 따라서 진단적 신경차단술과 하루 간격으로 시행된 동 건의 자482-1-나 경피적 척추고주파열응고술은 인정하지 아니함.

2010.11.01. 진료심사평가위원회

자482-1 경피적 척추 고주파 열응고술 시행 전 충분한 진단적 신경차단이 실시되지 않은 경우 등에 요양급여 인정여부

심의결과

- 이 건(4사례)은 진료내역, 관련 교과서, 진료지침 등을 참조하여 사례별로 결정함.

심의내용

- 이 건(4사례)은 척추증 등의 상병에 동일 분절(level)에 대해 날짜를 달리하여 편측 고주파열 응고술(radiofrequency, RF)을 각각 시행한 경우(A 사례), RF 시행 전에 충분한 진단적 신경차단 없이 시행한 경우(B~C 사례), 6개월 이내에 서로 다른 종류의 RF를 반복하여 시행한 경우(D 사례)로 자482-1 경피적 척추 고주파 열응고술(stereotactic radiofrequency neurotomy)의 의학적 타당성 및 요양급여 인정여부에 대하여 심의함.
- 고주파열 응고술(radiofrequency, RF)의 실시간격에 대한 적용기준(심사지침, 2011.3.1. 진료분 부터 적용)에 의하면 고주파열 응고술(RF) 또는 박동성 고주파열 응고술(Pulsed RF)은 동일 부위에 최소 6개월 간격으로 실시하는 경우에 인정함.
- 관련 교과서 및 진료지침에 따르면 경피적 척추 고주파열 응고술은 최적의 결과를 얻기 위해 1~2회 이상의 진단적 신경차단을 먼저 실시하여 반응을 확인한

후 시행해야 함.

따라서 이 건(4사례)은 진료내역, 관련 교과서, 진료지침 등을 참조하여 다음과 같이 결정함.

- A 사례(여/55세)
  요추부 척추증으로 양측 L3–5 진단적 후지내측지신경차단술(medial branch block, MBB)을 두 차례 시행 (2017.1.24., 2017.3.3.) 후 2017.6.30. 우측 L3–5 후지내측지(medial branch, MB) hRF, 2017.7.28. 좌측 L3–5 MB hRF를 시행한 사례로 동일 분절(level)에 날짜를 달리하여 편측 RF를 각각 시행함.
  RF는 파괴적 시술로 시행 시 신중한 접근이 필요하고 정확한 시술 부위를 찾는데 많은 시간이 소요되어 양측 여러 분절(level)을 동시에 시행하는데 많은 어려움이 있음. 이에 6개월 이내에 동일 분절(level) 좌우 편측으로 날짜를 달리하여 시행한 RF는 모두 요양급여로 인정함.

- B 사례(여/76세)
  요천부 척추협착으로 2016.11.10. 좌측, 2017.6.29. 우측 부위에 후근신경절(dorsal root ganglion, DRG) block과 L3–5 MBB를 시행한 후 2017.7.26. Rt. L5 DRG L4–5 MB와 Lt. L3–5 MB pulsed RF를 시행한 사례로 좌우 각각 1회의 진단적 신경차단 후 RF를 시행함.
  충분한 진단적 신경차단의 효과를 확인 후 RF를 실시하여야 하나, 진단적 신경차단술(diagnostic block) 좌우 각각 1회만 시행하였고, 특히 좌측 진단 차단의 경우 RF 8개월 전 시행한 것으로 RF 전 증상이 변화 했을 가능성을 고려하여 인정하지 아니함.

- C 사례(남/61세)
  요추부 척추협착으로 2015.9. diagnostic bilateral MBB L4, 5 후 both L4, 5 MB RF시행 후 동일 증상 재발 되어 2017.5.19. diagnostic block 없이 both L4, 5 MB RF 시행함.
  RF는 6개월 이상의 간격을 두고 시행하도록 하고 있으며 장기간 경과한 시점에서는 환자의 증상에 대한 원인이 바뀌었을 가능성이 있음. 따라서 과거 RF를 시행했던 동일 증상이 재발된 경우라 하더라도 diagnostic block의 시행 유무에 대해서는 사례별로 인정함이 타당함. 동일 증상의 재발로 과거 RF 후 6개월 이상 경과된 이 사례의 경우 RF 재시행 전 적어도 1회 이상의 diagnostic block을 시행함이 타당하다고 판단되어 인정하지 아니함.

- D사례(남/58세)

  요추부 척추증으로 2015.9., 2015.11. bilateral L3, 4 MB RF시행하고 2016.2.23. Lt. L3, 4 MB RF 시행 후 4개월만인 2016.6.14. Lt. L5 DRG pRF를 시행함.

  MB RF와 DRG RF처럼 차단하는 신경의 종류가 달라질 경우 통증부위 또한 다르므로 6개월 이내라도 서로 다른 신경 부위에 시행한 RF는 인정하기로 함. 단, 이 사례는 진단적 신경차단술 없이 RF를 시행한 경우로 인정하지 아니함.

2017.12.05. 진료심사평가위원회(중앙심사조정위원회)

5 Ketamine/Lidocaine 지속적 주입법

관련수가: 바1 정맥마취에 준용함.(L0101)

Ketamine Infusion Therapy 인정기준

Pain control 목적으로 실시하는 Ketamine Infusion Therapy는 EKG monitoring 하에 NMDA receptor(N−methyl D−aspartate receptor)인 케타민을 2시간 정도 주입한 후 5시간 정도의 관찰이 필요한 요법으로, 다른 방법으로 호전되지 아니한 Chronic neuropathic pain에 통상 3회 인정을 원칙으로 하며 수기료는 바1가 정맥마취(전신마취)로 인정하고 동시술시 실시하는 EKG monitoring과 혈액산소분압(SPO2)는 별도 인정한다.

준용수가코드: L0101

고시 제2000−73호

청구의 Tip

3회까지 인정함.

Lidocaine 지속적 주입법 인정기준

Pain control 목적으로 실시하는 **Lidocaine 지속적 주입법은** EKG monitoring하에 Lidocaine을 30분−1시간 정도 주입하면서 통증 점수를 check하는 시술로 신경병성 통증(neuropathic pain)에 인정하며 수기료는 바1가 정맥마취(전신마취)로 산정하고 EKG monitoring료는 별도 인정함.

준용수가코드: L0101

고시 제2008−31호, 2008.05.01. 시행

KIT, LIT or IV RSB 청구시 주의사항

L0101 정맥마취(전신마취) or L0102 정맥마취[부위(국소)마취]로 산정함.

EKG monitoring 비용은 별도 산정 가능함.(그러나, Strip 전체 제출 필요함.)

마취기록지 반드시 작성해야함.(간호 관찰 기록지, 회복실 기록지나 진정 기록지는 마취기록지로 인정하지 아니함.)

요양기관에서 모니터링 기구 및 Airway, CPR 장비 보유해야함.

6 척수신경자극기설치, 교환 및 제거술
Implantation, Change or Removal of Spinal Neurostimulator Electrodes

제2부 제9장 처치 및 수술료

척수신경자극기설치, 교환 및 제거술 Implantation, Change or Removal of Spinal Neurostimulator Electrodes

분류번호	코드	분류	점수	의원	병원
저-621		척수신경자극기설치, 교환 및 제거술 Implantation, Change or Removal of Spinal Neurostimulator Electrodes			
		가. 관혈적			
	SY621	(1) 신경근 절개를 하는 경우	11,521.74	937,870	846,850
	SY622	(2) 신경근 절개를 하지 않는 경우	9,889.55	805,010	726,880
		나. 영구 자극기 설치술[경피적]			
	SY633	(1) 자극기 설치술 Implantation of Spinal Cord Stimulator Pulse Generator	5,506.99	448,270	404,760
	SY634	(2) 자극 분석 및 재조정 Electric Analysis and Reprogramming of Spinal Cord Stimulator 주 치료기간 중 1회에 한하여 산정한다.	1,207.18	98,310	88,770
	SY635	(3) 자극발생기 교환술 Change of Spinal Cord Stimulator Pulse Generator	2,945.29	239,750	216,480
	SY636	(4) 전극 및 자극발생기 제거술 Removal of Spinal Cord Stimulator Lead and Pulse Generator	2,526.99	205,700	185,730
		다. 시험적 거치술 [경피적]			
	SY637	(1) 전극 설치술 및 시험적 자극술 Lead Implantation of Spinal Cord Stimulator and Trial Stimulation	4,541.50	369,680	333,800
	SY638	(2) 자극분석 Electric Analysis of Spinal Cord Stimulator 주 치료기간 중 1회에 한하여 산정한다.	752.13	61,220	55,280
	SY639	(3) 전극 제거술 Removal of Spinal Cord Stimulator Lead	2,033.27	165,510	149,450

척수신경자극기설치술의 급여기준

척수신경자극기설치술(저621)은 다음과 같은 경우에 요양급여를 인정함.

다 음

가. 6개월 이상의 적절한 통증치료(약물치료와 신경차단술 등)에도 효과가 없고, 심한 통증(VAS 통증점수 7 이상)이 지속되는 불인성 통증이 있는 경우 [다만, 심한 통증(VAS 통증 점수 7 이상)이 지속되는 CRPS는 진단된 날로부터 3개월 이상의 적절한 통증치료에도 효과가 없는 경우 조기시행 가능]

나. 약물치료, 신경차단술, epidural morphine injection 등 적극적인 통증치료를 6개월 이상 실시함에도 불구하고 심한 통증(VAS 통증점수 7 이상)이 지속되는 암성통증으로 여명이 1년 이상으로 예상되는 경우

고시 제2014-80호(행위), 시행일: 2014.06.01. 부터

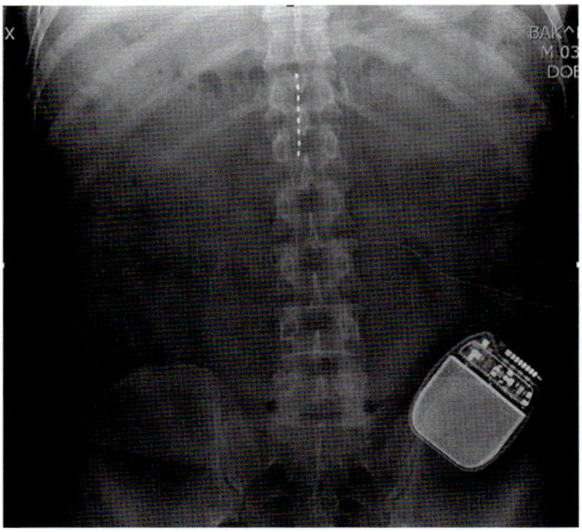

7 경피적 척추 성형술 Percutaneous Vertebroplasty

제2부 제9장 처치 및 수술료

경피적 척추 성형술[방사선료 포함] Percutaneous Vertebroplasty [Including Discography]

분류번호	코드	분류	점수	의원	병원
자-47		경피적 척추 성형술[방사선료 포함] Percutaneous Vertebroplasty [Including Discography] 주 1. 최대 3부위 까지만 산정한다. 2. 시술에 사용된 Bone Cement, Needle은 별도 산정하되, Needle은 추체당 2개 이내만 산정한다.			
	N0471	가. 제1부위	2,985.58	243,030	219,440
	N0472	나. 제2부위 부터 [1부위당]	1,717.12	139,770	126,210

경피적 척추 성형술(Vertebroplasty) 인정기준

경피적 척추 성형술(Vertebroplasty) 인정기준은 다음과 같이 함.

다 음

가. 골다공증성 압박골절로서 2주 이상의 적극적인 보존적 치료에도 불구하고 심한 배통이 지속되는 경우
(단, 울혈성심부전, 폐렴, 혈전성 정맥염, 약물로 잘 조절되지 않는 당뇨병 환자, 투석을 받는 만성신부전 환자, 80세 이상인 환자는 조기시행 가능)

나. 종양에 의한 골절

다. Kummell's disease

확인방법

(1) MRI 검사 또는 CT와 동위원소 검사에서 증상을 유발하고 있는 병소임이 확인된 경우

(2) 단순 방사선 사진의 비교 검사에서 진행성 또는 새로 발생한 압박 골절임을 분명히 관찰할 수 있는 경우

(3) 골다공증은 이중에너지 방사선 흡수법(Dual-Energy X-Ray Absorptiometry: DXA)을 이용하여 중심골[요추(2부위 이상 측정값의 평균), 대퇴(Ward's triangle 제외)]에서 측정한 T-score≤-2.5로 확인된 경우

고시 제2015-139호, 2015.08.01. 시행

- **실시방법**

1. 환자를 수술방으로 이동한다.
2. 복와위 자세를 취한다.
3. 수술 부위를 무균 소독한다.
4. 수술 부위 주위에 소독포를 덮는다.
5. 혈압상승이 되지 않도록 마취과와 협진한다.
6. 15번 knife를 이용하여 피부절개를 한다.
7. Vetebroplasty needle을 사용하여 척추체에 삽입한다.
8. 골시멘트를 서서히 주입힌다. 이때 골시멘트가 새거나 정맥으로 drainage되지 않도록 주의해서 주입한다.
10. 골시멘트 주입후 needle을 제거한 후 피부 dressing 한다.
11. 환자를 회복실로 옮기고 활력증후 및 신경학적 이상 여부를 확인한다.

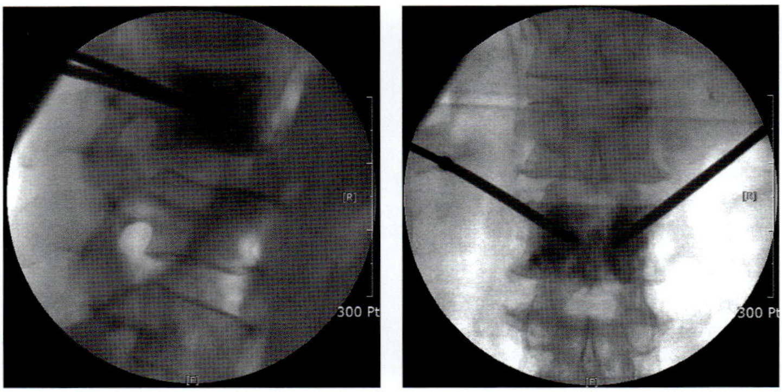

공개심의 사례

척추골절 상병에 시행한 자47가 경피적 척추성형술 요양급여 인정여부

청구내역(여/76세)

- 청구 상병명: T11 및 T12 부위의 골절, 폐쇄성, 병적 골절을 동반한 기타 골다공증, 기타 부분
- 주요 청구내역
  자47가 경피적 척추성형술[방사선료 포함]−제1부위 1×1×1

자47나 경피적 척추성형술[방사선료 포함]-제2부위 부터[1부위당] 1×1×1
SPINOFILL 20G 1×2×1
BLUE PECKER 전규격 1×4×1

진료내역

[입원일] '17.6.26.
[현병력] 2주 전에 넘어짐.
[MRI] 타병원(2017.6.22.): T11, 12 compression fracture
[검사] 골밀도 검사(이중 에너지 방사선 흡수법): T-score -4.1
[수술명] '17.7. 7.
[진단명] T11 및 T12 부위의 골절, 폐쇄성
[수술명] 경피적척추성형술, 흉추 제 11번, 12번

심의결과 및 심의내용

- 이 건은 T11 및 T12 부위의 골절, 폐쇄성 상병으로 2017.7.7. 흉추 11번, 12번 부위에 자47가 경피적 척추성형술을 청구한 사례임.
  제출된 진료기록 및 영상자료 검토 결과 제12 흉추는 골다공증성 압박골절과 2주 이상의 보존적 치료가 확인되므로 경피적 척추성형술 인정되며, 제11흉추는 압박골절 소견이 보이지 않는 추체의 좌상으로 판단되어 제11흉추에 시행된 경피적 척추성형술의 수술료 및 관련 치료 재료대 등은 인정하지 아니함.

참고

- 국민건강보험 요양급여의 기준에 관한 규칙[별표1]요양급여의 적용기준 및 방법
- 건강보험 행위 급여·비급여 목록 및 급여 상대가치점수 제1편 제2부 제9장
- 경피적척추성형술(Vertebroplasty) 인정기준(보건복지부 고시 제2015-139호, 2015.8.1.시행)

2018.02.22. 진료심사평가위원회(지역심사평가위원회)

8 경피적 척추후굴풍선복원술 Percutaneous Balloon Kyphoplasty

제2부 제9장 처치 및 수술료

경피적 척추후굴풍선복원술[방사선료 포함] Percutaneous Balloon Kyphoplasty [Including Discography]

분류번호	코드	분류	점수	의원	병원
자-47-1		경피적 척추후굴풍선복원술 [방사선료 포함] Percutaneous Balloon Kyphoplasty [Including Discography] 주 1. 최대 3부위까지만 산정한다. 2. 경피적 척추 성형술과 동시에 부위를 달리하여 3부위 이상 실시한 경우에도 시술부위 및 방법 불문하고 합하여 최대 3부위까지만 산정한다. 3. 시술에 사용된 Balloon Catheter, Bone Cement, 시멘트 주입기는 별도 산정한다.			
	N0473	가. 제1부위	3,046.51	247,990	223,920
	N0474	나. 제2부위 부터 [1부위당]	1,799.14	146,450	132,240

경피적 척추후굴풍선복원술(Kyphoplasty) 인정기준

자47-1 경피적 척추후굴풍선복원술(Kyphoplasty)은 압박변형이 30-60%인 경우로서 다음과 같은 경우에 인정함. 다만, 골다공증성 방출성 골절은 압박 변형이 60% 이상인 경우에도 인정함.

다 음

가. 3주 이상의 적극적인 보존적 치료에도 불구하고 심한 배통이 지속되는 골다공증성 압박골절(단, 울혈성심부전, 폐렴, 혈전성 정맥염, 약물로 잘 조절되지않는 당뇨병환자, 투석을 받는 만성신부전환자, 80세 이상인 환자는 조기 시행 가능)

나. 종양에 의한 골절

다. Kummell's disease

확인방법

(1) MRI 검사 또는 CT와 동위원소 검사에서 증상을 유발하고 있는 병소임이 확인된 경우

(2) 단순 방사선 사진의 비교 검사에서 진행성 또는 새로 발생한 압박 골절임을 분명

히 관찰할 수 있는 경우

(3) 골다공증은 이중 에너지 방사선 흡수법(Dual−Energy X−Ray Absorptiometry: DXA)을 이용하여 중심골[요추(2부위 이상 측정값의 평균), 대퇴(Ward's triangle 제외)]에서 측정한 T−score≤−2.5로 확인된 경우

고시 제2015-139호, 2015.08.01. 시행

실시방법

1. 환자 면담, 진찰 및 동의서 작성하고, 검사전 처방을 낸다.
2. 수술 및 촬영에 대한 방사선사/간호사에 대한 지도 감독을 한다.
3. 환자의 자세 및 위치 고정을 시행하고, 장비의 준비 및 setting한다.
4. 압박골절이나 경피적 척추 후궁풍선 복원술을 시행할 척추 부위 마취 및 척추성형바늘을 삽입한다.
5. 척추 성형바늘을 통한 캐뉼라(Cannula)를 삽입한다.
6. 캐뉼라(Cannula)를 통한 고장력 풍선(Balloon)을 삽입한다.
7. 풍선의 팽창 및 풍선 압력을 조심스럽게 제거한다.
8. 골시멘트 혼합 및 주사를 준비한다.
9. 골시멘트 주입한다.
10. C−arm(이동형 투시 방사선 촬영기)을 이용하여 촬영한다.
11. 합병증 및 부작용 확인 및 환자 추적감시 및 처치를 한다.
12. 수술 후 의사지시서, 수술기록지를 작성하고, 환자 및 보호자에게 결과를 설명한다. 판독 및 판독소견서를 작성한다.

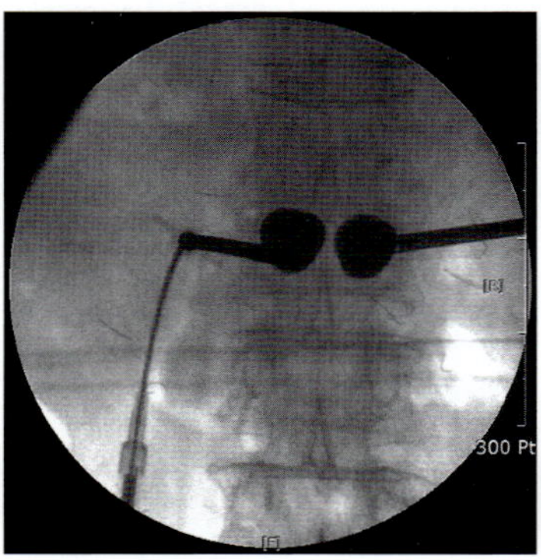

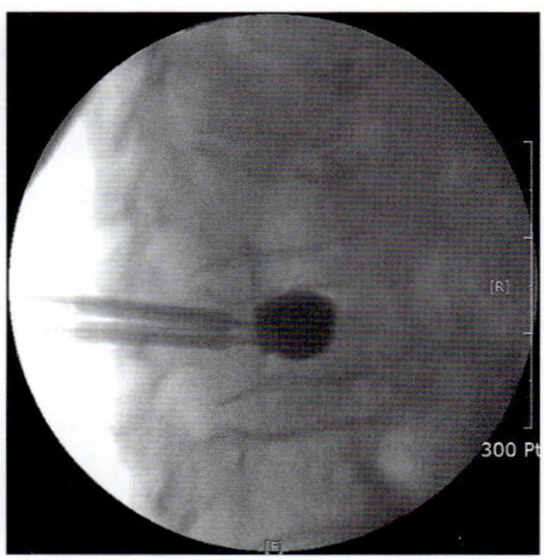

공개심의 사례

자47-1가 경피적 척추후굴풍선복원술 인정여부

청구내역(여/84세)

- 청구 상병명: L3 부위의 골절, 폐쇄성 기타 골다공증, 다발부분 척추협착, 상세불명의 부위
- 주요 청구내역: 자47-1가 경피적 척추후굴풍선복원술[방사선료 포함] - 제1부위(N0473) 1×1×1

  EXOLENT SPINE 20G (E5100040) 1×1×1

  GUARDIAN-KIT 전규격 (F1411098) 1×2×1

  GUARDIAN 전규격 (F1412098) 1×2×1

진료내역

- 입원일자: 2015.11.04~11.20
- 2015.10.22 L3 부위의 골절, 폐쇄성 osteoporosis(T: −4.8)

  진단명: L3 compression FX, 수술명: Kyphoplasty, L3 (2015.11.06)

심의결과

- 제3요추 골다공증성 압박골절로, 제3요추 전방추체의 압박률이 제4요추에 비해 30% 미만이므로 경피적 척추후굴풍선복원술을 인정하지 아니함.

심의내용

- 경피적 척추후굴풍선복원술은 고시(제2012-153호)에 의거 압박변형 30~60%인 경우로서 3주 이상의 적극적인 보존적 치료에도 불구하고 심한 배통이 지속되는 골다공증성 압박골절(단, 울혈성심부전, 폐렴, 혈전성정맥염, 약물로 잘 조절 되지 않는 당뇨병 환자, 투석을 받는 만성신부전 환자, 80세 이상인 환자는 조기 시행가능) 시 인정하고 있음.
- 척추수술(척추성형술, 척추후굴풍선성형술)시 골다공증에 의한 압박골절을 확인하는 골밀도 검사 측정값은 심사지침에 의거 WHO 기준에 따라 정상치보다 2.5 표준편차 이상 감소된 경우(T-Score≤−2.5)를 골다공증으로 인정하고 있음.
- 척추 골다공증성 압박골절시 압박변형률 측정방법은 심사지침에 의거 단순 방사

선 측면영상(plain X-ray lateral view)에서 측정하는 것을 원칙으로 하며, 인접 상 · 하부 추체에 진구성 골절이 없는 경우에는 인접상 · 하부 전방 추체높이의 평균에 대한 압박골절 추체의 전방높이 감소 비 또는 인접 상부 또는 하부의 전방 추체높이에 대한 압박골절 추체의 전방높이 감소 비로 측정하고 인접 상 · 하부 추체에 진구성 골절이 있거나 다발성 골절인 경우에는 인접한 상부 또는 하부의 정상추체 전방 높이에 대한 압박골절 추체의 전방 높이 감소 비로 측정하고 있음.

- 동 건(여/84세)은 L3 compression Fx. 진단 하에 Kyphoplasty 시행하고 자47-1가 경피적척추후굴풍선 복원술[방사선료포함]-제1부위 및 관련 재료대(EXOLENT SPINE 20G x1, GUARDIAN-KIT×2, GUARDIAN×2)를 청구한 건으로 진료내역 및 영상자료를 검토한 결과 제3요추 골다공증성 압박골절로, 제3요추 전방추체의 압박률이 제4요추에 비해 30% 미만이므로 경피적척추후굴풍선복원술을 인정하지 아니함.

참고

- 경피적 척추후굴풍선복원술(Kyphoplasty) 인정기준

보건복지부 고시 제2015-139호, 2015.08.01. 시행

9 경피적 천추성형술 Percutaneous Sacroplasty

제2부 제9장 처치 및 수술료

경피적 천추성형술[방사선료 포함] Percutaneous Sacroplasty[Including Discography]

분류번호	코드	분류	점수	의원	병원
자-47-2	N0475*	경피적 천추성형술[방사선료 포함] Percutaneous Sacroplasty[Including Discography] ㈜ 1. 천추골종양에 의한 병적골절에 시행한 경우 산정한다. 2. 시술에 사용된 Bone Cement, Needle은 별도 산정한다.	2,985.58	243,030	219,440

- **실시방법**

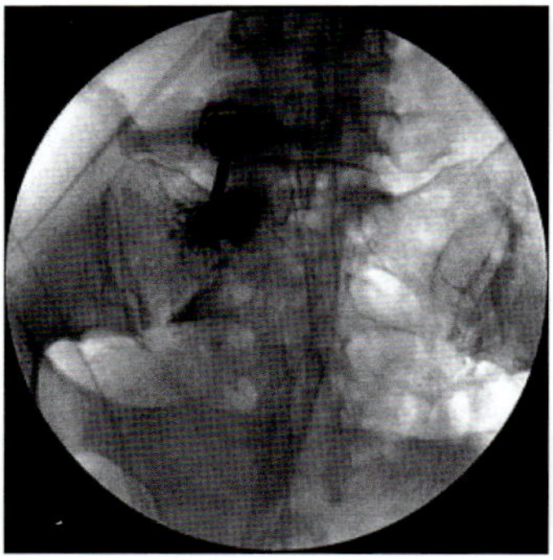

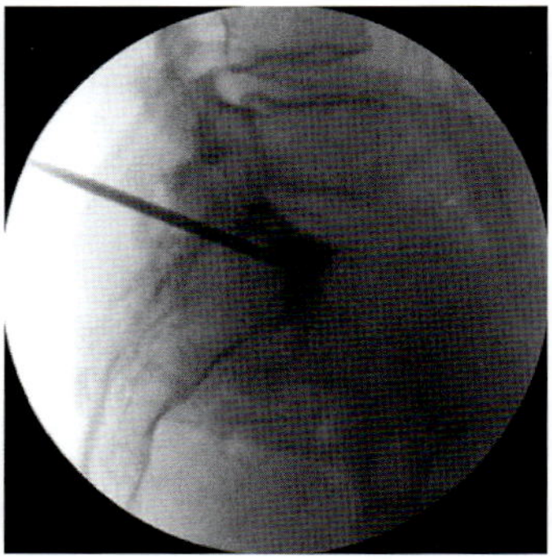

공개심의 사례

척추골절 등 상병에 시행한 천골성형술 인정여부

동 사례는 골다공증으로 인한 골절 등의 상병으로 CT 유도 하에 천골성형술(Sacroplasty)을 시행한 건으로 Sacroplasty의 의학적 타당성 및 인정기준에 대해 논의한 바, 최근 Sacroplasty에 대한 논문에서 효과와 안정성 등에 대해 발표가 되고 있긴 하나 아직까지 그 수가 부족하고 의학적 근거 및 장기 연구 결과에 대한 보고가 미흡하여 임상적 유용성이 확립된 시술로 보기 어려워 현재로서 급여대상으로 인정하지 아니함.

또한, Sacroplasty 시술이 척추성형술(Vertebroplasty)과 유사한 시술방법으로 행하여 지나, 천골은 압박골절 여부 확인할 수 있는 부위가 아니므로 Vertebroplasty와 동일한 수가 및 인정기준을 적용하기 곤란하다고 판단됨.

따라서 Sacroplasty를 시행 후 자47 경피적 척추성형술 및 재료대를 청구 한 동 사례는 인정하지 아니함.

2008.10.06 진료심사평가위원회 심의내용

⑩ 신경간내주사 Perineural Injection

분류번호	코드	분류	점수	의원	병원
마-6	KK061	신경간내 주사(Perineural Injection)	89.78	7,310	6,600
	KK062	주 건초내 주사를 실시한 경우에는 78.07점을 산정한다.			

고시

- 신경간내 주사의 정의: 신경간내 주사란 신경 인접 부위에 스테로이드제제, 국소마취제를 주입하는 행위로서 서로 다른 신경에 각각 주사하는 경우 1일 2회 이상 실시하더라도 부위 불문하고 1일 2회까지 인정하며, 실시 간격은 약제 허가사항 범위내로 함. 고시 제2015-99호, 2015.06.15. 시행
- 수가코드 KK062 건초내 주사

⑪ 관절강내주사 Intraarticular Injection

분류번호	코드	분류	점수	의원	병원
마-9	KK090	관절강내 주사(Intraarticular Injection)	163.33	13,300	12,000

고시

- **부신피질호르몬제를 이용한 관절강내 주사 인정기준**

부신피질호르몬제를 이용한 관절강내 주사는 약제에 의한 부작용을 고려하여 동일관절에는 2-4주 간격으로 1년에 3-4회 인정하고, 동일에 여러 관절에 실시한 경우에는 2관절까지 인정하되, 1개월에 최대 3-4 관절까지만 인정함.

고시 제2007-46호, 2007.06.01. 시행

- **국소마취제(lidocaine)만으로 시행한 관절강내 주사 인정 여부**

국소마취제를 부신피질호르몬제 등 타약제와 병용하여 관절강내로 주입하는 것은 타당한 방법이므로 마9 관절강내 주사를 인정하되, 국소마취제만을 관절강내로 주입하는 것은 인정하지 아니함.

고시 제2007-92호, 2007.11.01. 시행

⑫ 천자

제2부 제2장 검사 천자

분류번호	코드	분류	점수	의원	병원
		[천자] ㈜ 1. 천자를 치료목적(약물 주입 또는 지속적인 배액)으로 실시한 경우에는 본 분류항목 소정점수의 30%를 가산한다.(산정코드 두 번째 자리에 1로 기재) 다만, 「나-811 양수천자」에 대하여는 그러하지 아니한다. 2. 만1세 미만의 소아에 대하여는 소정점수의 50%를 만1세 이상 만6세 미만의 소아에 대하여는 소정점수의 30%를 가산한다.(산정코드 첫 번째 자리에 만1세 미만은 A, 만1세 이상~만6세 미만 은 B로 기재)			
나-800	C8000	요추천자[뇌척수압 측정을 포함] Lumbar Puncture	270.95	22,060	19,910
나-800-1	C8005	경막하천자 Subdural Puncture	217.66	17,720	16,000
나-801	C8010	후두하대조천자, 경지주막하천자 Cisternal Magna Puncture, Cervical Subarachnoid Puncture	406.19	33,060	29,850
나-802	C8020	관절천자[편측] [간단한 검사 또는 관절액이동술 포함] Arthrocentesis	158.01	12,860	11,610

⑬ 반창고부착술 Strapping

제2부 제9장 처치 및 수술료

제2절 캐스트료[캐스트 기술료] 반창고부착술 Strapping

분류번호	코드	분류	점수	의원	병원
자-616		**반창고부착술 Strapping**			
	T6161	가. 흉곽부, 하요추부 Thorax, Low Back	283.03	23,040	20,800
	T6162	나. 견관절부, 고관절부 Shoulder, Hip	189.06	15,390	13,900
	T6163	다. 주관절부, 슬관절부, 완관절부, 족관절부 Elbow, Knee, Wrist, Ankle	170.25	13,860	12,510

주 치료기간 중 1회만 산정한다.(인대 손상 및 염좌 등 부목 대신 처방)

공개심의 사례

허리뼈의 염좌 등 상병에 다빈도 실시된 반창고부착술에 대하여

반창고부착술은 일부 뼈(갈비뼈, 쇄골 등)의 골절시 또는 근육이나 인대 등의 부분적인 파열시에 수술이나 부목 등을 사용할 수 없는 경우, 손상부위 움직임을 제한하거나 일부 근 인대의 역할을 보조하는 등 외부적인 안전 보조요법으로 부목 역할을 대신하는 시술로 테이핑(taping)요법과는 다른 별개의 시술이며 현재까지 테이핑요법은 한방에서 첩대요법으로 신의료기술 결정신청하여 임상적 유효성 관련자료 미비로 반려된 항목임.

따라서 동 사례는 건초염, 상과염, 허리뼈의 염좌 등에 격자모양으로 테이프를 붙이거나 일부 스파이랄 테이프를 사용하여 시술한 것으로 반창고부착술로 인정하지 아니함.

2010.12.06. 진료심사평가위원회

14 낮병동 입원료

제2부 제1장 기본진료료

분류번호	코드	분류	점수	의원	병원
가-6		**낮병동 입원료 Day Care**			
	AF100 (18100)	가. 상급종합병원	561.44		41,270
	AF200 (18200)	나. 종합병원	495.54		36,420
	AF300	다. 병원, 치과병원, 한방병원 내 의 · 치과	427.33		31,410
	18300	라. 한방병원, 병원 · 치과병원 내 한의과	417.36		
	AF400	마. 의원, 치과의원, 보건의료원 의 · 치과	358.86	29,210	
	18400	바. 한의원, 보건의료원 내 한의과	355.29		

청구시 고려사항

(3) 낮병동 입원료 (가) 다음 각 호의 1에 해당하는 경우

1) 분만 후 당일 귀가 또는 이송하여 입원료를 산정하지 아니한 경우

2) 지역 응급의료기관, 응급의료시설, 응급의료기관이 아닌 종합병원 응급실, 수술실 등에서 처치 · 수술 등을 받고 연속하여 6시간 이상 관찰 후 귀가 또는 이송하여 입원료를 산정하지 아니한 경우

3) 정신건강의학과의 "낮병동"에서 6시간 이상 진료를 받고 당일 귀가한 경우 (나) 낮병동 입원료를 산정하는 당일 외래 또는 지역응급의료기관, 응급의료시설, 응급의료기관이 아닌 종합병원 응급실에서 진찰을 행한 경우에는 진찰료를 함께 산정할 수 있다. 다만, 예정된 외래 수술을 위해 내원하는 경우 또는 정신건강의학과의 "낮병동"에서 매일 또는 반복하여 진료를 받는 경우에는 진찰료를 산정하지 아니한다.

(다) 낮병동 입원료를 산정하는 당일의 본인 일부부담금은 입원진료 본인 일부부담률에 따라 산정한다.

고시

- 낮병동 입원료는 입원에 준하는 상태에서 응급실, 수술실 등에서 처치 및 수술 등을 받은 환자에 대한 관찰에만 최소한 6시간 이상 소요되는 경우에 산정하는

것으로 외래에서 별다른 처치 · 수술 등 없이 단순히 약제만을 투약하는 경우에는 산정할 수 없음.

- 낮병동 입원료의 경우는 응급실, 수술실 등에서 처치 · 수술 등을 받고 연속하여 6시간 이상 관찰 후 귀가 또는 퇴원하는 경우에 산정토록 되어 있으므로 낮병동 입원료의 산정 기산점은 의료기관에 내원하여 진료가 시작된 시간을 기준으로 하며, 이 경우 의료기관은 진료기록부에 진료시간과 종료시간을 기재하여야 함.

고시 제2008-125호, 2008.11.01. 시행

낮병동 입원료 청구 착오 유형

청구착오내역	심사내역	관련근거
예정된 수술을 위해 낮병동 입원시 진찰료 청구착오	정맥류발거술, 치질수술, 백내장수술, 비중격교정술 등 예정된 수술을 위해 낮병동에 입원 시 진찰료는 산정할 수 없으나-낮병동 입원료와 함께 진찰료(가1)를 청구하여 진찰료는 심사조정-만성비염, 편위된 코사이막 상병으로 낮병동에 입원하여 비중격교정술을 실시하고 1일 간의 낮병동 입원료와 재진진찰료(가1-나) 청구하여 재진진찰료 심사조정	상대가치 점수 제1장 기본진료료 산정지침-낮병동 입원료(AF100~AF400)를 산정하는 당일 외래 또는 응급실에서 진찰을 행한 경우에는 진찰료를 함께 산정할 수 있으나, 예정된 외래수술을 위해 내원하는 경우 또는 정신과의 낮병동에서 매일 또는 반복하여 진료를 받는 경우에는 진찰료를 산정하지 아니한다.
입원한 날짜를 기준으로 입원료 청구착오	입원료 산정을 위한 입원일수의 계산은 12시(정오)부터 다음날 12시(정오)를 기준으로 하여야 하나 입원한 날짜를 기준으로 입원료를 산정하여 청구한 경우에 입원료 산정지침에 맞지 않는 입원료 심사조정 〈예시 1〉 - 장염, 폐렴 등 상병으로 6월 1일 11시에 입원하여 6월 3일 15시에 퇴원한 경우에 2일 간의 입원료를 청구하여야 하나 입원한 날 짜를 기준으로 3일간의 입원료를 청구하여 1일의 입원료 심사조정 〈예시 2〉 - 강직성 편마비 등 상병으로 2006년 4월 4일 11시에 입원하여 4월 13일 16시에 퇴원한 경우, 9일간의 입원료를 청구해야 하나 입 원한 날짜를 기준으로 10일간의 입원료를 청구하여 1일의 입원료 심사조정	상대가치점수 제1장 기본진료료 산정지침 - 입원 1일이라 함은 12시(정오)부터 다음날 12시 (정오)까지를 의미한다. - 0~6시 사이에 입원하거나(산정코드 첫 번째 자 리에 1로 기재), 18~24시 사이에 퇴원한 경우(산정코드 첫 번째 자리에 2로 기재)에는 입원료 소정점수의 50%를 별도 산정한다. - 06~12시 사이에 입원하거나, 12~18시 사이에 퇴원한 경우에는 동기간의 입원료는 별도 산정 하지 아니한다.

청구착오내역	심사내역	관련근거
수액제를 투여하기 위해 6시간 이상 입원한 경우 산정할 수 없는 낮병동 입원료 청구	낮병동 입원료는 입원에 준하는 상태에서 항암제 투여, 처치 및 수술 등을 받은 환자에게 최소한 6시간 이상의 관찰이 소요되는 경우에 산정할 수 있으나 – 외래에서 신경쇠약증 등의 상병으로 6시간 이상 수액제를 투여한 경우에 낮병동 입원료를 청구하여 심사조정	요양급여의 적용기준 및 방법에 관한 세부사항 – 낮병동 입원료는 입원에 준하는 상태에서 항암 제 투여, 처치 및 수술 등을 받은 환자에 대한 관찰에만 최소한 6시간 이상 소요되는 경우에 산정하는 것으로 외래에서 별다른 처치 · 수술등 없이 단순히 약제만을 투약하는 경우에는 산정할 수 없음
낮병동 입원료 수가 청구 착오	수술실 등에서 6시간 이상 처치 및 수술 후 당일 귀가한 경우 입원료 착오 산정 하지 정맥류 상병으로 수술 후 7시간 가료 후 당일 귀가한 경우에 청구된 1일 입원료 AB400 (의원, 치과의원 입원료)은 AF400(낮병동 입원료 – 의원, 치과의원)으로 심사 조정 ※ 산정코드 착오 및 상대가치 점수 차이	건강보험 요양급여비용 제1부 제2편 제1장 기본진료료 – 가6마 낮병동 입원료 – 의원, 치과의원… (2008.1.1 이후, 의원 1일 입원료와 낮병동 입원료의 상대가치 점수 차별화)
백내장 수술 후 6시간 미만 관찰한 경우 청구 착오	낮병동 입원료는 입원에 준하는 상태에서 항암제 투여, 처치 및 수술 등을 받은 환자에게 최소한 6시간 이상의 관찰이 소요되는 경우에 산정할 수 있으나 – 백내장 수술을 받고 6시간 미만 관찰 후 당일 귀가한 경우에 낮병동 입원료를 청구하여 심사 조정	상대 가치점수 제1장 기본진료료 산정지침 – 낮병동 입원료는 응급실 · 수술실 등에서 처치 · 수술 등을 받고 6시간 이상 관찰한 경우에 산정하는 것으로, 수술을 받고 6시간 미만 관찰한 경우에는 산정할 수 없음.

요양급여비용 주요 청구착오유형 모음집 2009.01 건강보험심사평가원

Chapter 2 선별급여 치료

(2018년 9월 1일부터 급여화)

① 척추강내 약물 주입장치

분류번호	코드	분류	점수
자-484*		척수강내 약물 주입펌프 이식술 Implantation of Intrathecal Drug Infusion Pump 주 1. 선별 급여지정 및 실시 등에 관한 기준」 별표 2에 따른 요양급여 적용 2. 사용된 치료재료(Infusion Pump, Access Port 주입용 Kit, 약물 재주입 Kit, Catheter Passer, Catheter, Catheter 부분교체 Kit 등)는 별도 산정한다.	
		가. 시험적 약물 주입술	
	S4841	(1) 단순 천자에 의한 것 주 마-8 뇌척수강 주사, 요추의 소정점수로 산정한다.	
	S4842	(2) 카테터 설치술에 의한 것 주 나-800 요추천자 소정점수의 30%를 가산하여 산정한다.	
	S4843	나. 펌프 이식술	4,598.47
	S4844	다. 펌프 약제 리필	541.77
	S4845	라. 펌프 프로그램 재설정	305.38
	S4846	마. 카테터 교환술	3,559.10
	S4847	바. 펌프 교환술	3,186.40
	S4848	사. 카테터 및 펌프 제거술	2,438.90

척수강내 약물 주입펌프이식술의 급여기준

척수강내 약물 주입펌프이식술은 다음과 같은 경우에 요양급여를 인정함.

다 음

가. 6개월 이상의 적절한 통증치료(약물치료와 신경차단술 등)에도 효과가 없고, 심한 통증(VAS 통증점수 7 이상)이 지속되는 불인성 통증이 있는 경우

나. 고용량의 모르핀(1일 200 mg) 경구투여나 또는 동등 역가의 타 마약성 진통제 투여를 하였음에도 통증이 제어되지 않는 암성통증(VAS 통증점수 7 이상)으로 여명이 1년 이상으로 예상되는 경우

다. 모르핀 또는 타 마약성 진통제의 부작용 등 약물 투여를 할 수 없는 암성통

증(VAS 통증점수 7 이상)으로 여명이 1년 이상으로 예상되는 경우

라. 적절한 경직치료(약물치료 등)에도 불구하고 경직척도(MAS)가 하지 3등급 이상 또는 상지 2등급 이상인 중추신경계 손상에 의한 경직(Spasticity)으로 시험적 약물 주입술에서 1등급 이상 호전된 경우

수정 애쉬워드 경직척도(MAS: Modified Ashworth Scale)

0: 근긴장도의 증가가 없음(No increase in muscle tone)

1: 약간의 근긴장도 증가, 이환부위의 굴곡 혹은 신전시, 잡힘과 펴짐운동을 시킬 때 관절가동 범위의 끝부분에서 약간의 저항이 감지
(Slight increase in muscle tone, manifested by a catch and release or by minimal resistance at the end range of motion when the part is moved in flexion or extension/abduction or adduction)

1+: 약간의 근긴장도 증가, 잡힘현상과 가동범위 1/2범위에서 약간의 저항
(Slight increase in muscle toen, manifested by a catch, followed by minimal resistance throughout the remainder(less than half) of the range of motion)

2+: 대부분의 관절범위에서 현저히 증가된 근 긴장도를 보이지만 이환부위가 쉽게 움직임
(More marked increase in muscle tone through most of the range of motion, but the affected part is easily moved)

3: 근 긴장도의 심각한 증가로 수동관절 운동이 힘듦
(Considerable increase in muscle tone, passive movement is difficult)

4: 이환부위가 굴곡 혹은 신전상태로 강직됨.
(Affected part is rigid in flexion or extension)

고시 제2014-107호, 2014.07.01. 시행

Chapter 3 비급여 치료

제7장 이학요법료

① FIMS Functional Intramuscular Stimulation

분류번호	코드	분류
소-1	MZ001	FIMS (Functional Intramuscular Stimulation)

- **적응증**

1. 근골격계 질환: 근근막통증증후군, 인대염, 윤활낭염 및 관절염 등
2. 척추질환: 요통, 척추협착증, 추간판탈출증, 척추전방탈출증 및 척추관절증 등
3. 두통
4. 턱관절 증후군
5. 신경병증성 통증: 대상포진후 신경통, 신경포획증후군, 기타 신경통 등

- **실시방법**

1) 단순 FIMS

1. 환자가 호소하는 통증의 부위(근, 근막, 인대, 윤활낭, 관절 및 신경)를 촉진하고 그 통증 부위에 분포하는 척추신경을 평가하여 시술 부위를 결정한다.
2. 결정된 척추 주위의 피부를 소독제로 소독한다.
3. 통증이 있는 부위에 신경이 분포하는 척추신경이 나오는 척추주위의 심부근육이나 척추후관절 혹은 척추신경이나 그 분지의 가까운 부위를 향하여 기구(기계)를 이용하여 단순 및 특별히 고안된 바늘(specially designed round needle)이 피부를 통과하여 전진한다.
4. 목적으로 하는 곳에 바늘 끝이 위치하면 반복하여 전진 및 후퇴하면서 자극한다.
5. 척추 주위에 시술 후 통증을 호소한 부위(근, 근막, 인대, 윤활낭, 관절 및 신경)에 통증이 있으면 소독 후 척추 주위와 같이 바늘을 삽입하여 목적으로 하는 곳에 반복하여 전진 및 후퇴하면서 자극한다.
6. 시술 후 감각 및 운동범위검사를 하여 치료 효과 및 기타 부작용에 대한 평가를 한다.

7. 앙와위로 누워서 절대안정을 취하도록 한다.

2) 연부조직 FIMS

1. 환자를 수술 부위에 따라 복와위/앙와위/좌위로 한다.
2. 시술자는 소독된 장갑을 끼고 시술 부위를 소독제로 소독을 한다.
3. 초음파 혹은 C-arm을 이용하여 삽입될 부위를 확인한다.
4. 시술 범위의 크기에 따라 국소마취제로 바늘 삽입점을 피부 침윤하거나 수면제 및 마약진통제 정주 혹은 신경블록을 사용하여 시술 시 통증을 조절한다.(정맥마취 혹은 신경블록 시 환자의 정맥로를 확보하고 1,000 ml 하트만씨 용액을 천천히 주입한다. 혈압계와 맥박 산소포화도를 부착하고 활력 증후를 지속적으로 감시한다. 산소 캐뉼라를 통해 산소를 3-5 L/min로 흡입시킨다.)
5. 통증 및 운동범위가 감소된 치료 부위(인대, 윤활낭, 관절 및 신경)의 주위 연부조직에 특별히 고안된 바늘을 진입시키고 조심스럽게 앞뒤로 움직인다.
6. 치료 부위의 유착된 연부조직이 긴장이 풀어지고 저항이 사라지면 시술을 완료한다.
7. 국소마취제 및 기타 필요한 약물을 시술 부위에 주입한다.
8. 피부 삽입부를 멸균드레싱 한다.
9. 환자를 회복실로 이송 후 약 1시간 동안 절대안정을 취하도록 한다.
10. 시술 후 감각 및 운동범위검사를 하여 치료 효과 및 기타 부작용에 대한 평가를 한다.
11. 환자의 상태에 따라 생체징후 감시(혈압, 맥박 산소포화도, 심전도 등) 및 비캐뉼 산소흡입이 시술 후에 필요할 수도 있다.

3) 척추 FIMS

1. 환자의 정맥로를 확보하고 1,000 ml 하트만씨 용액을 천천히 주입한다.
2. 혈압계와 맥박 산소포화도를 부착하고 활력증후를 지속적으로 감시한다.
3. 필요시 환자를 복와위로 하고 산소 캐뉼라를 통해 산소를 3-5 L/min로 흡입시킨다.
4. 시술자는 소독된 장갑을 끼고 시술 부위를 소독제로 소독을 한다.
5. 초음파 혹은 C-arm을 이용하여 특별히 고안된 바늘이 삽입될 부위를 확인한다.

6. 수면제 및 마약진통제 정주 혹은 신경블록을 사용하여 시술 시 통증을 조절한다.
7. 치료할 척추의 정중선에서 외측 8–12 cm 떨어진 부위에 바늘 삽입점으로 한다.
8. C–arm 영상증강장치 하에 특별히 고안된 끝이 구부러지고 무딘 바늘이 15–30 도 각도로 전진한다. 끝이 구부러진 바늘이 해부학적으로 척추 뼈의 모서리가 곡선인 부위에 바늘의 구부러진 면이 닿도록 하여 부드럽게 면을 따라 진입한다.
9. 앞쪽 척추후관절과 척추줄기(vertebral pedicle) 사이의 아래관절돌기(inferior articular process)에 접하도록 한다.
10. 신경근이 나오는 입구의 상부를 따라서 척추줄기의 바깥 1/3까지 전진하고, 앞뒤로 움직이면서 바늘 끝에 느껴지는 저항이 완전히 감소할 때까지 반복한다.
11. 반대편에도 같은 방법으로 시술한다.
12. 환자에 따라 국소마취제 및 기타 필요한 약물을 시술 부위에 주입한다.
13. 피부 삽입부를 멸균드레싱 한다.
14. 환자를 회복실로 이송 후 약 1시간 동안 절대 안정을 취하도록 한다.
15. 환자의 활력징후 감시(혈압, 맥박 산소포화도) 및 비캐뉼 산소흡입을 한다.
16. 시술 후 감각 및 운동범위검사를 하여 치료 효과 및 기타 부작용에 대한 평가를 한다.

② 신장분사치료 Stretch and Spray Therapy

분류번호	코드	분류
소-1	MZ007	신장분사치료 Stretch and Spray Therapy

적응증

근막동통증후군, 염좌, 타박상 등

실시방법

환자를 앉거나 눕히고서 통증부위의 운동점, 압통점, 근막동통유발점 등을 찾아내어 그 근육을 최대한 신장시킨 후 저온으로 된 기화성 액화물질을 분사시키면 순간적인 통증 감각 수용체 신경을 마취시켜 통증이 줄어들게 되며, 이러한 신장과 분사를 2~5회 정도 반복하게 됨. 이때 근육의 기시와 종지점을 최대한 늘려서 그 근육의 최대길이까지 신장해야 하며, 환자로 하여금 긴장을 풀게하여 근육이 수축하지 않도록 하여야 함.

③ 도수치료(1일당) Manual Therapy

분류번호	코드	분류
서-122	MX122	도수치료[1일당] Manual Therapy

● 적응증

관절가동범위의 기능적 감소, 구조의 비대칭성, 조직 질감 변화 등을 보이는 류마티스 관련 질환 및 근골격계 질환

예) 류마티스 관절염, 관절내 유리체(loose body), 유착성 관절염, immobilization syndrome 등

● 행위정의

해부학적 및 척추운동역학적 병변에 대한 지식을 가진 의사의 손을 이용하여 가동범위 기능적 감소, 구조의 비대칭성이 있는 근골격계 질환, 급만성 경요추부통증, 척추후관절증후군 등에 신체기능 향상을 위하여 실시하는 치료. 척추관절 가동범위의 기능적 감소, 구조의 비대칭성, 조직 질감 변화 등을 보이는 근골격계통 질환으로 통증을 호소하는 경우

● 금기증

염증성 변화, 암, 해부학적 변화를 일으키는 외상, 중증의 골다공증, 심한 퇴행성 변화, 추골동맥의 증명된 기형이 있거나 의심되는 경우, 정신과적 문제 동반시

● 실시방법

1. 시술 직전 요천추부 및 골반부의 기능적 검사를 통해 환자 상태에 변화가 있는지 확인하고 치료할 대상 부위를 결정한다.
2. 치료 테이블 위에서 환자를 적절하게 위치시킨다.
3. 점진적 또는 급격한 방법으로 척추의 생리적 관절가동범위를 넘어서는 힘을 가해 척추관절에 회전력 또는 신전력을 주어 척추관절에 안전한 thrust를 전달하고 척추관절 주위 근육과 인대의 이완을 돕는다.
4. 치료 직후 이학적 검진을 통하여 환자 상태를 재평가하여 재치료 여부를 판단한다.

4 증식치료 Prolotherapy

분류번호	코드	분류
서-142		증식치료 Prolotherapy
	MY142	가. 사지관절부위
	MY143	나. 척추부위

- **적응증**

만성 근골격계 통증

- **행위정의**

인대, 건, 연골 등의 조직이 약화되고 그 기능이 손상되었을 때, 세포의 증식을 유도하는 약제를 주사하여 약해진 조직을 강하게 하는 치료로 만성적 근골격계 통증이 있는 부위의 인대나 건이 뼈에 부착하는 부위에 증식 물질을 주사하여 건, 인대를 강화시켜 통증이 소실되거나 완화되는 것을 유도하는 치료로 만성통증 환자의 동통완화 목적으로 실시함.

- **실시방법**

1. 약화된 인대, 건 및 관절주위 연부조직에 소량의 증식치료제를 주사한다.
2. 증식치료제는 일반적으로 dextrose를 사용하나, phenol-glycerine-glucose나 sodiummorrhuate 등을 사용하는 경우도 있다.
3. 주사방법은 해당 병변 부위의 골막까지 주사침을 전진시킨 후, 1-2 mm 후퇴시켜 증식치료제를 소량 주사하는 것을 5-10회 반복한다.
4. 주사치료 이후, 해당 부위의 근력강화운동을 교육시킨다.

공개심의 사례

양쪽 일차성 무릎관절증 등 상병에 'Dextrose(50%) (품명: 50% 포도당주)'를 이용하여 시행한 마9 관절강내주사 인정여부

청구내역청구

상병명: 양쪽 일차성 무릎관절증

주요 청구내역

323 대한 50% 포도당주 100 mL[dextrose(50%)]	0.5×1×1
마9 관절강내주사	1×1×1

심의내용

동 기관은 무릎관절증 상병에 Dextrose(50%) (품명: 50%포도당주)을 이용하여 관절강내 주사를 시행하는 경향으로, 이에 대한 인정여부에 대하여 심의함. 국민건강보험 요양급여의 기준에 관한 규칙 [별표 1] 요양급여의 적용기준 및 방법에 의하면, 요양급여는 정확한 진단을 토대로 하여 환자의 건강증진을 위하여 의학적으로 인정되는 범위 안에서 최적의 방법으로 실시하여야 하며, 의약품은 약사 법령에 의하여 허가 또는 신고된 사항(효능 · 효과 및 용법 · 용량 등)의 범위 안에서 환자의 증상 등에 따라 필요 · 적절하게 처방 · 투여하여야 함. Dextrose(50%) (품명: 50% 포도당주)는 고칼륨혈증, 순환허탈, 저혈당 시의 에너지 보급 등을 위해 정맥주사로 투여하도록 허가된 약제로서, 동 약제를 이용하여 관절강내주사를 시행하는 것은 의학적으로 타당한 진료로 보기 어려움. 따라서, A~D사례는 양쪽 일차성 무릎관절증 등 상병에 Dextrose(50%) (품명: 50% 포도당주)를 이용하여 관절강내 주사를 시행한 경우로 관절강내 주사 및 관련 약제는 모두 불인정함이 타당함.

2015.06.12. 진료심사평가위원회

5 비침습적 무통증 신호요법 Scrambler Therapy

분류번호	코드	분류
소-12	MZ012	**비침습적 무통증 신호요법** Scrambler Therapy 주 다른 통증치료로 관리되지 않는 만성 통증, 암성 통증 및 난치성 통증 환자에게 실시한 경우 산정한다.

청구의 Tip

식약처 허가사항에서는 '만성통증, 난치성통증, 수술 후 외상 후 급성통증, 급성통증, 치료 후 통증, 신경병증통증, 근육통 등의 통증완화 등의 증상에 사용될 수 있음.' 이나, 보건복지부의 의 건강보험 행위 급여·비급여 목록표 및 급여 상대 가치점수 고시 제3부 행위 비급여 목록(이하 비급여 고시) 제7장 이학요법료 중 분류항목에서는 「'소-12 비침습적 무통증 신호요법 Scrambler Therapy'을 다른 통증치료로 관리되지 않는 만성 통증, 암성 통증 및 난치성 통증 환자에게 실시한 경우 산정한다.」 고 달리 규정하고 있어, 청구 및 처방시 유의할 필요가 있음. 현재 대한의사협회에서 보건복지부에 질의한 상태임.

⑥ 추간판내 고주파 열치료술 Intra Discal Electrothermal Therapy

분류번호	코드	분류
조-83	SZ083	추간판내 고주파 열치료술 Intra Discal Electrothermal Therapy

청구의 Tip

수핵성형술(Nucleoplasty) 준용함.

행위정의

선택된 추간판에 경피적으로 캐눌라(cannula)를 넣고, 그 안으로 열을 발생시킬 수 있는 탐촉자(probe)를 넣어 수핵내에 위치시킨 후, 고주파 등을 이용하여 열을 가하여 병변이 있는 추간판 내로 자라서 들어온 신경을 파괴하고, 추간판을 수축 및 감압시키는 시술

적응증

1. 추간판 내장증(Internal Disc Derangement)
2. 퇴행성 추간판 변성증(Degenerative Disc Disease)
3. 추간판 팽윤증(Bulging Disc)
4. 추간판 탈출증(Protrusion Disc) 등

실시방법

추간판내 고주파 열치료술

1. 요추 추간판 환자의 경우, 요추의 전만을 없애줄 수 있는 정도로 복와위를 취하고 시술부위의 피부 소독을 철저히 한다.
2. 병변 추간판 반대측 척추 중심선으로부터 약 8–10 cm 정도의 외측에서 C–arm 영상증강장치(사면상, 전후방상, 측면상)로 확인하면서 삽입관(introducer needle)을 주입하여 후관절의 상관절돌기 바로 앞쪽의 추간판으로 들어간다.
3. 캐눌라의 위치를 C–arm 영상증강장치를 통해 확인하고, 그 안으로 열응고 카테터를 넣는다.
4. 카테터를 섬유륜의 원하는 부분에 도달하기 위해 수핵 내에서 전진하여 목표한

섬유륜 근처의 수핵에 도달한다. 섬유륜 손상 부위를 카테터의 열응고 부분이 전부 포함하도록 위치시킬 수 있도록 하기 위해 수차례 시도할 수 있다.

5. 카테터의 위치가 확인되면 섭씨 85-90도의 온도로 활성화 지방 끝을 가열한다. Lesion generator를 프로그램에 따라 활성화시키며 운동신경의 손상유무를 지속적으로 확인한다.
6. Catheter를 제거하고 introducer를 통하여 항생제를 주사한 뒤 introducer를 제거한다.
7. 상기시술을 병변이 있는 여러 레벨의 선택된 추간판에 실시할 수 있다.
8. 회복실에서 혈종, 신경학적 이상이 없는지 확인한 후 병실로 이송시킨다.

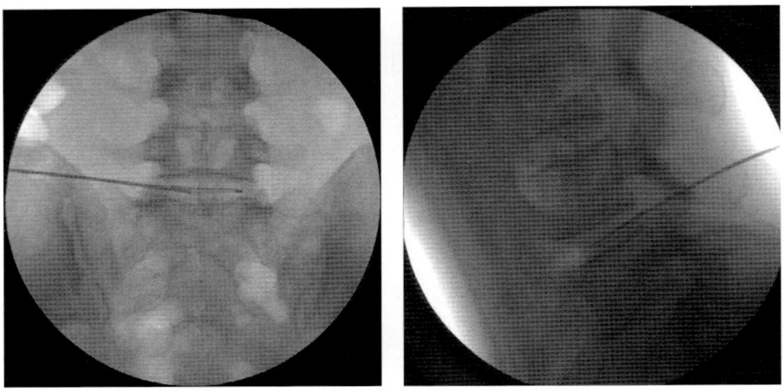

수핵성형술

경추부

1. 환자를 앙와위로 취하게 하고 피부 소독을 철저히 한다.
2. C-arm 영상증강장치 하에서 삽입관(introducer needle)을 환자가 통증을 호소하는 방향의 반대쪽에서 주입 하여 수핵 돌출 부위를 향하여 접근한다. 이때 시술자의 다른 한손으로 경동맥과 식도, 기도를 전위(displace)시켜 바늘이 지나갈 경로를 확보한다. 목표하는 추간판의 상하 추체와 평행하게 주입해야 종판의 손상을 막을 수 있다.
3. 양극성 고주파 탐촉자(bipolar RF probe)를 바늘 속으로 넣는다.
4. C-arm 영상증강장치 하에서 탐촉자를 수핵의 돌출 부위까지 전진한 다음 시험적 자극으로 신경근 자극이 없는지 확인한다.

5. 탐촉자를 통해 빠져 나가고, 증가된 온도로 인접 잔여 추간판이 절제 및 감압된다.
6. 상기 시술을 병변이 있는 여러 레벨의 선택된 추간판에 실시할 수 있다.
7. 회복실에서 혈종, 신경학적 이상이 없는지 확인한 후 병실로 환자를 이송시킨다.

요추부

1. 환자를 요추의 전만을 없애줄 수 있는 정도로 복와위를 취하고 피부 소독을 철저히 한다.
2. 경추부와 달리 통증이 심한 쪽 척추 중심선에서 8–10 cm 정도의 외측에서 삽입관(introducer needle)을 자입하여 후관절의 상관절돌기 바로 앞쪽의 추간판으로 들어간다.
3. 바늘의 위치를 방사선 C–arm 영상증강장치를 통해 확인하고, 그 안으로 양극성 고주파 탐촉자(biopolar RF probe)를 넣는다.
4. Coblation을 시행하여 이전에 수술전 MRI 등을 통해 결정한 깊이까지 C–arm 영상증강장치를 통해 확인하면서 탐촉자를 전진한다.
5. Coagulation을 시행하여 수핵내의 인접한 신경섬유의 변성을 형성하면서 탐촉자를 천천히 시작 위치로 뺀다.
6. 첫 번째 채널이 생성된 후 탐촉자를 60도 가량 시계방향으로 회전하여 위의 4, 5번 과정을 반복한다. 원하는 조직 감소량에 따라 약 6개의 채널을 만들 수 있다.
7. 상기 시술을 병변이 있는 여러 레벨의 선택된 추간판에 실시할 수 있다.
8. 회복실에서 혈종, 신경학적 이상이 없는지 확인한 후 병실로 환자를 이송시킨다.

7 체외 충격파치료[근골격계 질환] Extracorporeal Shock Wave Therapy

분류번호	코드	분류
조-84	SZ084	체외 충격파치료[근골격계 질환] Extracorporeal Shock Wave Therapy

● 적응증

건증(tendinopathy): 석회성 건염 및 기타 건염(tendinitis), 건증(tendinosis), 건초염(tenosynovitis) 등 예) 극상건증, 주관절 외상과염, 슬개건염, 아킬레스건증, 족저근막염 불유합, 골괴사증, 상세 불명 만성통증

● 행위정의

인대나 건, 근육에 염증이나 만성통증이 있을 경우 체외충격파를 시행함으로서 혈관벽을 통하여 사이토카인 분비가 증가되고, 혈관생성과 치유를 촉진시키는 방법이며, 신경섬유의 퇴행성 변화나 통각상실의 과자극에 의하여 통증을 감소시키는 방법임. 상완골 내상과염 및 외상과염, 족저근막염, 견관절 석회화 건염, 골절 지연 유합 등에 체외에서 충격파를 병변에 가해 혈관 재형성을 돕고, 건 및 그 주위 조직과 뼈의 치유과정을 자극하거나 재활성화시켜, 통증의 감소와 기능의 개선을 위한 치료법임.

● 실시방법

체외충격파에 의한 통증이 심할 경우

1. 필요시 통증이 있는 해부학적 구조물에 부분마취를 시행한다.
2. 마취가 완료된 후 oil 또는 jelly를 도포한다.
3. 대상병변에 적절한 세기와 빈도를 결정한다.
4. 필요시에는 초음파를 이용하여 위치를 확인한 후 정확한 부위에 충격파 발생기를 위치시킨다.
5. 충격파 발생장치를 작동하여 병변에 충격을 가한다.

체외충격파에 의한 통증이 심하지 않을 경우

1. 대상병변에 적절한 세기와 빈도를 결정한다.
2. 필요시에는 초음파를 이용하여 위치를 확인한 후 정확한 부위에 충격파 발생기를 위치시킨다.

3. 충격파 발생장치를 작동하여 병변에 충격을 가한다.

※ 병변의 위치(압통)를 환자가 정확하게 인지하고 있는 경우에는 의사의 설명 및 기계조작 후에 환자 본인의 충격파 발생장치를 병변에 정확히 위치시켜서 시행할 수 있다.

보건복지부 유권해석(2015.12.30)

- 체외 충격파치료(ESWT)는 의사가 직접 시행하는 행위임을 원칙으로 하되, 의사가 위치를 명확히 지시하고, 단순위치 고정업무(환부 주위로 약간의 이동을 전제함)처럼 치료 목적과 결과에 영향을 미치지 않을 것으로 예상되는 경우 의사의 지시와 감독하에 물리치료사가 시행가능함.

⑧ 자가 골수 줄기세포 치료
Autologous Bone Marrow Stem Cell Treatment

분류번호	코드	분류
조-85		자가 골수 줄기세포 치료 Autologous Bone Marrow Stem Cell Treatment
	SZ085*	가. 연골결손(동 행위를 위해 실시한 골수천자, 미세천공술 및 관절경 치료재료대 포함) Cartilage defect ㊟ 1. 사용대상은 ①, ②, ③ 조건을 모두 만족하는 경우 산정한다. ① 15세 이상, 50세 이하의 연령층 ② 외상, 박리성 골연골염(osteochondritis dissecans)으로 인한 연골 손상(ICRS grade 3-4) ③ 최대 연골 손상의 크기 2~10 cm² 환자 2. 시술방법은 ① 또는 ②의 방법으로 실시한 경우 산정한다. ① collagen powder 또는 Hyaluronic acid membrane을 지지대로 사용하여 이식한다. ② 자가 골수 세포 농축액을 응혈 형태로 만들어 병변부 위에 붙인 후, 그 위에 조직 수복용 생체 재료로 국내에서 허가된 골수세포 보호용 membrane(생체적합성, 생분해성, 무독성의 특성 보유)을 덮고 고정한다. 나. 중증하지허혈(동 행위를 위해 실시한 골수천자 포함) Critical Lower Limb Ischemia ㊟ 사용 대상은 기존 치료법에 실패하거나 불가능한 Fontaine's stage III 또는 IV인 중증 하지허혈성질환(폐쇄 혈전혈관염, 폐색성 말초 동맥질환) 환자(당뇨병성 하지허혈환자 제외)
조-85 (계속)	SZ086*	(1) 골수 채취 후 원심분리하여 허혈 부위에 주사하는 경우
	SZ087*	(2) G-CSF제제 투여 후 골수를 채취하여 허혈부위에 직접 주사하는 경우 ㊟ 「허가 초과 사용약제 비급여 사용」 승인받은 약제 및 승인기관에 한하여 산정한다.

● 적응증

국소적이며, 1~4 cm^2 이내의 크기이고, 전층이 소실되어 연골하골이 노출된 연골 또는 골연골 손상(Outerbridge III or IV)

● 실시방법

1. 해당 부위에 따라 전내측 또는 전외측 관절낭 절개를 한다.
2. 전후방십자인대와 슬개대퇴관절 등의 연골과 이환된 손상 부위를 확인한다.
3. 파열된 연골 및 인대 손상에 대한 치료를 시행한다.
4. 손상 부위를 curette으로 긁어내고 debrider로 다듬어 건강한 관절연골이 손상부위와 맞닿을 수 있게 한다.
5. 결손부위에 직경 5~10 mm, 깊이 15 mm 가량의 다발성 홈을 거의 서로 맞닿을 수 있도록 만든다.

6. 장골능에서 골수채취 기구를 이용하여 골수를 채취한다.
7. 채취된 골수를 특수한 원심분리기를 이용하여 원심분리한 후 골수줄기 세포를 채취한다.
8. 채취된 골수줄기 세포를 collagen이나 fibrin glue와 같은 매개체와 섞어서 골손 부위에 주입한다.
9. 이식부위를 확인하고 배액관을 삽입한 후 피부를 봉합한다. 압박붕대로 드레싱을 한다.

9 내시경적 경막외강 신경근성형술 Endoscopic Epidural Neuroplasty

분류번호	코드	분류
조-631	SZ631	내시경적 경막외강 신경근성형술 Endoscopic Epidural Neuroplasty

● 적응증

아래와 같은 질환에 의하여 유발된 지속적인 통증을 호소하는 경우

1. 요추 척추관협착증
2. 요추 디스크질환
3. 척추수술 후 통증증후군
4. 척추압박골절로 인한 통증
5. 척추감염질환이 완전히 호전된 후에도 경막외 유착으로 통증이 지속되는 경우
6. 기타 척추질환

● 행위정의

경막외강 내시경을 이용하여 경막외강 내 유착을 제거, 협착 완화, 탈출된 추간판의 감압 등을 시행함. 경우에 따라 레이저를 이용한 추가적 시술을 시행할 수도 있음.

● 실시방법

1. 환자를 수술 침대에 엎드리게 하고 환자의 엉덩이 밑에 베개를 두어서 요추부 굴곡(lumbar lordosis)이 펴지도록 하고 양 무릎은 약간 굽히도록 하며 발목은 벌려서 양발이 각각 외전하도록 하여 환자의 천골틈새(sacral hiatus)를 노출시킨다.
2. 환자의 머리는 오른쪽이나 왼쪽으로 돌리도록 하고 필요에 따라 산소를 공급하도록 한다.
3. 시술하는 동안 진정을 계획하는 경우에는 산소공급 장치와 더불어 마스크와 인공호흡을 시킬 수 있는 응급시술 기구들 뿐 아니라 응급구조 약도 바로 투여할 수 있도록 미리 준비한다.
4. 시술하는 동안 환자의 안전을 위하여 심전도, 혈압, 심박동수, 맥박 산소포화도 등 환자감시 장치들을 부착하여 주기적으로 관찰하도록 한다.

5. 시술부위 소독과 내시경 준비 천골틈새 부위를 회음부와 차단되도록 테이프를 붙이고 꼬리뼈 경막외강으로의 접근 부위를 중심으로 넓게 철저히 소독하고 소독포를 덮는다.
6. 소독된 경막외내시경에 카메라와 광원을 연결하고 초점을 맞춘 후 화이트 밸런스를 조정한다.
7. 천골틈새 부위를 C-arm 영상증강장치를 이용하여 앞뒷면(anteroposterior, AP) 사진으로 확인하고 카테터를 삽입할 부위를 중심으로 국소마취를 한다.
8. 꼬리뼈 경막외강 입구가 충분히 국소마취가 되면 18 G Tuohy 바늘을 삽입한다. 이때 조영제를 3-5 ml 넣어서 조영제의 퍼짐을 관찰하여 경막외강의 해부학적 구조와 더불어 충만결손(filling defect) 등을 관찰하여 경막외내시경을 넣을 때 목표지점의 안내자로 삼을 수 있다.
9. Tuohy바늘 안으로 유도철사(guide wire)를 넣고 바늘은 제거한 후에 유도철사 주위에 11번 칼(knife)로 5 mm 정도의 피부절개를 한다. 다음은 확장기(dilator) 등을 사용하여 seldinger 기법으로 카테터가 들어갈 수 있는 카뉼라를 넣는다.
10. 카테터를 삽입한 후 카테터가 천골부위의 배측 경막외강 부위에 거치되었는지 여부를 C-arm의 측면영상을 통해 확인한 후 카테터를 병변 부위로 전진시킨다.
11. 환자의 병변 부위에 도달하였다고 생각되면 C-arm 영상증강장치의 앞뒷면과 측면영상을 통하여 카테터의 위치를 다시 한번 확인한다.
12. 카테터의 위치가 원하는 부위에 도달하였다고 판단되면 내시경과 레이저를 카테터에 연결한 후 생리식염수를 주입하면서 경막외강을 관찰한다.
13. 유착이 있는 부위는 유착박리술을 시행하는데 앞쪽 경막외강에서는 레이저를 이용하여 디스크를 제거하거나 반흔조직을 태울 수도 있다.
14. 시술이 끝난 뒤에는 조영제를 주입하여 시술 전 충만 결손이 있었던 부위에 조영제가 흘러들어가는지를 확인하고 신경근 조영이 좌우로 잘 되는지도 확인한다.
15. 필요에 따라 스테로이드나 hyaluronidase 등의 약제를 주입한다.
16. 모든 조작이 끝나면 출혈이 있는지 확인한 후에 삽입한 기구들을 서서히 제거하고 피부 봉합을 한 후 환자를 회복실로 옮기고 관찰한다.

⑩ 경피적 경막외강 신경성형술 Percutaneous Epidural Neuroplasty

분류번호	코드	분류
조-634	SZ634	경피적 경막외강 신경성형술 Percutaneous Epidural Neuroplasty

적응증

아래와 같은 질환에 의하여 유발된 지속적인 통증을 호소하는 경우

1. 척추관/추간공협착증(경, 흉, 요추)
2. 디스크질환(경, 흉, 요추)
3. 척추수술후 통증증후군
4. 척추압박골절로 인한 통증
5. 척추감염질환이 완전히 호전된 후에도 경막외 유착으로 통증이 지속되는 경우
6. 기타 척추질환

행위정의

신경성형술용 카테터를 이용하여 물리적 또는 화학적 방법을 통해 병변 부위에 시술 요부, 경부 디스크 팽윤, 급성 디스크탈출증, 척추관협착증 등의 수술 전 통증관리로서 경막외강에 약물을 투여하여 신경다발을 압박하는 부위의 염증을 가라앉히고, 염증 유발물질을 차단하여 통증을 감소시키기 위함. 또한 '수술 후 통증증후군'에서 통증유발 부위에 고농도의 식염수를 포함한 약물을 주입하여 유착된 반흔이 떨어지면서 신경압막을 풀어주어 통증을 감소시키기 위함.

실시방법

1. 필요시 환자의 정맥로를 확보하고, 수액을 천천히 주입한다.
2. 필요시 혈압계와 맥박 산소포화도, 심전도 등을 부착하고 모니터링한다.
3. 환자로 하여금 시술에 필요한 자세를 취하게 된다.
4. 시술자는 소독된 장갑을 끼고 환자 몸의 자입이 되는 지점을 소독한다.
5. 바늘을 삽입할 부위의 구조를 촉지 또는 필요에 따라 C-arm을 이용하여 확인 후 국소마취를 시행한다.
6. 시술용 바늘을 천골 열공 또는 경추간공 경로로 삽입한다.
7. C-arm과 조영제를 이용하여 바늘의 깊이와 위치를 확인한다.
8. 거치된 바늘을 통하여 특수 제작된 신경성형술 전용 카테터를 조심스럽게 거치

한다.

9. 거치된 카테터가 배측 경막외강 부위에 거치되었는지 여부를 C-arm의 측면영상을 통해 확인한 후 카테터를 병변 부위로 전진시킨다.
10. 카테터 종류에 따라 물리적 또는 화학적 방법을 이용하여 병변 부위에 시술을 시행한다.
11. 국소마취제 및 기타 필요한 약물 적정량을 경막외강으로 천천히 주입하고 난 뒤, 약 1-2시간 동안 앙와위 혹은 복와위로 절대 안정을 취하도록 한다.
12. 카테터를 남겨놓는 경우는 국소마취제 투여 후 이상이 없을 경우 카테터를 넣고 약 5-10 cm 떨어진 부위까지 국소마취를 한 후 터널을 만들고 카테터를 이 터널을 통하여 빼내어 고정한다.
13. 바늘을 제거한 후 피부 자입부 및 카테터 삽입 부위를 멸균드레싱한다.
14. 약물 주입 후 첫 15-30분까지 감각 및 운동신경 검사를 하여 신경차단의 정도 및 기타 부작용에 대한 평가를 한다.
15. 카테터를 남겨놓는 경우, 카테터를 통해 고장성 식염수와 스테로이드 등의 약제를 천천히 주입한다.
16. 환자를 회복실로 옮기고 모니터링 하면서 이상 여부를 관찰한다.

공개심의 사례

경피적 경막외강 신경성형술(percutaneous epidural neuroplasty)

진료내역 등 참조, 조634 경피적 경막외강 신경성형술 후 투여한 levofloxacin 경구제 인정여부

청구내역(여/43세)

청구 상병명: 신경뿌리병증을 동반한 요추 및 기타 추간판장애, 상세불명의 관절염-어깨부분, 요통-요추부

주요청구내역

조-634 경피적 경막외강 신경성형술(SZ634)

629 레보박터정(레보플록사신 0.1 g/1정)/A 1×1×1 [비급여] (4/4일) 1×3×12 (4/4~4/15)

618 파제론주사(세파제돈나트륨 1 g/1병)/B 1×1×1 (4/4)

진료내역 경과기록: 수술명 PEN L4-5, Lt.(racz)

심의결과 및 심의내용

이 사례(여/43세)는 신경뿌리병증을 동반한 요추 및 기타 추간판장애, 상세불명의 관절염-어깨부분, 요통-요추부 등 상병으로 5일간('17.4/4~4/8) 입원하여 경피적 경막외강 신경성형술(4/4)을 시행하고, 파제론 주사 1일(1 g×1×1), 레보박터정 12일(0.1 g×3×12) 청구한 건임.

- 국민건강보험 요양급여의 기준에 관한 규칙 [별표 1] 요양급여의 적용기준 및 방법(제5조 제1항 관련) 3. 약제의 지급 (5)에 따르면 항생제 등 오남용의 폐해가 우려되는 의약품은 환자의 병력 · 투약력 등을 고려 하여 신중하게 처방 · 투여하여야 한다고 되어 있음. 또한, 항생제 일반원칙(고시 제2013-127호, 2013.9.1.시행)에 의하면 항생제는 환자의 병력 등을 참조하여 허가사항 범위 내에서 1차 약제부터 단계적 으로 사용하도록 되어 있고, Levofloxacin 경구제(고시 제2016-83호, 2016.6.1.시행)는 1차 약제 투여로 증상이 호전되지 않는 환자에게 투여하는 것을 원칙으로 하고 있음.

  따라서, 경피적 척추수술에 청구한 1차 약제인 파제론주사는 인정하고, 레보박터정(레보플록사신) 경구제는 1차 약제 투여 금기 또는 치료 실패 등 관련 내용 확인되지 않아 인정하지 아니함.

참고

- 「국민건강보험 요양급여의 기준에 대한 규칙」 [별표1] "요양급여의 적용기준 및 방법"

  건강보험 행위 급여 · 비급여 목록 및 급여 상대가치점수 제1편 제3부 행위 비급여 목록

  [일반원칙] 항생제(보건복지부 고시 제2013-127호, 2013.9.1. 시행)

  Levofloxacin 경구제(품명: 레보펙신정 등) (보건복지부 고시 제2016-83호(약제), 2016.6.1. 시행)

2017.06.22. 진료심사평가위원회(지역심사평가위원회)

청구의 Tip

PEN등 비급여 시술관련하여, 주사제 및 경구제 포함 항생제는 3일 정도로 청구한다.

⑪ 말초신경자극술(체내삽입형 신경자극기 이용)
Peripheral Nerve Stimulation with Implantable Pulse Generators

분류번호	코드	분류
조-637	SZ631	말초신경자극술[체내삽입형 신경자극기 이용] Peripheral Nerve Stimulation with Implantable Pulse Generators
	SZ637*	가. 신체신경자극술
	SZ638*	나. 후두신경자극술
	SZ639*	다. 삼차신경자극술

12 경피적 풍선확장 경막외강 신경성형 Percutaneous Epidural Neuroplasty with Balloon Catheter

분류번호	코드	분류
조-639	SZ641	경피적 풍선확장 경막외강 신경성형 Percutaneous Epidural Neuroplasty with Balloon Catheter

13 자가혈액 또는 자가혈청 근육주사요법
Autologous Blood or Autologous Serum Intramuscular Injection Therapy

제5장 주사료 제1절 주사료

자가혈액 또는 자가혈청 근육주사요법

Autologous Blood or Autologous Serum Intramuscular Injection Therapy

분류번호	코드	분류
모-4	KZ004	자가혈액 또는 자가혈청 근육주사요법 Autologous Blood or Autologous Serum Intramuscular Injection Therapy

청구의 Tip

표준적인 약물치료로 증상이 조절되지 않는 만성 두드러기 환자 대상이며, 통증 치료시는 불안정함.

⑭ 지속적 대퇴신경 통증(자가)조절법
Continuous Femoral Nerve (Patient Controlled) Analgesia

분류번호	코드	분류
보-61	LZ610*	지속적 대퇴신경 통증(자가)조절법 Continuous Femoral Nerve(Patient Controlled) Analgesia(슬관절전치환술, 전방십자인대재건술)

적응증

전신마취 혹은 척추마취나 경막외마취로 시행하는 슬관절치환술(Total Knee Arthroplasty) 환자에 있어서 수술 중 및 수술 후 통증조절

실시방법

1. 수술 전

   수술 전 사전 방문하여 의무 기록 검토 및 문진, 이학적 검사를 통하여 환자상태를 파악하고, 환자 및 보호자에게 시술방법과 이 시술로 인한 합병증을 설명하고 마취동의서를 작성한다.

2. 시술

   크게 신경자극기를 이용한 신경자극법과 초음파를 이용한 방법의 2가지 방법이 사용되는데, 이 2가지를 같이 사용하기도 한다.

초음파를 이용한 시술방법

1) 계획된 대퇴신경차단에 적당한 환자의 체위를 취한다.
2) 천자하기 전에 초음파로 랜드마크로 하는 혈관, 근육, 뼈 등의 해부학적 구조물들을 미리 확인하고 목표로 하는 신경을 확인하여 초음파상에 연출한다.(Prescan)
3) 환자의 개인차를 고려하여 해부학적 기형이나 변이의 유무를 확인한다.
4) 합병증을 피하기 위해 안전한 바늘 삽입 및 진입 경로를 계획한다.
5) 충분히 넓은 범위를 철저히 소독을 한 후 초음파 탐촉자에 무균 cover를 씌우고 무균장갑 및 바늘 등 전 과정을 무균적 방법으로 시행한다.(Aseptic techinique)
6) 바늘의 자입부를 국소 침윤마취를 한 후 초음파 영상에서 바늘 끝(needle tip)을 확인하며 바늘을 진입한다. 바늘 끝이 확인이 되지 않을 때는 진입하지 않는다.

7) 목표로 하는 대퇴신경을 확실히 확인하기 위해 신경자극법을 병행하기도 한다.(Dual-guidance technique)
8) 소량의 약제를 시범투여하여 바늘 끝을 확인한다.
9) 의도한대로 약물이 퍼지지 않으면 바늘의 위치를 조절한다.
10) 카테터를 삽입한 후 초음파로 카테터의 위치가 적정한지 확인한다. 소량의 약제를 투여하여 약물의 퍼지는 정도를 확인한다.
11) 카테터를 잘 고정한다.

신경자극법을 이용한 시술방법

1) 계획된 대퇴신경차단에 적당한 환자의 체위를 취한다.
2) 천자하기 전에 랜드마크로 하는 혈관, 근육, 뼈 등의 해부학적 구조물들을 미리 확인하고 표시한다.
3) 합병증을 피하기 위해 안전한 바늘 삽입 및 진입 경로를 계획한다.
4) 충분히 넓은 범위를 철저히 소독을 한 후 무균장갑 및 바늘 등 전 과정을 무균적 방법으로 시행한다.(Aseptic techinique)
5) 바늘의 자입부를 국소 침윤마취한 후 신경자극의 강도를 조절하여 바늘 끝(needle tip)과 신경과의 간격을 확인하며 바늘을 진입한다. 저전류(0.2-0.3 mA)에서 근수축이 있을 시에는 더이상 집입하지 않는다.
6) 간헐적으로 흡인을 하면서 약제를 천천히 낮은 주입 압력으로 소량씩 투여한다. 이때 근수축이 소실되는지, 환자가 통증을 호소하는지, 저항이 강해지는지(주입 압력이 강해지는지) 확인하며 투여한다.
7) 약물을 주입할 때 환자가 통증을 호소하거나, 저항이 강해지면 주입을 중단하고 바늘을 약간 후퇴시켜(빼고) 다시 시도한다.
8) 카테터를 2-5 cm 이내로 삽입한 후 잘 고정한다.
9) 전신 마취로 수술을 진행할 경우 마취유도 전에 환자가 각성 상태에서 시행한다.

⑮ 지속적 사각근간 상박신경총 통증자가조절법(어깨 및 상완골 수술)

분류번호	코드	분류
보-62	LZ062*	지속적 사각근간 상박신경총 통증자가조절법(어깨 및 상완골 수술) Continuous Interscalene Brachial Plexus Block (The Shoulder or Humerus Surgery)

적응증

전신마취 혹은 상완신경총마취로 시행하는 어깨 및 상완골 수술(Shoulder or Humerus Surgery) 환자에 있어서 수술 중 및 수술 후 통증조절.

실시방법

1. 수술 전

   수술 전 사전 방문하여 의무 기록 검토 및 문진, 이학적 검사를 통하여 환자상태를 파악하고, 환자 및 보호자에게 시술방법과 이 시술로 인한 합병증을 설명하고 마취동의서를 작성한다.

2. 시술

   크게 신경자극기를 이용한 신경자극법과 초음파를 이용한 방법의 2가지 방법이 사용되는데, 이 2가지를 같이 사용하거나 적어도 초음파를 사용하여 시술할 것을 추천한다.

초음파를 이용한 시술방법

1) 계획된 사각근간신경총차단에 적당한 환자의 체위를 취한다.
2) 천자하기 전에 초음파로 랜드마크로 하는 혈관, 근육, 뼈 등의 해부학적 구조물들을 미리 확인하고 목표로 하는 신경(5, 6, 7번 경추신경근)을 확인하여 초음파상에 연출한다.(Prescan)
3) 환자의 개인차를 고려하여 해부학적 기형이나 변이의 유무를 확인한다.
4) 합병증을 피하기 위해 안전한 바늘 삽입 및 진입 경로를 계획한다.
5) 충분히 넓은 범위를 철저히 소독을 한 후 초음파 탐촉자에 무균 cover를 씌우고 무균장갑 및 바늘 등 전 과정을 무균적 방법으로 시행한다.(Aseptic techinique)
6) 바늘의 자입부를 국소 침윤마취를 한 후 초음파 영상에서 바늘 끝(needle tip)을 확인하며 바늘을 진입한다. 바늘 끝이 확인이 되지 않을 때는 진입하지 않는다.

7) 목표로 하는 신경들을 확실히 확인하기 위해 신경자극법을 병행하기도 한다.(Dual-guidance technique)
8) 소량의 약제를 시범투여하여 바늘 끝을 확인한다.
9) 의도한대로 약물이 퍼지지 않으면 바늘의 위치를 재조정하여야 한다.
10) 카테터를 삽입한 후 초음파로 카테터의 위치가 적정한지 확인한다. 소량의 약제를 투여하여 약물의 퍼지는 정도를 확인한다.
11) 카테터를 잘 고정한다.

신경자극법을 이용한 시술방법

1) 계획된 사각근간신경총차단에 적당한 환자의 체위를 취한다.
2) 천자하기 전에 랜드마크로 하는 혈관, 근육, 뼈 등의 해부학적 구조물들을 미리 확인하고 표시한다.
3) 합병증을 피하기 위해 안전한 바늘 삽입 및 진입 경로를 계획한다.
4) 충분히 넓은 범위를 철저히 소독을 한 후 무균장갑 및 바늘 등 전 과정을 무균적 방법으로 시행한다.(Aseptic techinique)
5) 바늘의 자입부를 국소 침윤마취한 후 신경자극의 강도를 조절하여 바늘 끝(needle tip)과 신경과의 간격을 확인하며 바늘을 진입한다. 저전류(0.2-0.3 mA)에서 근수축이 있을 시에는 더이상 진입하지 않는다.
6) 간헐적으로 흡인을 하면서 약제를 천천히 낮은 주입 압력으로 소량씩 투여한다. 이때 근수축이 소실되는지, 환자가 통증을 호소하는지, 저항이 강해지는지(주입 압력이 강해지는지) 확인하며 투여한다.
7) 약물을 주입할 때 환자가 통증을 호소하거나, 저항이 강해지면 주입을 중단하고 바늘을 약간 후퇴시켜(빼고) 다시 시도한다.
8) 카테터를 2-3 cm 이내로 삽입한 후 잘 고정한다.
9) 전신마취로 수술을 진행할 경우 마취유도 전에 환자가 각성 상태에서 시행한다.

제2장 검사료

Section

5

Chapter 1 신경계 기능검사

Chapter 2 외피, 근골 기능검사

Chapter 3 초음파 검사료

Chapter 4 대사검사

Chapter 5 비급여검사

제2장 검사료

Chapter 1 신경계 기능검사

① 신경학적 검사 Neurologic Examination

분류번호	코드	분류	점수	의원	병원
나-610		신경학적 검사 Neurologic Examination			
	F6101	가. 일반 검사 Routine ㈜ 1. 신경계의 질환에만 산정하되 월1회 이상 실시하더라도 1회만 산정한다. 2. 만1세 미만의 소아에 대하여는 소정점수의 50%를, 만1세 이상 만6세 미만 소아에 대하 여는 소정점수의 30%를 가산한다.(산정코드 첫 번째 자리에 만1세 미만은 A, 만1세 이상~만6세 미만은 B로 기재)	286.05	23,280	21,020
	F6102	나. 뇌사판정을 위한 검사 for Brain Death	1,043.6	84,950	76,710

② 근전도검사 Electromyography

나-611 근전도검사 Electromyography

분류번호	코드	분류	점수	의원	병원
나-611		근전도검사 Electromyography			
	F6111	가. 상지[편측] Upper Extremity	567.35	46,180	41,700
	FA111	㈜ 정량적 근전도검사를 실시한 경우에는 1,184.14점을 산정한다.			
	F6112	나. 하지[편측] Lower Extremity	567.35	46,180	41,700
	FA112	㈜ 정량적 근전도검사를 실시한 경우에는 1,184.14점을 산정한다.			
	F6113	다. 체간 Trunk	479.57	39,040	35,250
	FA113	㈜ 정량적 근전도검사를 실시한 경우에는 1,149.73점을 산정한다.			
	F6114	라. 두부 Head	490.55	39,930	36,060

분류번호	코드	분류	점수	의원	병원
	FA114	주 정량적 근전도검사를 실시한 경우에는 1,107.33점을 산정한다.			
		마. 기타 Others			
	F6115	(1) 후두근 Laryngeal Muscle	460.47	37,480	33,840
	FA115	주 정량적 근전도검사를 실시한 경우에는 834.67점을 산정한다.			
	F6116	(2) 항문 또는 요도괄약근 Anal or Urethral Muscle	679.11	55,280	49,910
	FA116	주 정량적 근전도검사를 실시한 경우에는 1,196.90점을 산정한다.			

③ 신경전도검사 Nerve Conduction Study

분류번호	코드	분류	점수	의원	병원
나-612		신경전도검사 Nerve Conduction Study			
		가. 상지[편측] Upper Extremity			
	F6121	(1) 운동신경	421.18	34,280	30,960
	F6122	(2) 감각신경	421.18	34,280	30,960
		나. 하지[편측] Lower Extremity			
	F6123	(1) 운동신경	421.18	34,280	30,960
	F6124	(2) 감각신경	421.18	34,280	30,960
	F6125	다. 체간 Trunk	535.65	43,600	39,370
	F6126	라. 두부 Head	360.26	29,330	26,480

④ 기타 신경전도검사 Other Nerve Conduction Study

분류번호	코드	분류	점수	의원	병원
나-613		기타 신경전도검사 Other Nerve Conduction Study			
	F6131	가. 반복 신경자극검사 Repetitive Nerve Stimulation Test	482.41	39,270	35,460
	F6132	주 텐실론, 네오스티그민등의 약제를 이용하여 검사를 실시한 경우에는 842.83점을 산정하며 사용된 약제는 별도 산정한다.			
	F6133	나. 신경 흥분도검사 Nerve Excitability Test	211.83	17,240	15,570

분류번호	코드	분류	점수	의원	병원
	F6134	다. 순목반사 검사 Blink Reflex Study	480.33	39,100	35,300
	FY861	라. 구해면체 반사검사 Bulbocavernous Reflex Test	543.09	44,210	39,920
	FY862	마. H 반사 H-Reflex	226.26	18,420	16,630

5 뇌파검사 Electroencephalography

분류번호	코드	분류	점수	의원	병원
나-614		뇌파검사 Electroencephalography			
		주 Digital 뇌파분석을 실시한 경우에는 소정점수의 50%를 가산한다.(산정코드 두 번째 자리에 1로 기재)			
나-616	F6160	수술 중 피질뇌파검사 Intraoperative Electrocorticogram	1,850.06	150,590	135,980

6 인성검사(각각 산정) Personality Test

분류번호	코드	분류	점수	의원	병원
나-621		인성검사(각각 산정) Personality Test			
	F6211	가. 미네소타 다면적 인성검사 Minnesota Multiphasic Personality Inventory	213.17	17,350	15,670
	F6231 F6232	주 미네소타 다면적 인성검사-II 1) 또는 미네소타 다면적 인성검사-청소년용 2)을 실시한 경우에는 304.04점을 산정하되, 미네소타 다면적 인성검사는 종류 불문 1종만 산정한다.			

7 수술 중 신경생리 추적감시

분류번호	코드	분류	점수	의원	병원
너-681	FY681	수술 중 신경생리 추적감시(수술중 뇌파 추적감시, 수술중 유발전위 추적감시, 수술 중 근전도 추적감시 포함) Intraoperative Neurophysiologic Monitoring 주 1. 신경과 또는 재활의학과 전문의가 감시 및 판독을 한 경우에 산정한다.	1,564.15	127,320	114,970
	FY682	2. 동시에 2종 이상의 검사를 실시한 경우에는 2,132.19점을 산정한다. 3. 1시간당으로 산정하되 최대 8시간 이내만 산정한다.			

8 F파 신경전도검사(운동신경) F-wave Nerve Conduction Study

분류번호	코드	분류	점수	의원	병원
너-687		F파 신경전도검사(운동신경) F-wave Nerve Conduction Study			
	FY687	가. 상지[편측] Upper Extremity	147.12	11,980	10,810
	FY688	나. 하지[편측] Lower Extremity	146.78	11,950	10,790
	FY689	다. 체간 Trunk	133.04	10,830	9,780
	FY690	라. 두부 Head	132.97	10,820	9,770

Chapter 2

외피, 근골 기능검사

① 도수근력검사 Manual Muscle Test

분류번호	코드	분류	점수	의원	병원
나-661		도수근력검사 Manual Muscle Test			
		주 월 1회 이상 실시하더라도 주된 항목의 소정점수 를 1회만 산정한다.			
	E6611	가. 상지 또는 하지[체간 포함] Upper Extremities or Lower Extremities[Including Trunk]	105.86	8,620	7,780
	E6612	나. 전신 Total Body	146.01	11,890	10,730

② 버그 균형검사 Berg Balance Test

분류번호	코드	분류	점수	의원	병원
나-661-1		버그 균형검사 Berg Balance Test	103.75	8,450	7,630
		주 월 1회 이상 실시하더라도 1회만 산정한다.			

③ 일상생활 동작검사 Activities of Daily Living Test

분류번호	코드	분류	점수	의원	병원
너-771		일상생활 동작검사 Activities of Daily Living Test			
		주 월 1회 이상 실시하더라도 1회만 산정한다.			
	EY773	가. 기본적 일상생활능력 Basic ADL	131.44	10,700	9,660
	EY772	주 변형된 바델지수(Modified Barthel Index) 등을 이용한 경우에도 소정점수를 산정한다.			
	EY774	나. 도구적 일상생활능력 Instrumental ADL	134.02	10,910	9,850

④ 수지기능검사 Hand Function Test

분류번호	코드	분류	점수	의원	병원
너-772	EX780	수지기능검사 Hand Function Test	167.88	13,670	12,340
		주 1. 월 1회 이상 실시하더라도 1회만 산정한다.			
	EY781 EY782	2. 젭슨 수부 평가검사 1), 오코너 핑거 덱스트리티 검사 2)를 실시한 경우에도 소정점수를 산정한다.			

⑤ 관절가동범위검사 Range of Motion Test

분류번호	코드	분류	점수	의원	병원
너-773	EX773	관절가동범위검사 Range of Motion Test	157.89	12,850	11,600

⑥ 조직압의 측정(설치에서 제거까지, 치료기간 중 1회 산정) Monitoring of Interstitial Fluid Pressure

분류번호	코드	분류	점수	의원	병원
너-774	EX774	조직압의 측정[설치에서 제거까지, 치료기간 중 1회 산정] Monitoring of Interstitial Fluid Pressure	493.05	40,130	36,240

⑦ 등속성운동기능검사 Isokinetic Strength Test

분류번호	코드	분류	점수	의원	병원
너-775		등속성운동기능검사 Isokinetic Strength Test			
	EY761	가. 상지 Upper Extremities	191.14	15,560	14,050
	EY762	나. 하지 Lower Extremities	191.14	15,560	14,050
	EY763	다. 척추 Spine	191.14	15,560	14,050

⑧ 경직진자검사 Pendulum Test

분류번호	코드	분류	점수	의원	병원
너-776	EX776	경직진자검사 Pendulum Test	203.92	16,600	14,990

Chapter 3 초음파 검사료

초음파

관련고시: 고시 제2017-170호(행위)

수가산정법(시행일: 2017.10.1시행)

초음파 검사는 다음과 같은 경우에 요양급여하며, 이에 해당하지 않는 경우에는 비급여함.

다 음

가. 급여대상 및 범위

1) 기본, 진단, 특수 초음파

가) 암, 심장질환, 뇌혈관질환, 희귀난치성 질환

(1) 「본인 일부부담금 산정특례에 관한 기준」에 따른 산정특례 대상자: 해당 산정특례 적용기간에 실시한 경우

(2) 산정특례 질환이 의심되는 환자: 해당 산정특례 질환이 의심되어 실시한 경우(1회 인정)

나) 신생아 중환자실 환자 : 신생아 중환자실 입원기간에 실시한 경우

2) 임산부 초음파

3) 유도 초음파

상기1)의 적용을 받는 환자에게[건강보험 행위 급여, 비급여 목록표 및 급여상대가치점수] 제 1편 제2부 제2장(검사료) 또는 제 9장(처치 및 수술료 등)에 분류된 행위를 초음파 유도 하에 아래와 같이 실시한 경우 해당 소정점수를 산정함.

아 래

㉠ 유도초음파(I) 흉막천자, 심낭천자, 더글라스와 천자, 양수천자, 배액시 시술부위 확인

㉡ 유도초음파(II) 조직생검, 세침흡인생검, 시술 시 간헐적 유도

㉢ 유도초음파(III) 시술시 지속적 모니터링

㉣ 유도초음파(IV) 고주파 열치료술, 냉동제거술과 같은 고난이도 시술

4) [암 관리법]에 의한 완화 의료전문기관의 완화 의료병동에 입원한 말기암 환자에게 유도초음파를 실시한 경우 고시 제2017-68호, 2017.03.01. 시행

나. 산정방법

1) 각 장기별 검사는 해당 장기 및 주변 림프절, 혈관, 연부조직 등을 포함하는 것으로 상기 가.의 적용을 받는 환자에게 서로 인접된 부위에 초음파 검사를 동시에 시행하는 경우 주된 검사는 소정점수의 100%, 제2의 검사는 소정점수의 50%를 산정하며, 최대 150%까지 산정함.

2) 상기 가. 1)의 진단 초음파와 다.의 유도 초음파를 동시에 시행한 경우에는 각각의 소정점수를 산정함.

3) 상기 가. 1)의 적용을 받는 환자에게 단순 초음파를 동일 날, 동일 목적으로 수회 시행하더라도 해당 항목의 소정점수를 1회 산정함.

분류코드	코드	분류	점 수	의원	병원
		주 1. 만1세 미만의 소아에 대하여는 소정점수의 50%를, 만1세 이상 만6세 미만의 소아에 대하여는 소정점수의 30%를 가산한다.(산정코드 첫 번째 자리에 만1세 미만은 A, 만1세 이상~만6세 미만은 B로 기재) 2. 도플러 검사를 실시한 경우 소정점수의 10%를 가산한다(산정코드 두 번째 자리에 1로 기재). 다만, 「나-940」, 「나-943」, 「나-948」, 「나-952」, 「나-956」, 「나-961」은 소정점수에 포함되어 있으므로 그러하지 아니한다. 3. 조영제를 사용하여 검사한 경우 소정점수의 30%를 가산하고(산정코드 두 번째 자리에 2로 기재), 검사 시 사용된 조영제는 별도 산정한다.			
		[기본 초음파]			
나940		단순초음파			
	EB401	가. 단순초음파(I) One point Ultrasonography	130.01	10,580	9,560
	EB402	나. 단순초음파(II) Simple Ultrasonography	260.03	21,170	19,110
나946		**[진단 초음파]**			
		주 제한적 초음파는 해당검사 소정점수의 50%를 산정한다.(산정코드 세 번째 자리에 1로 기재)			
		근골격, 연부			
		가. 관절초음파 Joint Ultrasonography			
	EB469	주 류마티스성 질환에 의한 다발성 관절염을 진단 또는 평가하기 위하여 3부위 이상의 관절을 종합적으로 검사한 경우 1,165.61점을 산정한다.			

분류코드	코드	분류	점 수	의원	병원
나946 (계속)	EB461 EB462	(1) 손가락, 발가락(편측) [Finger, Toe(Unilateral)]	544.62	44,330	40,030
	EB463 EB464	(2) 주관절, 슬관절(편측) [Elbow, Knee(Unilateral)]	600.00	48,840	44,100
	EB465 EB468	(3) 고관절, 견관절, 손목관절, 발목관절(편측) [Hip, Shoulder, Wrist, Ankle(Unilateral)]	751.34	61,160	55,220
		나. 연부조직 초음파 Soft Tissue Ultrasonography			
	EB470	(1) 일반 General	544.62	44,330	40,030
	EB471	(2) 정밀 Detailed	699.55	56,940	51,420
나950		신경			
	EB503	나. 말초신경 초음파(편측) Peripheral Nerve Ultrasonography			
	EB504	주 사지신경 모두를 종합적으로 검사한 경우 1,286.78점을 산정한다.	493.27	40,150	36,260
나956		**[유도 초음파]**			
		유도초음파 Guiding Ultrasonography For Procedure			
	EB561	가. 유도초음파(I)	443.90	36,130	32,630
	EB562	나. 유도초음파(II)	887.80	72,270	65,250
	EB563	다. 유도초음파(III)	1,065.36	86,720	78,300
	EB564	라. 유도초음파(IV)	2,663.40	216,800	195,760

Chapter 4

대사검사

1 비타민

비타민 D 검사의 급여기준

너153 기타 비타민 검사 중 비타민 D(D2, D3 및 total D) 검사의 급여기준은 다음과 같이 함.

다 음

가. 적응증

1) 비타민 D 흡수장애를 유발할 수 있는 위장질환 및 흡수장애 질환
2) 항경련제(Phenytoin이나 Phenobarbital 등) 또는 결핵약제 투여 받는 환자
3) 간부전, 간경변증
4) 만성 신장병
5) 악성종양
6) 구루병
7) 이차성 골다공증의 원인 감별이 필요한 경우
8) 골다공증 진단 후 약물치료 시작 전 1회, 비타민 D 투여 3~6개월 후 약제 효과 판정을 위해 실시 시 1회 인정함을 원칙으로 하되, 이후 추적검사는 연 2회까지 인정
9) 체표면적 40% 이상 화상

나. 기타

1) 비타민 D(D2, D3 및 total D) 검사는 1종만 인정
2) 선별 검사로 HPLC법(너153주1)은 인정하지 아니함.

고시 제2016-204호, 2016.11.01.시행

Chapter 5 비급여 검사

신경계 기능검사

① 교감신경 피부반응 검사

분류코드	코드	분류
노-681	FZ681	교감신경 피부반응 검사

② 척추기능 컴퓨터검사 Spinoscope

분류코드	코드	분류
노-682	FZ682	척추기능 컴퓨터검사 Spinoscope

M18270 노-682

급여여부: 비급여고시

행위유형: 기능검사

패밀리명: 근골격기능 및 동작분석검사

- **적응증**

디스크 질환을 포함한 퇴행성 척추질환 외상에 의한 척추부 통증, 수술전후 요추부 운동기능 평가, 업무 복귀 및 가능한 노동량의 측정

- **행위정의**

MRI 혹은 CT 등 방사선학적 검사는 해부학적 이상 소견은 잘 반영하지만 기능평가는 곤란하나, 동 검사는 각 척추 분절의 상호 움직임 및 척추 전체의 운동패턴을 측정함으로서 척추의 질병유무 및 기능이상 여부를 객관적으로 파악할 수 있으며, 환자 등의 정중앙선을 따라 112개의 단추모양의 적외선 발광체를 부착하고 기입상태, 전굴, 후굴, 좌굴, 우굴 등 움직임을 기본 및 일정량의 무게(아령 또는 바벨)를 든 상태에서 반복하며, 이때 환자의 등에 부착된 각각의 표지물에서 나오는 적외선의 궤적을 Spinoscope 장비에 장착된 고해상도의 적외선 카메라가 추적하여 기록함.

- **실시방법**

a. 환자 면담 및 이학적 소견을 측정한다.

b. 환자의 척추부에 적외선 발광체를 부착한다.

c. 검사 양식에 따라 환자에게 운동을 시키며, 이때 적외선 카메라로 환자의 움직임을 지속적으로 기록한다.

d. 기록된 검사치를 컴퓨터에 입력하여 분석한다.

③ 신경학적 척도검사 Neurologic Rating Scale

너-684 신경학적 척도검사 Neurologic Rating Scale

분류코드	코드	분류
너-684		신경학적 척도검사 Neurologic Rating Scale
	FY831	가. 말초신경척도 Neuropathy Rating Scale
	FY832	주 운동신경병척도검사를 실시한 경우에도 산정한다.

④ 정량적 감각기능검사 Quantitative Sensory Test

너-688 정량적 감각기능검사 Quantitative Sensory Test

분류코드	코드	분류
너-688		**정량적 감각기능검사** Quantitative Sensory Test
	FY881	가. 진동역치 Vibration Threshold
	FY882	나. 온도역치 Temperature Threshold
	FY883	다. 전류인지역치 Current Perception Threshold
	FY884	주 통증역치검사를 실시한 경우에도 산정한다.

⑤ 자율신경계 이상검사 Autonomic Nervous System Function Test

너-689 자율신경계 이상검사 Autonomic Nervous System Function Test

분류코드	코드	분류
너-689		자율신경계 이상검사 Autonomic Nervous System Function Test
	FY891	가. 기립성 혈압검사 Orthostatic Blood Pressure Test
	FY892	나. 발살바법 Valsalva Maneuver
	FY893	다. 지속적 근긴장에 따른 혈압검사
	FY894	라. 심박 변이도검사 Heart Rate Variability Test
	FY895	마. 피부 전도반응검사 Skin Conduction Test

⑥ 정량적 발한 축삭 반사검사 Quantitative Sudomotor Axon Reflex Test

정량적 발한 축삭 반사검사 Quantitative Sudomotor Axon Reflex Test

분류코드	코드	분류
노-709	FZ709	정량적 발한 축삭 반사검사 Quantitative Sudomotor Axon Reflex Test

【외피, 근골기능검사】

⑦ 체온열검사 Thermography

분류코드	코드	분류
노-776	EZ776	체온열검사 Thermography

Section 6

제3장 영상진단

제3장 영상진단

Full PACS 요양급여비용 산정기준

영상저장 및 전송시스템을 이용하여 필름을 사용하지 않는 경우(Full PACS)에 대한 요양급여비용 산정은 영상의학과 전문의가 상근하는 요양기관으로서, 건강검진 환자 및 초음파 검사 등 비급여 대상을 포함한 모든 환자에게 필름 없이 운영되는 것을 원칙으로 함.

다만, 아래와 같은 경우는 Filmless 예외 대상으로 인정함.

가. 유방촬영필름(Mammography)

나. 수술장에서 실시한 영상진단

다. 정형외과에서 수술전 인공삽입물의 종류 및 크기를 결정할 필요가 있는 경우

라. 치과 필름과 긴 카세트(long cassette) 필름 등 현재의 PACS 수준으로 지원이 곤란한 경우

마. 타 병원으로 환자이송시 또는 환자의 요구로 film을 생성하는 경우

방사선 촬영 후 판독 미실시시 청구방법

영상진단료의 소정점수에는 판독료(소정점수의 30%)와 촬영료 등(소정점수의 30%)와 촬영료 등(소정점수 70%)이 포함되어 있으며, 영상진단을 실시한 경우에는 반드시 판독소견서를 작성 · 비치하도록 하고 있음. 따라서 판독소견서를 작성하지 아니한 경우에는 소정점수의 70%만 산정하여야 함.[요양급여비용 청구길라잡이 2018.3.]

동일 부위의 의미

방사선 촬영에 있어 동일 부위라 함은 부위적으로 일치함은 물론, 위와 십이지장, 신요관, 흉추상부와 흉추하부의 경우와 같이 통상 동일 필름면에 촬영할 수 있는 부위를 뜻함.

C-Arm을 이용한 단순 방사선 촬영시 수가산정방법

관련고시: 고시 제2011-10호, 2011.02.01. 시행

세부 인정사항: C-arm을 이용하여 사지부위 단순 방사선 촬영을 실시한 경우 수기료는 현행 방사선 촬영시와 동일하게 그 촬영부위에 따라 해당 항목의 소정점수를 산정함.

다101 C-Arm형 영상증폭장치 이용료/신경차단술시 C-Arm 사용료 별도산정 여부

관련고시: 고시 제2007-139호, 2008.01.01. 시행

세부 인정사항: 다101 C-arm형 영상증폭장치이용료는 '주'에 의거 도수 또는 관혈적 정복술시 별도 산정하며, **신경차단술이나 골수내 주사, Stereotaxic OP, 척수수술(도수 또는 관혈적정복술 제외)등에는 소정 점수에 포함되어 있으므로 별도 산정하지 아니함.** 또한 신경차단술시 실시한 진단적 투시촬영도 신경차단술의 소정점수에 포함되어 별도 산정하지 아니함.

다210 지속적 차단을 위한 경막외 카테터 유치후 실시한 조영술 인정 여부

관련고시: 제2007-46호, 2007.06.01. 시행

세부 인정사항: 지속적 차단을 위한 경막외카테타를 유치한 직후 카테타의 정확한 위치 확인이 필요하여 경막외조영술을 시행한 경우에는 **다210나(HA 102) 경막외조영술 소정점수의 50%**로 인정하며, 장기간 카테터 유치시 카테터의 위치 이동(Migration of Catheter) 여부를 확인하기 위해 시행한 경우에는 다210나(HA102) 경막외조영술 소정점수로 인정함.

Chapter 1 전산화단층영상진단

C-spine CT 산정기준

(고시 제2000-73호, 2001.01.01. 시행)

C-spine CT 촬영시 C-spine은 해부학적으로 척추에 해당하므로 [척추] 항목으로 산정하며, C-spine 앞부분의 조직을 촬영한 경우는 [경부]로 산정함.

전산화단층영상진단의 산정기준

(고시 제2015-99호, 2015.06.15. 시행)

1) 급여 기준

가) 일반 기준

1. 악성종양과 감별을 요하는 종괴성 질환(양성종양, 육아종, 비전형인 낭종, 농양 등의 진단, 감별진단
2. 악성종양의 병기 결정 및 추적 검사
3. 급성외상(뇌, 흉부, 복부, 골반강, 척추 등)
4. 수술 또는 치료 후 호전되지 않거나 심부 합병증이 의심될 때
5. 선천성질환 중 해부학적 구조 확인이 필요한 경우(뇌, 안구, 안면, 측두골, 척추 및 체부의 심부)
6. 대동맥질환, 동맥류

나) 두부 Brain CT

1. 뇌혈관질환(뇌졸중, 뇌동정맥기형, 뇌동맥류, 뇌출혈, 뇌허혈증, 뇌경색)
2. 뇌막염, 뇌염, 뇌농양 등 염증성 질환(진균 및 기생충질환 포함)
3. 대사성질환, 퇴행성질환 및 회백질 질환, 저산소증으로 인한 뇌증의 진단
4. 간질
5. 수두증의 진단, 감별진단
6. 합당한 증상 또는 신경학적 소견이 있어 뇌신경질환이 의심되는 경우

다) 안면 및 두개저 Facial CT or Skull Base CT

1. 종괴 형성, 안와염증, 안구돌출(갑상선 기능 항진증 등)

2. 타액선 결석
3. 임상 소견상 수술을 요할 정도의 부비동염
4. 터키안내 양성종양, 낭종(선천성, 후천성)또는 염증성 질환, 뇌하수체 호르몬 이상 시, Empty Sella
5. 중이염에서 진주종, 뇌막염 등의 합병증이 의심될 때
6. 내이(inner ear)의 정밀 해부학적 구조 파악이 필수적일 때(혈관성 또는 원인 불명의 이명, 원인 불명의 청각장애 등)

라) 경부(Neck) CT

1. 원인 불명의 심부 림프선 종대
2. 기도폐쇄의 원인 진단 및 범위 결정

마) 척추(Spine) CT

1. 척수의 염증성, 기생충 질환
2. 합당한 증상 또는 신경학적 증상이 있는 추간판탈출증, 척추강협착증, 퇴행성질환, 추간판 팽윤증 등의 진단 및 감별진단

바) 상지 및 하지(Upper or Lower extremity) CT

1. 해부학적으로 복잡한 부위의 골절(관절, 수족골, 안면, 두개기저, 측두골, 척추 등)
2. 관절내 유리골편의 확인
3. 염증 또는 외상 후 관절내 이상소견의 치료 전 평가 및 치료 후 경과 관찰
4. 골연골증의 수술 전 진단 및 범위 결정
5. 수술 후 내고정물의 정확한 위치 평가
6. 골수염의 활동성 여부 결정
7. 단순 X선 사진상 골절 유합의 평가가 어려울 때
8. 만성관절염, 척추분리증의 수술여부 정밀 평가

사) 기타

위 항목에 포함되지 않는 질환들 중 진료 담당의사의 진단 및 치료 방향 설정을 위해 부득이 촬영했을 때는 합당한 관련 자료와 소견서를 첨부하여 촬영의 필요성이 인정된 경우

분류번호/ 수가코드(마취통증의학과에서 주로 사용되는 항목만 정리함.)

분류코드	코드	분류	점수	의원	병원
다245	HA851 HA801 HA805 HA809 HA813 HA853 HA834 HA835 HA856 HA859	주 1. 생검 또는 중재적 시술시 이용된 CT 유도 비용은 각 항목의 조영제를 이용하지 않는 경우(흉부 및 복부는 조영제를 사용하지 않는 경우 - 기타의 경우) 소정 점수에 의하여 산정한다. 다만 중재적 시술시 이용한 CT 이용 비용은 2회 시술부터 소정 점수의 50%를 산정한다. 2. 제한적 CT는 방사선 치료 범위의 결정, femur의 anteversion angle 등을 실시한 경우 산정한다.			
		바. 척추 Spine			
	HA456 HA459	(1) 조영제를 사용하지 않는 경우 without Contrast Material 주 "경추, 흉추, 요추 부위"를 동시 촬영하거나 "경추, 요추"를 동시 촬영한 경우에는 1,263.06점을 산정한다.	1,100.98	89,620	80,920
	HA466 HA469	(2) 조영제를 사용하는 경우[조영제 주입 전 · 후 촬영 판독 포함] with Contrast Material 주 "경추, 흉추, 요추 부위"를 동시 촬영하거나 "경추, 요추"를 동시 촬영한 경우에는 1,653.45점을 산정한다.	1,453.89	118,350	106,860
	HA476 HA479	(3) 이중시기 CT, 삼중시기 CT, 삼차원 CT, CT 혈관조영, 관절 관 또는 강내조영촬영, Cine CT Phase 2 Dynamic Study CT, Phase 3 Dynamic Study CT, 3-Dimension CT, CT Angiography, CT Arthrography, Cine CT 주 "경추, 흉추, 요추 부위"를 동시 촬영하거나 "경추, 요추"를 동시 촬영한 경우에는 1,866.30점을 산정한다.	1,607.57	130,860	118,160
	HA446 HA449	(4) 제한적 CT Limited CT 주 "경추, 흉추, 요추 부위"를 동시 촬영하거나 "경추, 요추"를 동시 촬영한 경우에는 855.83점을 산정한다.	706.69	57,520	51,940
		사. 상지 Upper Extremity			
	HA457	(1) 조영제를 사용하지 않는 경우 without Contrast Material	1,033.13	84,100	75,940
	HA467	(2) 조영제를 사용하는 경우[조영제 주입 전 · 후 촬영 판독 포함] with Contrast Material	1,381.23	112,430	101,520
	HA477	(3) 이중시기 CT, 삼중시기 CT, 삼차원 CT, CT 혈관조영, 관절관 또는 강내조영촬영, Cine CT Phase 2 Dynamic Study CT, Phase 3 Dynamic Study CT, 3-Dimension CT, CT Angiography, CT Arthrography, Cine CT	1,557.87	126,810	114,500
	HA447	(4) 제한적 CT Limited CT	682.95	55,590	50,200

분류코드	코드	분류	점수	의원	병원
다245 (계속)		아. 하지 Lower Extremity			
	HA458	(1) 조영제를 사용하지 않는 경우 without Contrast Material	1,032.97	84,080	75,920
	HA468	(2) 조영제를 사용하는 경우[조영제 주입 전 · 후 촬영 판독 포함] with Contrast Material	1,381.05	112,420	101,510
	HA478	(3) 이중시기 CT, 삼중시기 CT, 삼차원 CT, CT 혈관조영, 관절관 또는 강내조영촬영, Cine CT Phase 2 Dynamic Study CT, Phase 3 Dynamic Study CT, 3-Dimension CT, CT Angiography, CT Arthrography, Cine CT	1,557.65	126,790	114,490
	HA448	(4) 제한적 CT Limited CT	682.87	55,590	50,190

청구시 고려사항

CT 등 방사선 영상진단을 타 요양기관에 의뢰한 경우 Full PACS 비용 산정여부

건강보험 행위 급여 · 비급여 목록표 및 급여 상대가치점수 제2부 제3장 영상 진단 및 방사선 치료료 제1절 및 제2절 '주'에 의거 영상저장 및 전송시스템(Full PACS)을 이용하여 필름을 사용하지 않은 경우에는 단순영상은 매수에 따라, 특수영상은 일련의 촬영과정에 대하여 각각의 소정점수를 정하여 적용하고 있습니다.

한편 요양병원에 입원 진료중인 환자를 치료하는 과정에서 시설 · 장비 또는 인력이 갖추어져 있지 아니하여 부득이하게 해당 진료가 가능한 요양기관으로 환자를 의뢰하여 처치 및 수술 · 방사선치료 등을 받도록 할 경우에는 진료를 의뢰한 요양병원에서 의뢰한 진료내역을 포함하여 청구하되, 의뢰한 진료내역은 실제 진료한 요양기관의 종별가산율을 적용하여 (I)으로 청구하여야 합니다.

요양병원에 입원중인 환자를 타 요양기관으로 의뢰하여 CT촬영 후 촬영기관에서 방사선영상 등을 요양병원에 CD로 제공한 경우, 촬영기관의 Full PACS 비용을 별도 산정할 수 있는지 여부에 대하여 검토한 결과, Full PACS는 필름을 사용하지 않은 경우에 산정할 수 있으나, CT등 방사선 영상을 Film 또는 CD로 의뢰한 기관에 제공하므로 Full PACS비용의 별도 산정은 곤란하며, 영상 등 제공시 사용한 CD 또는 Film은 별도 산정이 가능함을 알려드립니다. 보건복지부 행정해석 보험급여과 제325호

동시 촬영 시 CT 수가 산정방법(하지, 척추)

현행 [건강보험행위 급여 · 비급여 목록표 및 급여상대가치점수]에 의거 전산화단층

영상진단(CT)은 크게 8부위(두부, 안면 및 두개기저, 경부, 흉부, 복부, 척추, 상지, 하지)로 구분하여 고시되어 있으며, 1995년 의료보험 수가 신설 당시에도 사지를 상지, 하지 등으로 구분되어 있었던 점을 고려해볼 때 상지 혹은 하지에 대하여 양측 촬영이 이루어졌다 하더라도 해당 항목의 소정점수만 산정함이 타당할 것임

흉추, 요추 동시 촬영시 CT 촬영 산정방법

경추, 흉추, 요추를 동시 촬영하거나 경추, 요추를 동시 촬영한 경우에만 1,263.06점을 산정한다.(건강보험요양급여비용 제1편 제2부 제3장 제2절[전산화단층영상진단] 다-245바 척추 'HA459주')

MRI가 유용한 상병인 경우에 CT를 동시 촬영시 CT인정여부

MRI가 유용한 경우에는 MRI부터 실시할 수 있으며, CT 동시 촬영은 촬영의 필요성이 확인되는 경우에 인정함. 보건복지부 행정해석 보험급여과 제3905호

Chapter 2 자기공명영상진단

관련고시: 고시 제2016-275호, 2016.12.30. 시행

급여기준

가) 일반원칙: 자기공명영상진단(MRI)은 질환별 급여 대상 및 산정 기준에 해당하지 않는 경우에는 요양 급여하지 아니함.(비급여)

나) 질환별 급여대상: 자기공명영상진단(MRI)의 급여기준은 다음과 같이하며, 동 기준을 초과하여 실시하는 경우에는 비급여대상임.

a. 암

(1) 원발성 암(부위별): 뇌종양, 두경부암, 연조직 육종 및 골 육종, 척추(척수)를 침범한 경우, 생식기관암

(2) 전이성 암(원발 종양에 관계없이 전이 혹은 침범된 부위별): 뇌, 척추(척수), 연조직 및 골, 생식기관

b. 뇌종양 및 뇌혈관 질환

(1) 두개강내 양성종양(대뇌낭종 포함)

(2) 뇌혈관 질환: 뇌경색, 두개강내출혈(만성기), 기타 뇌혈관 질환(뇌지주막하출혈, 모야모야병 등)

(3) 타 진단방법 이후 2차적으로 시행한 경우: 두개골의 양성 신생물, 두개강내출혈 (급성기) 등

c. 뇌전증, 뇌염증성 질환 및 치매 등

(1) 간질(단순 열성경련, 전형적인 소발작은 제외)

(2) 중추신경 계통의 탈수초성 질환 및 퇴행성 질환

(3) 다발성경화증

(4) 중추신경 계통의 염증성 질환(낭미충증 포함)

(5) 경증, 중등도 치매

(6) 파킨슨병

(7) 수두증

(8) 신경계의 기타 선천 기형

d. 척수손상 및 척수질환

(1) 척수손상

(2) 척수종양(척추강내 종양)

(3) 혈관성 척수병증(척수경색, 척추 동정맥기형, 척수내 정맥염 등)

(4) 척수에 발생한 탈수초성 질환(급성 횡단성 척수염 등)

(5) 척수의 염증성 질환(척수염, 척수내농양 및 육아종, 기생충 등)

(6) 척수기형(척수 공동증, 구공동증 등)

e. 척추 질환

(1) 염증성 척추병증

(2) 척추골절

(3) 강직성 척추염

f. 관절질환

(1) 외상으로 인한 급성 혈관절증

(2) 골수염

(3) 화농성 관절염

(4) 무릎관절 및 인대의 손상(반달연골의 열상 등)

수가산정법

가. 인정횟수

1) 진단시 1회 인정하며, 추적검사는 아래와 같이 시행함을 원칙으로 함.

아 래

가) 수술 후(중재적시술 포함) : 1개월 경과 후 1회 인정하되, 위 척추질환과 관절질환은 제외함. 다만, 뇌종양 · 뇌동정맥기형(AVM), 척수농양, 혈관성 척수병증, 척수기형 등을 수술 또는 시술 후 잔여 병변을 확인하기 위해 48시간이내 촬영한 경우 인정함.

나) 방사선치료 후(뇌정위적 방사선수술 포함) : 3개월 경과 후 1회

다) 항암 치료중 : 2-3주기(cycle) 간격

라) 위 가)~다)항 이후의 장기추적검사

(1) 양성종양 : 매1년 마다 1회씩 2년간, 그 이후부터 매2년 마다 1회씩 4년간

(2) 악성종양 : 매1년 마다 2회씩 2년간, 그 이후부터 매1년 마다 1회씩

마) 수술, 방사선 · 항암치료 등을 시행하지 않은 종양, 뇌혈관 질환의 경우는 위 라) - (1) 양성종양의 장기 추적검사와 동일하게 적용함.

2) 위 1) 이외에도 환자 상태 변화 또는 새로운 병변 발생 등 진료상 추가 촬영의 필요성이 있는 경우 인정함.

나. 기타

1) [본인 일부부담금 산정특례에 관한 기준(보건복지부 고시)] [별표 4] 희귀난치성 질환자 산정특례 대상의 구분 5~7중 진단 받은 질환의 특성상 특정부위의 MRI 촬영이 임상적으로 의학적 필요성이 있는 경우 별도 인정함.
참고) [본인 일부부담금 산정특례에 관한 기준(보건복지부 고시)]

[별표 4] 희귀 난치성질환자 산정특례 대상의 구분 5-7

- 5: 아래의 상병을 갖고 있는 환자가 해당 상병 관련 진료를 받은 당일 외래진료 또는 입원진료

• 결핵 - 항결핵제 내성(U84.3)	- 결핵(A15~A19)
• 중추신경계통의 비정형바이러스감염(A81)	
• 인체면역결핍바이러스병(B20~B24)	
• 거대세포바이러스병(B25)	
• 크립토콕쿠스증(B45)	
• 뇌하수체의 양성 신생물(D35.2)	
• 효소장애에 의한 빈혈 - 포도당 - 6 - 인산탈수소효소결핍에 의한 빈혈(D55.0) - 해당 효소의 장애에 의한 빈혈(D55.2)	
• 지중해빈혈(D56)	
• 용혈-요독증후군(D59.3)	
• 발작성 야간헤모글로빈뇨(D59.5)	
• 후천성 순수적혈구무형성[적모구 감소](D60), 기타 무형성 빈혈(D61)	
• 선천성 적혈구조혈이상빈혈(D64.4)	
• 항인지질증후군(D68.6)	
• 혈소판 관련 질환 - 정성적 혈소판결손(D69.1) - 상세불명의 혈소판감소증(D69.6)	- 에반스증후군(D69.30)

• 무과립구증(D70)
• 다형핵호중구의 기능장애(D71)
• 림프세망 및 세망조직구 조직의 참여를 동반한 기타 명시된 질환(D76.1, D76.2, D76.3)
• 면역결핍증 및 사르코이드증(D80~D84, D86)
• 내분비샘의 장애 – 말단비대증 및 뇌하수체거인증(E22.0) – 고프로락틴혈증(E22.1) – 콜만증후군, 쉬한증후군(E23.0) – 쿠싱증후군(E24) – 부신생식기장애(E25) – 바터증후군(E26.8) – 부신의 기타 장애(E27.1, E27.2, E27.4) – 기타 명시된 내분비장애(E34.8)
• 활동성 구루병(E55.0)
• 대사장애 – 대사장애(E70~E77) – 레쉬 – 니한증후군(E79.1) – 기타 포르피린증(E80.2) – 구리대사장애(윌슨병 등: E83.0) – 혈색소증(E83.1) – 인대사 및 인산분해효소 장애(E83.3) – 낭성 섬유증(E84) – 아밀로이드증(E85)
• 뇌전증에 동반된 후천성 실어증[란다우 – 클레프너](F80.3)
• 레트증후군(F84.2)
• 일차적으로 중추신경계통에 영향을 주는 계통성 위축(G10~G13)
• 파킨슨병(G20)
• 할러포르덴 – 스파츠병(G23.0)
• 진행성 핵상안근마비[스틸 – 리차드슨 – 올스제위스키](G23.1)
• 아급성 괴사성 뇌병증[리이](G31.81)
• 다발경화증(G35)
• 시신경 척수염[데빅병] (G36.0)
• 레녹스 – 가스토증후군, 웨스트증후군(G40.4)
• 뇌전증지속상태(G41)
• 발작수면 및 허탈발작(G47.4)
• 멜커슨증후군(멜케르손 – 로젠탈증후군 : G51.2)
• 팔의 복합부위통증증후군 II형(G56.4), 다리의 복합부위통증증후군 II형(G57.80)
• 다발신경병증 – 유전성 운동 및 감각 신경병증(샤르코 – 마리 – 치아질환 등: G60.0) – 염증성 다발신경병증(G61) – 달리 분류된 감염성 및 기생충성 질환에서의 다발신경병증(G63.0)
• 중증근무력증 및 기타 근신경장애(G70), 근육의 원발성 장애(G71)
• 주기마비(가족성) 저칼륨혈성(G72.3)
• 람베르트 – 이튼증후군(G73.1)

• 자율신경계통의 기타 장애(G90.8)
• 척수공동증 및 연수공동증(G95.0)
• 기타 망막장애 – 코츠(H35.01) – 노년성 황반변성(삼출성)(H35.31) – 색소망막염(H35.51), 스타르가르트병(H35.58), 레베르 선천성 흑암시(H35.59)
• 컨스 – 세이어증후군(H49.8)
• 원발성 폐동맥고혈압(I27.0)
• 심근병증(I42.0~I42.5)
• 모야모야병(I67.5).
• 폐색혈전혈관염[버거병](I73.1)
• 랑뒤 – 오슬러 – 웨버병(I78.0)
• 버드 – 키아리증후군(I82.0)
• 폐포단백질증(J84.0)
• 특발성 폐섬유증(J84.18)
• 크론병[국소성 장염](K50)
• 궤양성 대장염(K51)
• 원발성 담즙성 경변증(K74.3)
• 자가면역성 간염(K75.4)
• 원발성 · 경화성 담관염(K83.0)
• 수포성 장애 – 보통천포창(L10.0) – 낙엽천포창(L10.2) – 수포성 유사천포창(L12.0) – 흉터유사천포창(L12.1)
• 후천성 수포성 표피박리증(L12.3)
• 혈청검사양성 류마티스관절염(M05)
• 건선성 및 장병성 관절병증(M07.1~M07.3)
• 연소성 관절염(M08.0~M08.3)
• 전신결합 조직장애 – 결절성 다발동맥염 및 관련 병태(M30.0~M30.2) – 기타 괴사성 혈관병증(M31.0~M31.4) – 현미경적 다발동맥염(M31.7) – 전신홍반루프스(M32) – 피부다발근염(M33) – 전신경화증(M34) – 결합조직의 기타 전신침습(M35.0~M35.7)
• 강직척추염(M45)
• 진행성 골화섬유형성이상(M61.1)
• 뼈의 파젯병[변형성 골염](M88)
• 복합부위통증증후군 1형(M89.0)

- 재발성 다발연골염(M94.1)
- 선천성 신증후군(N04)
- 신장성 요붕증(N25.1)
- 신생아의 호흡곤란(P22)
- 신경계통의 선천기형
  - 댄디 - 워커증후군(Q03.1)
  - 무뇌이랑증, 큰뇌이랑증(경뇌회증)(Q04.3)
  - 분열뇌증(Q04.6)
  - 이분척추(Q05)
  - 척수이개증(Q06.2)
  - 아놀드 - 키아리증후군(Q07.0)
- 순환계통의 선천기형
  - 심장 방실 및 연결의 선천기형(Q20.0~Q20.3, Q20.5)
  - 단일심실(Q20.4)
  - 방실중격 결손(Q21.2), 팔로네징후(Q21.3), 대동맥폐동맥중격 결손(Q21.4)
  - 아이젠멘거복합, 아이젠멘거증후군(I27.8), 아이젠멘거 결손(Q21.8)
  - 폐동맥판폐쇄(Q22.0)
  - 삼첨판폐쇄(Q22.4), 에브스타인이상(Q22.5), 형성저하성 우심증후군(Q22.6)
  - 대동맥판 및 승모판의 선천기형(Q23)
  - 선천성 대동맥협착(Q24.4)
  - 관상동맥혈관의 기형(Q24.5)
  - 선천성 심장차단(Q24.6)
  - 대동맥의 축착(Q25.1), 대동맥의 폐쇄(Q25.2), 대동맥의 협착(Q25.3)
  - 폐동맥의 폐쇄(Q25.5)
  - 대정맥혈관의 선천기형(Q26.0~Q26.6)
- 무설증(Q38.3)
- 담관의 폐쇄(Q44.2)
- 다낭성 신장, 보통염색체 열성(Q61.1)
- 방광외반(Q64.1)
- 근골격계통의 선천기형 및 변형
  - 두개골유합(Q75.0)
  - 두개안면골이골증(크루존병: Q75.1)
  - 하악안면골이골증(Q75.4)
  - 관상골 및 척추의 성장결손을 동반한 골연골형성이상(Q77)
  - 불완전골형성(Q78.0)
  - 다골성 섬유성 형성이상(Q78.1)
  - 골화석증(Q78.2)
  - 카무라티-엥겔만증후군(Q78.3)
  - 내연골종증(Q78.4)
  - 필레증후군(Q78.5)
  - 다발선천외골증(Q78.6)
  - 달리 분류되지 않은 근골격계통의 선천기형(Q79)
- 치사성 수포성 표피박리증(Q81.1), 디스트로피성 수포성 표피박리증(Q81.2)

• 선천기형 – 신경섬유종증(비악성: 폰렉클링하우젠병) (Q85.0) – 결절성 경화증(부르느뷰병 등: Q85.1) – 포이츠 – 제거스 증후군, 스터지 – 베버(– 디미트리) 증후군, 폰 히펠–린다우 증후군(Q85.8) – (이상형태성) 태아알콜증후군(Q86.0) – 주로 얼굴형태에 영향을 주는 선천기형 증후군(골덴하 증후군 등) (Q87.0) – 주로 단신과 관련된 선천기형증후군(프라더 – 윌리 증후군 등 : Q87.1) – 루빈스타인 – 테이비 증후군, 홀트–오람 증후군, 클리펠–트레노우네이 – 베버 증후군, 손발톱무릎뼈 증후군, 바테르 증후군(Q87.2) – 소토스 증후군, 위버 증후군(Q87.3) – 마르팡증후군(Q87.4) – 알포트 증후군, 로렌스 – 문(– 바르데) – 비들 증후군, 젤웨거 증후군, 좌지 증후군(Q87.8)
• 염색체 이상 – 다운증후군(Q90) – 에드워즈증후군 및 파타우증후군(Q91) – 5번 염색체 단완의 결손(Q93.4) – 캐취22증후군, 엔젤만 증후군, 스미스 마제니스 증후군, 윌리엄스 증후군(Q93.5) – 터너증후군(Q96) – 클라인펠터증후군(Q98.0, Q98.1, Q98.2, Q98.4) – 취약 ×증후군(Q99.2)

- 6: 제7조 제2항에 따른 요양기관을 통해 등록된 극희귀질환자가 해당 상병 관련 진료를 받은 당일 외래진료 또는 입원진료

  참고) 본인 일부부담금 산정특례에 관한 기준

  보건복지부고시 제2017–112호, 2017.06.20., 일부개정

  제7조 제2항 제5조의 산정특례 대상자 중 극희귀질환자 및 상세불명 희귀질환자는 공단 이사장이 사전에 승인한 요양기관을 통하여 공단에 제1항의 신청을 하여야 한다. 다만, 상세불명 희귀질 환자는 질병관리본부 희귀질환 관련 위원회로부터 상세불명 질환임을 판정받은 후에 신청하여야 한다.

- 구분 5에 해당되지 않는 희귀질환으로 제7조 제2항에 따른 요양기관을 통해 제7조3항에 따라 등록된 상세불명 희귀질환자가 해당 임상 소견으로 진료를 받은 당일 외래진료 또는 입원진료

2) 기타 보건복지부 장관이 정하여 고시한 질병군 진료 시 시행된 MRI는 적응증 및 인정 횟수에 해당되는 경우 [건강보험 행위 급여 · 비급여 목록표 및 급여 상대가치점수] 제2편 제2부 각 장에 분류된 질병군 상대가치점수에 포함되어 별도 산정

할 수 없으며, 적응증 및 인정 횟수에 해당하지 않는 경우에는 비급여대상임.

시행일: 2016.12.30.부터

다. 동일 부위 및 동일상병에 대하여 여러 종류의 촬영을 동시 시행시 수가산정방법 (MRI관련)

동일 부위 및 동일상병에 대하여 여러 종류의 촬영을 동시에 시행한 경우에는 제1의 촬영은 소정점수를 산정하고 제2의 촬영부터는 촬영 종류에 불문하고 소정점수의 50%만 산정.

행정해석, 보험급여과-3905호, 2005.09.12.

라. 급여대상 질환 중 척추골절의 경우 골다공증성 압박골절의 포함 여부

사유에 관계없이 척추골절이 의심되어 촬영한 MRI는 건강보험 적용 대상임.(2010.10.1 시행)

행정해석 보험급여과-2067호

마. 염증성 척추병증의 범주

척추의 골수염, 척추 결핵, 추간원반의(화농성) 감염 등을 의미함.(2010.10.1 시행)

행정해석 보험급여과-2067호

바. 무릎관절 및 인대의 손상의 범주

무릎의 반달연골의 이상, 무릎안의 유리체, 무릎의 탈구, 반달연골의 손상, 무릎 인대의 손상 및 파괴 등을 의미함.

※ 퇴행성 및 만성 손상은 해당되지 않음.(2010.10.1 시행)

행정해석 보험급여과-2067호

사. 무릎외의 타 부위 인대 손상의 건강보험 적용 여부

무릎외의 타부위 인대손상은 보험 적용 대상에 해당되지 않음.(2010.10.1 시행)

행정해석 보험급여과-2067호

아. 수술 후 또는 경과 관찰을 위해 추가 촬영시 건강보험 적용 여부

MRI 급여대상 중 척추 및 관절의 경우 진단시 1회 인정하며, 수술 후 또는 경과 관찰을 위해 추가 촬영시 비급여 대상임.(2010.10.1 시행)

행정해석 보험급여과-2067호

자. 척수증을 동반한 후종인대골화증(OPLL) 환자에게 척수증 여부를 확인하기 위해 시행한 MRI 촬영시 급여여부

마비 등 척수손상의 증상이 확인되는 경우는 급여대상임.

행정해석 보험급여과-3905호

분류번호/수가코드

분류코드	코드	분류	점수	의원	병원
다246		자기공명영상진단 Magnetic Resonance Imaging			
	HE301- HE334	가. 기본검사 ㈜ 생검 또는 중재적 시술시 이용된 MRI 유도비용은 각 항목의 일반촬영 소정점수에 의하여 산정한다. 다만, 중재적시술시 이용한 MRI유도비용은 제2회 시술부터 소정점수의 50%를 산정한다.			
		(1) 뇌[뇌, 해마] [Brain, Hippocampus]			
		(가) 뇌 Brain			
	HE101	1) 일반	2,433.02	198,050	178,830
	HE201	2) 조영제 주입 전, 후 촬영 판독	3,248.45	264,420	238,760
		(2) 두경부			
		(마) 측두하악관절 TM Joint			
	HE107	1) 일반	2,651.64	215,840	194,900
	HE207	2) 조영제 주입 전, 후 촬영 판독	3,559.99	289,780	261,660
		(3) 척추			
	HE113 HE413 HE513 HE114 HE414 HE514	㈜ 1. 흉추와 요천추를 동시 촬영한 경우에는 요천추 소정점수의 50%를 산정한다. 2. 경추, 흉추, 요천추와 척추강을 동시 촬영한 경우에는 척추강 소정점수의 50%를 산정한다.			
		(가) 경추 Cervical Spine			
	HE109	1) 일반	2,505.17	203,920	184,130
	HE209	2) 조영제 주입 전 · 후 촬영 판독	3,301.28	268,720	242,640
		(나) 흉추 Thoracic Spine			
	HE110	1) 일반	2,505.17	203,920	184,130
	HE210	2) 조영제 주입 전 · 후 촬영 판독	3,301.28	268,720	242,640
		(다) 요천추 Lumbosacral Spine			
	HE111	1) 일반	2,505.17	203,920	184,130
	HE211	2) 조영제 주입 전 · 후 촬영 판독	3,294.94	268,210	242,180

분류코드	코드	분류	점수	의원	병원
다246 (계속)		(라) 척추강 Myelogram			
	HE112	1) 일반	2,505.17	203,920	184,130
	HE212	2) 조영제 주입 전 · 후 촬영 판독	3,301.28	268,720	242,640
		(4) 근골격계			
	HE142	주 관절조영자기공명영상진단을 실시한 경우에는 588.00점을 별도 산정한다.			
		(가) 견관절 Shoulder Joint			
	HE115	1) 일반	2,664.15	216,860	195,820
	HE215	2) 조영제 주입 전 · 후 촬영 판독	3,555.15	289,390	261,300
		(나) 주관절 Elbow Joint			
	HE116	1) 일반	2,664.15	216,860	195,820
	HE216	2) 조영제 주입 전 · 후 촬영 판독	3,555.15	289,390	261,300
		(다) 수관절 Wrist Joint			
	HE117	1) 일반	2,664.15	216,860	195,820
	HE217	2) 조영제 주입 전 · 후 촬영 판독	3,555.15	289,390	261,300
		(라) 고관절 Hip Joint			
	HE118	1) 일반	2,650.06	215,710	194,780
	HE218	2) 조영제 주입 전 · 후 촬영 판독	3,555.15	289,390	261,300
		(마) 천장골관절 Sacroiliac Joint			
	HE119	1) 일반	2,664.15	216,860	195,820
	HE219	2) 조영제 주입 전 · 후 촬영 판독	3,555.15	289,390	261,300
		(바) 슬관절 Knee Joint			
	HE120	1) 일반	2,664.15	216,860	195,820
	HE220	2) 조영제 주입 전 · 후 촬영 판독	3,555.15	289,390	261,300
		(사) 발목관절 Ankle Joint			
	HE121	1) 일반	2,664.15	216,860	195,820
	HE221	2) 조영제 주입 전 · 후 촬영 판독	3,555.15	289,390	261,300
		(아) 관절외 상지 Upper Extremity			
	HE122	1) 일반 2,661.18	2,661.18	216,620	195,600
	HE222	2) 조영제 주입 전 · 후 촬영 판독	3,551.35	289,080	261,020
		(자) 관절외 하지 Lower Extremity			
	HE123	1) 일반	2,661.18	216,620	195,600
	HE223	2) 조영제 주입 전 · 후 촬영 판독	3,551.35	289,080	261,020
		(6) 복부 (나)골반			
	HE128	1) 일반	2,664.15	216,860	195,820
	HE228	2) 조영제 주입 전 · 후 촬영 판독	3,548.50	288,850	260,810

공개심의 사례

흉추 또는 요추 부위의 Old Compression Fracture 상병에 실시한 자기공명영상(MRI) 인정여부

청구내역

- A 사례(여/62세)
  - 상병명 : T7 및 T8 부위의 골절(폐쇄성)
  - 주요 청구내역

    다246가(3)(나) 1) 기본 자기공명영상진단–척추–흉추–일반[영상의학과전문의 판독] (HE110006) 1×1×1

    다246가(3)(다) 1) 주 기본 자기공명영상진단–척추–요천추–흉추와 동시촬영
  - 일반[영상의학과전문의 판독] (HE113006) 1×1×1

- B 사례(여/72세)
  - 상병명(공통) : 달리 분류되지 않은 허탈된 척추(요추부), 상세불명의 고혈압, L1 부위의 골절(폐쇄성)
  - 주요 청구내역

    다246가(3)(다) 1) 기본 자기공명영상진단 – 척추 – 요천추 – 일반[영상의학과전문의 판독] (HE111006) 1×1×1

- C 사례(남/63세)
  - 상병명 : 아래 허리통증(요추부), 상세불명 부위의 척추의 골절(폐쇄성)
  - 주요 청구내역

    다246가(3)(나) 1) 기본 자기공명영산진단 – 척추 – 흉추 – 일반[영상의학과전문의 판독] (HE110006) 1×1×1

진료내역

- A 사례(여/62세)

  〈2013.8.6.〉
  - 주소: back pain – 흉요추연접부 양 기립근 통증, 앙와위시 증상 심화, 요부신전시 증상 심화, 야간통(–), cough(–), 2013년 1월 빙판길에서 넘어져서

발생

〈2013.8.6.〉 방사선과 결과지

- T−Spine MRI

  Nonhealed benign osteoporotic collapse compression fracture of T8/ bone marrow edema

  2013년 1월경에 빙판길에서 넘어진 이후 통증 지속

  상기 수상 이후 처음 검사하는 MRI이면 건강보험 적용됨.

  아직 Healing 된 상태 아니며 bone marrow edema 소견이 아직 남아 있음.

  Probable benign lesion such as hemangioma on T11 body

- L−Spine Limited MRI

  Disc pathology

  L1/2: Diffuse symmetric mild bulging disc with thecal sac mild compression

  L2/3: Diffuse symmetric mild bulging disc with thecal sac & both neural foramen mild compression

  L3/4: Diffuse symmetric mild bulging disc with thecal sac mild compression

  L4/5: Diffuse symmetric mild bulging disc with thecal sac & both neural foramen mild compression

- C−Spine Limited MRI

  Disc pathology

  C6/7: Central broad based mild protrusion disc with thecal sac mild compression

- T−SPINE AP & Lat

  Wedge shape of the T8 vertebral body, compatible with compression fracture

  Degenerative spondylosis

  Osteopenia

  Right scoliosis of the thoracic vertebrae

  Recommend clinical correlation and MRI

- B 사례(여/72세)

〈2013.7.19.〉 입원기록지

- Present Illness : 내원 10일 전 이사하면서 무거운 짐을 많이 옮긴 후 허리 통증 있어 local에서 진료 보면서 진통제 드시다가 호전되지 않아 입원하심
- Assessment & Plan

MRI : 1. R/O compression Fx T12

2. diffuse bulging of the intervertebral disc at L2–3, L3–4, L4–5, and L5–S1
3. Degenerative change of the spine with diffuse osteopenia

Assessment : compression Fx T12, spine, back HIVD L2–3, L3–4, L4–5

Plan : conservative care

- C 사례(남/63세)

〈2013.7.19.〉

- 주소: 등 통증은 조금 덜하다. 우측 엉치 통증이 힘들다. 심하면 우측 다리로 저림이 온다. 우측 팔을 돌리는 것은 괜찮은데 우측 목줄기, 목 뒤까지 통증이 온다. MRI 검사 원함.

2011.1.14. EMG, NCS – 신경전도 및 근전도 검사상 좌측 sacral radiculopathy(S1)을 시사하는 전기 생리학적인 이상소견이 관찰됨.

- 진단명: Low back pain, lumbar region

R/O Fracture of spine, level unspecified, close

- 진료계획: T–L spine MRI degeneration(non–contrast)

〈2013.7.21.〉 방사선과 판독 소견서

- T–L spine MRI degeneration(non–contrast)

1. Central canal stenosis due to facet OA, right facet synovial cyst and bulging disc, L3–4.
2. Right facet synovial cyst, bulging disc and facet OA, L4–5.
3. Neural foraminal stenosis, right L3–4, right L4–5.

심의내용

- MRI 세부산정기준(고시 제2010-75호, 2010.10.1.시행)에 의하면 척추 질환의 경우 '척추 골절'을 질환별 급여대상으로 정하고 있고, 그 외의 경우에는 비급여토록 되어있음.
- 상세불명 부위의 척추의 골절(폐쇄성) 상병에 MRI를 촬영하고 급여로 청구한 사례들로 구체적 심사기준 설정에 대하여 논의한 결과, 요양급여 인정여부를 일률적으로 결정하기 보다는 환자의 임상증상, 과거력, 이학적 검사소견 및 영상소견 등을 종합하여 사례별로 결정함이 타당할 것으로 판단됨.
- 따라서, 해당 사례에 대하여는 진료내역 및 영상자료 등을 참조하여 아래와 같이 결정함.

아 래

- A사례(여/62세)

  동 건은 T7 및 T8 부위의 골절(폐쇄성) 상병으로 흉추 및 요천추 MRI를 청구한 사례임. 흉추 MRI의 경우 이학적검사에서 골절을 의심할만한 소견은 미비하나, 흉 · 요추 부위 통증을 호소하고 있고, 우선 촬영한 X-Ray에서 T8 압박골절이 확인되는등 흉추 골절을 의심할만한 소견을 보이므로 흉추 MRI는 인정하기로 함.

  그러나, 요천추 MRI는 요추 골절을 의심할만한 이학적검사 소견 및 영상소견 등이 없으므로 인정하지 아니함(비급여). 한편, 요천추 MRI의 경우 제한적 MRI(HE411)를 실시하고 일반 MRI(HE113)로 청구한 바, 본 내용을 해당 요양기관에 안내하기로 함.

- B사례(여/72세)

  동 건은 달리 분류되지 않은 허탈된 척추(요추부), L1 부위의 골절(폐쇄성) 상병으로 요천추 MRI를 청구한 사례로, 요추 골절을 의심할만한 증상 및 영상소견 등 객관적 소견을 확인할 수 없으므로 다246가(3)(다) 1) 기본자기공명영상진단-척추-요천추-일반은 인정하지 아니함(비급여).

- C사례(남/63세)

  동 건은 상세불명 부위의 척추의 골절(폐쇄성) 상병으로 흉추 MRI를 청구한 사례임. 진료기록부 상 '등 통증은 덜하고 다리에 저림이 있으며, MRI 검사 원함'으로 기재되어 흉추 골절을 의심할만한 이학적검사 및 X-Ray 소견 등이 없으므로 흉추 MRI는 인정하지 아니함(비급여).

참고

- MRI 세부산정기준[고시 제2010-75호(행위), 2010.10.1. 시행]
- 석세일, 척추외과학, 2011, 최신의학사
- 대한척추신경외과학회, 척추학, 2008, 군자출판사

2013.12.23. 진료심사평가위원회

비급여로 처리된 후종인대골화증 상병의 자기공명영상진단(MRI) 요양급여 인정 여부

심의 배경

진료기록상 척수손상의 임상증상은 없으나 자기공명영상진단(MRI)에서 척수에 신호강도 변화 소견이 보일경우 급여여부 등에 대한 질의가 있어 심의함.

참고

- 「건강보험 행위 급여 · 비급여 목록표 및 급여상대 가치점수」 제1편 제2부 제3장 제2절 방사선 특수영상진단료
- MRI 세부 산정기준 고시 제2007-139호, 2008.01.01. 시행
- MRI 세부산정기준 관련한 질의 검토 내용 보험급여과-1036호, 2005. 03.14.
- 척수증을 동반한 후종인대골화증(OPLL) 환자에게 척수증 여부를 확인하기 위해 시행한 MRI 촬영시 급여여부 보험급여과-3905호, 2005. 09.12.
- 척수증을 동반한 후종인대골화증 환자가 척수증 여부를 확인하기 위해 촬영한 MRI 촬영의 보험급여 가능여부 질의 회신 보험급여기획팀-3675호, 2006. 08.17.
- 석세일. 척추외과학. 최신의학사. 2004년
- 대한척추신경외과학회. 척추학(The Textbook of Spine). 군자출판사. 2008

심의내용

- 현행 MRI 세부산정기준(고시 제2007-139호, '08.1.1시행)에 의거 질환별 급여대상(척수손상 및 척수질환 등)에 해당되는 경우는 요양급여 대상임. 또한, 보건

복지부 행정해석(보험급여 기획팀-3675호, '06. 8.17)에는 척수증을 동반한 후종인대골화증(Ossification of the Posterior Longitudinal Ligament, OPLL)에 MRI 촬영시 척수 손상 증상(운동 및 감각장애, 건반사 항진, 보행장애, 마비 등)이 확인되는 경우 급여 대상이라고 되어 있음.

- 동 건(남/60세)은 비급여로 MRI 촬영 후 후종인대골화증 상병으로 진단받고 MRI 촬영결과를 근거로 타병원에서 laminoplasty를 시행 받은 사례로,
- MRI에서 척수에 신호 강도 변화는 보이나 MRI 촬영 당시 환자의 주소(C.C)가 'neck pain with shoulder radiating pain'이고, 진료기록에도 신경학적 증상 즉 운동(motor) 검사, 심부건 반사(DTR) 등이 정상이었음. 따라서 척수손상의 임상증상 없이 MRI에서 척수에 신호 강도 변화만 보이는 경우의 자기공명영상진단(MRI)은 비급여가 타당함.

2010.04.12 진료심사평가위원회

Chapter 3 핵의학영상진단

핵의학과 전문의 또는 방사성 동위원소 취급자 특수면허를 소지한 의사가 핵의학영상진단 검사를 판독하고, 판독소견서를 작성한 경우에는 판독료로 소정점수의 10%를 가산한다.(산정코드 세 번째 자리에 6으로 기재) 다만, 양전자단층촬영, "주 4" 및 "주 5"에 대하여는 그러하지 아니한다.

핵의학 영상진단시 영상저장 및 전송시스템(Full PACS)을 이용하여 필름을 사용하지 않은 경우에는 제1매에 대해서 상급 종합병원은 19.08점, 종합병원은 14.36점, 병원, 치과병원, 요양병원 · 한방병원 내 의 · 치과는 10.14점, 의원, 치과의원 및 보건의료원 의 · 치과는 10.08점을 산정하고 제2매부터는 소정점수의 50%씩을 각각 가산하되 최대 5매 까지만 산정한다.(상급 종합병원은 HG011-HG015, 종합병원은 HG021-HG025, 병원, 치과병원, 요양병원 · 한방병원내 의 · 치과는 HG031-HG035, 의원, 치과의원, 보건의료원의 · 치과는 HG041-HG045) 다만, 2009년 1월 1일부터 2009년 12월 31일까지는 상급 종합병원은 35.24점, 종합병원은 30.06점, 병원, 치과병원 및 요양병원 의과는 21.43점, 의원, 치과의원 및 보건의료원 의 · 치과는 21.41점을 산정하고, 2010년 1월 1일부터 2010년 12월 31일까지는 상급종합병원은 27.16점, 종합병원은 22.21점, 병원, 치과병원, 요양병원 · 한방병원 내 의 · 치과는 15.79점, 의원, 치과의원 및 보건의료원 의 · 치과는 15.75점을 산정한다.

위 "2"의 규정에도 불구하고 단일광자 전산화 단층촬영 및 양전자단층촬영의 경우는 일련의 촬영과정에 대하여 상급 종합병원은 57.24점(HG111), 종합병원은 43.08점(HG121), 병원, 치과병원, 요양병원 · 한방병원 내 의 · 치과는 30.42점(HG131), 의원, 치과의원 및 보건의료원 의 · 치과는 30.24점(HG141)을 산정한다. 다만, 2009년 1월 1일부터 2009년 12월 31일까지는 상급 종합병원은 105.72점, 종합병원은 90.18점, 병원, 치과병원 및 요양병원 의과는 64.29점, 의원, 치과의원 및 보건의료원 의 · 치과는 64.23점을 산정하고, 2010년1월 1일부터 2010년 12월 31일까지는 상급종합병원은 81.48점, 종합병원은 66.63점, 병원, 치과병원, 요양병원 · 한방병원 내 의 · 치과는 47.37점, 의원, 치과의원 및 보건의료원 의 · 치과는 47.25점을 산정한다.

관련고시

전신 골스캔과 바늘구멍 골스캔(고시 제2017-118호, '17.7.1. 시행)
삼상골스캔(고시 제2007-46호, '07.6.1. 시행)

수가산정법

다 319 골스캔

① 전신 골스캔과 바늘구멍 골스캔 동시 실시시 수기료 산정방법

다319다 골스캔(바늘구멍, Pin Hole Bone Scan)은 통상 다319가 골스캔(전신, Whole Body Bone Scan)을 한 후 관심영역에 대하여 추가로 원추형의 조준기(collimator)를 이용하여 확대된 영상을 얻는 진단방법으로, 골스캔(바늘구멍)은 통상 골스캔(전신)을 동시에 시행한 경우에는 골스캔(전신)시 주입한 동위원소 이외에 별도의 동위원소 주입이 필요하지 않으며 판독도 동시에 시행하게 되므로 바늘구멍 골스캔(바늘구멍)의 수기료는 다319다 골스캔(바늘구멍) 소정점수의 50%로 산정하고 판독료는 별도 산정하지 아니함.

고시 제2017-118호, 2017.07.01. 시행

② 삼상골스캔 시 혈류 영상검사료 인정여부

삼상골스캔(3-Phase Bone Scan)검사는 연속영상(Vascular Phase), 혈액풀영상(Blood Pool Phase), 지연영상(Delayed Phase)을 각각 시행하여 평가하는 검사로써 삼상골스캔 검사료에는 혈류영상이 포함되어 있으므로 삼상골스캔 소정점수만 인정함.

고시 제2007-46호, 2007.06.01. 시행

③ Brain SPECT 인정 횟수(다-329)

다-329-가 뇌 단일광자 전산화단층촬영(Brain SPECT) 검사의 인정 횟수는 수술 또는 치료 전 1회, 수술 또는 치료 후 1회 및 추적검사 1회로 총 3회 이내로 하며, 추가 실시한 경우 소견서 첨부 시 사례별로 인정함.

고시 제2007-46호, 2007.06.01. 시행

분류번호/수가코드

분류코드	코드	분류	점수	의원	병원
다319		골스캔 Bone Scan			
	HC191	가. 전신 Whole Body	780.79	63,560	57,390
	HC190	나. 부분 Partial 주 1. [가]와 동시에 실시한 경우에는 별도 산정하지 아니한다. 2. 2부위 이상 실시하더라도 소정점수만 산정한다.	773.99	63,000	56,890
	HC193	다. 바늘구멍 Pin Hole	836.38	69,080	61,470
	HC192	라. 삼상 Three Phase	999.85	81,390	73,490

Chapter 4 골밀도검사료

관련고시: 고시 제2007-92호(행위) '07.11.1 시행

분류코드	코드	분류	점수	의원	병원
다334		골밀도검사[재료대 포함] Bone Densitometry			
		가. 양방사선(광자) 골밀도검사 Dual-Energy(Photon) Absorptiometry			
	HC341	(1) 1부위	432.00	35,160	31,750
	HC342	(2) 2부위 이상	510.35	41,540	37,510
		나. 정량적 전산화단층골밀도검사			
	HC343	(1) QCT	427.71	34,820	31,440
	HC346	(2) PQCT	427.71	34,820	31,440
	HC345	다. 방사선흡수측정기 방식	173.15	14,090	12,730
	HC344	라. 기타 방법에 의한 것[단광자 골밀도측정(SPA), 양방사선 말단 골밀도측정(PDEXA), 단에너지 골밀도측정(SXA), 초음파 골밀도측정(QUS)] Other Methods	272.41	22,170	20,020

고시

적응증

(1) 65세 이상의 여성과 70세 이상의 남성

(2) 고위험 요소가 1개 이상 있는 65세 미만의 폐경 후 여성

(3) 비정상적으로 1년 이상 무월경을 보이는 폐경전 여성

(4) 비외상성(fragility) 골절

(5) 골다공증을 유발할 수 있는 질환이 있거나 약물을 복용중인 경우

(6) 기타 골다 공증검사가 반드시 필요한 경우

※ 고위험 요소

1. 저체중 (BMI<18.5)
2. 비외상성 골절의 과거력이 있거나 가족력이 있는 경우
3. 외과적인 수술로 인한 폐경 또는 40세 이전의 자연 폐경

수가산정법

(1) 진단 시

1회 인정하되, 말단골 골밀도검사 결과 추가검사의 필요성이 있는 경우 1회 에 한하여 central bone(spine, hip)에서 추가검사 인정함.

(2) 추적검사

㈎ 추적검사의 실시간격은 1년 이상으로 하되, 검사결과 정상 골밀도로 확인된 경우는 2년으로 함.

㈏ 치료 효과 판정을 위한 추적검사는 central bone(spine, hip)에서 실시한 경우에 한하여 인정함.

㈐ 위 ㈎, ㈏의 규정에도 불구하고 스테로이드를 3개월 이상 복용하거나 부갑상선기능항진증으로 약물치료를 받는 경우는 종전 골밀도검사 결과에 따라 아래와 같이 할 수 있으며, 이 경우 central bone(spine, hip)에서 시행함.

아 래

- 정상 골밀도(T−score≥−1)인 경우
  : 첫 1년에 1회 측정, 그 이후부터는 2년에 1회
- T−score≤−3 인 경우
  : 첫 1년은 6개월에 1회씩, 그 이후부터는 1년에 1회

(3) DEXA 기종으로 L−spine의 AP와 Lateral에 골밀도검사 동시 실시시 수가 산정방법

요추부위에 양방사선(광자) 골밀도검사(DEXA)시 좀더 정확한 골밀도를 측정하기 위해 L−Spine AP와 Lateral을 동시에 실시 하더라도 다334가−(1) 양방사선(광자) 골밀도검사(1부위) 소정 점수만 인정함.

(4) 자각증상은 없으나 진찰과정에서 골다공증이 의심되어 진료 담당의사가 실시한 골밀도검사

① 국민건강보험법령에 의한 요양급여는 가입자 및 피부양자의 질병, 부상, 출산 등에 대하여 실시하고 있으며, 자각증상이 없는 상태에서 정기 또는 부정기적으로 신체 및 기능의 이상 유무를 사전에 알기 위하여 본인의 원에 의하여 자발적으로 실시하는 종합건강검진은 국민건강보험요양급여의 기준에 관한 규칙 [별표 2]

비급여 대상. 3-가에 의거 비급여 대상으로 규정하고 있음.

② 그러나, 최근 갱년기 여성에게 골조직내 무기질 손실에 의한 골다공증 정도를 알기 위하여 골밀도 검사를 하는 경우에는 설사 본인의 희망에 의하여 골밀도 검사를 실시하더라도 검사 실시 전에 전문의사의 상담을 거치게 되므로 진찰과정에서 골다공증의 의심이 있다고 진료 담당의사가 판단하여 지시한 검사를 행한 경우에는 검사결과 수치의 이상유무에 관계없이 급여하며 검사결과가 정상이어서 상병명을 기재할 수 없을 때에는 추정 질병명 또는 증상을 기재하여 청구함.

고시 제200073호, 2001.01.01. 시행

Chapter 5 양전자단층촬영

양전자단층촬영 PET 세부 산정 기준

a) 일반 원칙

질환별 급여대상 및 산정기준에 해당하지 않는 경우, 요양 급여하지 않음.(비급여)

b) 질환별 급여 대상

(가) 암

(1) 병기설정(진단포함), 재발평가, 치료 효과 판정(병기재 설정)에 유용한 경우: 폐암, 대장암(직장암), 식도암, 위암, 두경부암, 자궁경부암, 난소암, 유방암, 악성흑색종, 악성림프종, 갑상선암, 간암, 담도계 종양, 췌장암, 전이성뇌종양, 뇌신경교종, 육종, 신경아세포증, 윌름스 종양, 원발부위 미상암

(2) 재발평가, 치료 효과 판정(병기재 설정)에 유용한 경우: 위 (1)의 암을 제외한 고형암

(나) 부분성 간질(partial-onset seizure)

(다) 허혈성 심질환에서 심근의 생존능 평가

c) 산정 횟수

(가) 암

(1) 병기설정(진단포함)시: 1회

(2) 추척 검사

㉮ 추척 검사는 아래와 같이 시행함을 원칙으로 하되, 그 외에 환자상태 변화가 있어 추가적으로 촬영 시에도 인정함.

아 래

① 수술(중재적 시술 포함) 후: 1회

② 항암치료(항암화학요법 혹은 방사선치료) 중: 2회

③ 위 ①-②항 이후의 장기 추적 검사: 매 1년마다 2회씩 2년간, 그 이후부터 매 2년마다 1회씩

㉯ 위 ㉮에도 불구하고 방사선치료 계획 시에는 별도 인정함,

(나) 부분성 간질(partial-onset seizure): 수술 전, 수술 후 각각 1회로 인정함.

(다) 허혈성 심질환에서 심근의 생존능 평가치료 전, 치료 후 각각 1회로 인정함.

사이버나이프를 이용한 체부 정위적 방사선 수술의 인정 기준(다-412)

사이버나이프를 이용한 체부 정위적 방사선 수술은 다음에 해당하는 경우에 요양급여를 인정하며, 이 이외에는 요양 급여하지 않음.(비급여)

다 음

(가) 수술이 불가능한 폐암(stage I)

(나) 척추 종양(악성 또는 양성)

고시 제2011-37호, 2011.04.01. 시행

Section

7

통증 관련 약제

Section 7

통증 관련 약제

약제별 세부인정 기준 및 방법

[일반원칙] 국민건강보험 요양급여의 기준에 관한 규칙 제5조제3항에 의하여 중증환자 중 암환자에게 처방 · 투여하는 약제로서 건강보험심사평가원장이 정하여 공고하는 약제의 범위 및 비용부담

구분	세부인정기준 및 방법
[일반원칙] 국민건강보험 요양급여의 기준에 관한 규칙 제5조제3항에 의하여 중증환자 중 암환자에게 처방 · 투여하는 약제로서 건강보험심사 평가원장이 정하여 공고하는 약제의 범위 및 비용부담	1. 약제의 범위 가. 항암요법제 사용 관련 • 245 부신호르몬제, 247 난포 및 황체호르몬제, 249 기타의 호르몬제(항르몬제를 포함), 313 비타민 B제(비타민 B1을 제외), 339 기타의 혈액 및 체액용약, 392 해독제, 399 따로 분류되지 않는 대사성 의약품, 421 항악성종양제, 429 기타의 종양치료제, 431 방사성 의약품, 617 주로 악성종양에 작용하는 것, 639 기타의 생물학적 제제, 항암면역요법제 나. 항구토제 사용 관련 • 235 최토제 · 진토제, 239 기타의 소화기관용약, 245부신호르몬제 다. 암성통증치료제 사용 관련 • 112 최면진정제, 113 항전간제, 114 해열진통소염제, 117 정신신경용제, 119 기타의 중추신경용약, 124 진경제, 264 진통 · 진양 · 수렴 · 소염제, 811 아편알칼로이드계 제제, 821 합성마약 2. 비용부담 상기 1.의 약제는 「암환자에게 처방 · 투여하는 약제에 대한 요양급여의 적용기준 및 방법에 관한 세부사항」 범위 내에서 투여 시 요양급여를 인정함. 다만, 아래에 해당하는 경우에는 약값의 전액 또는 일부를 환자가 부담토록 함.

아래

가. 허가사항 범위이지만 「암환자에게 처방 · 투여하는 약제에 대한 요양급여의 적용기준 및 방법에 관한 세부사항」 이외에 투여한 경우

나. 허가사항 범위 초과이지만 의학적 타당성 · 비용 효과성 등을 종합적으로 고려하여 전액 본인부담 또는 일부 본인부담으로 인정한 범위 내에서 투여한 경우(해당 약제 심사평가원장이 공고하거나 또는 신청 및 신고기관에 국한하여 통보)

고시 제2018 – 120호

[일반원칙] 동일성분 의약품 중복처방 관리에 관한 기준

동일 요양기관에서 같은 환자에게 6개월 동안 동일성분 의약품의 투약일수가 214일을 초과하여 처방하는 경우 요양급여를 인정하지 아니하나, 아래에 해당하는 경우에는 예외로 인정함.

아 래

가. 환자가 장기출장이나 여행으로 인하여 의약품이 소진되기 전 처방을 받아야 하는 경우

나. 의약품 부작용, 용량 조절 등으로 약제 변경이 불가피하거나, 파우더 형태의 조제 등으로 인하여 기존 처방의약품 중 특정 성분만을 구분하여 별도 처방할 수 없는 경우

다. 항암제 투여 중인 환자이거나, 소아환자로서 구토로 인해 약 복용 중 약제가 소실된 경우 등 환자의 귀책사유 없이 약제가 소실 · 변질된 경우

※ "동일성분 의약품"이라 함은 국민건강보험법 시행령 제24조제3항 및 '국민건강보험 요양급여의 기준에 관한 규칙' 제8조제2항 에 의한 '약제급여 목록 및 급여 상한금액표'상의 주성분코드를 기준으로, 1~4째 자리(주성분 일련번호)와 7째자리(투여경로) 가 동일한 의약품을 말함.

예 123101ATB, 123102ATB, 123102ATR, 123104ATR은 모두 동일 성분 의약품에 해당됨.

고시 제2013-127호

동일성분 중복처방 급여기준 관련 질의응답

Q 진료과를 달리하여 동일성분 의약품 중복처방이 발생하였을 경우 심사는 어떻게 하나요?

A 진료과를 달리하여 동일성분 의약품에 대한 중복처방이 발생한 경우에도 예외사유코드 기재 없이 청구하면 심사 대상이 됩니다.

Q 환자가 1~2일 일찍 내원하여 동일성분 의약품을 처방받는 경우에 중복처방 사유별 코드(이하 '사유별 코드')를 적어야 하나요?

A 환자가 임의로 또는 예약날짜 등에 의하여 1~2일 일찍 내원하여 처방 받는 경우에는 예외사유에 해당하지 않으므로 사유별 코드기재 대상이 아닙니다.

따라서, 6개월 동안 투약일수가 214일을 초과하는 경우 초과분에 대하여는 환수

대상입니다.

Q 장기 출장이나 여행("A"), 약제의 부작용("B") 및 소실 등("C")으로 인하여 동일 성분 의약품을 처방하는 경우 6개월 동안 214일 이내 처방이라 하더라도 사유별 코드를 기재해야 하나요?

A 사유별 코드 "A", "B" 및 "C"로 인하여 처방 당시 투약일수가 6개월 동안 214일 이내라 하더라도 사유별 코드를 반드시 기재하여야만 누적관리에서 제외될 수 있습니다.

※ 사유별 코드를 기재하지 않은 경우 누적관리 대상이 됨.

Q 거동불편, 차량불편, 시골장날에 환자가 임의 내원하여 의약품이 소진되기 전 처방을 받는 경우 및 예약날짜가 당겨진 경우가 고시 1호 "가"(사유별 코드 "A")목에 포함되나요?

A 고시 1호 "가"(사유별 코드 "A")목에는 환자가 장기출장이나 여행으로 인하여 불가피하게 의약품이 소진되기 전에 처방을 받아야 하는 경우만 해당됩니다.

따라서, 거동불편, 차량불편, 시골장날에 환자가 임의 내원하여 약제소진 전 처방을 받는 경우 및 예약날짜가 당겨진 사유는 포함되지 않으며, 6개월 동안 투약일수가 214일을 초과하는 경우 초과분에 대하여는 환수대상입니다.

Q 투약일수가 6개월 동안 214일이 넘은 상태에서 환자가 예외사유에 해당되지 않으면서 처방을 원하는 경우는 어떻게 해야 하나요 ?

A 사유별 코드 "A", "B", "C"에 해당되지 않으나 6개월 동안 215일 이상의 처방을 원하는 경우에는 약값의 전액을 본인이 부담해야 하고 전액 본인부담 "E"코드를 기재하고 처방할 수 있습니다.

다만, 전액 본인부담 처방은 약제의 오남용 우려가 없는 경우로 제한되어야 할 것이며, 사전에 내원일자 또는 처방 투약일수를 조정하여 처방받는 경우 보험급여 받으실 수 있음을 설명하여야 할 것입니다.

Q 부칙 제2항의 "2009년 6월 1일부터 이 고시 시행 전까지의 진료분(종전 규정 제1호 나목과 다목에 해당하는 경우를 제외한다)에 대해서는 이 고시 본문을 적용한다" 라 함은?

A 동일성분 의약품 관리 일수 기준을 2009년 6월 1일부터 이 고시 시행 전

('10.4.30)까지의 진료분 중 예외사유 가목(예외사유에 준하는 사례 포함)기재건 및 사유별 코드 기재 없이 청구된 동일성분 의약품에 대하여는 6개월 동안 214일까지 투약일수를 요양급여로 인정하며 214일을 초과하는 투약일수에 대하여는 환수 대상이 됩니다.

Q '09.6.1~'10.4.30 진료분에 해당되는 기간인 '10.1.15일에 "가"사유로 150일을 처방하였고, 개정고시 시행 후인 '10.6.1일에 사유별 코드 기재 없이 90일을 처방한 경우 투약일수 산정은?

A 점검기간인 6개월이 개정고시 전후를 포함하고 있는 경우,

- 개정고시 시행 전 진료분은 A코드 기재건 및 미기재건을
- 개정고시 시행 후 진료분은 예외코드 미기재건을

대상으로 누적하여 투약일수가 214일을 초과하는지를 점검합니다.

즉, 개정고시 시행 전('10.1.1.~'10.4.30.) 진료분 중 점검기간('10.1.1~'10.6.30) 투약일수 150일에 개정고시 시행 후('10.5.1.~'10.6.30.) 진료분 중 점검기간 투약일수 30일을 합해야 하므로 총 투약일수는 180일이 됩니다.

Q 만약 개정고시 시행이전 처방 시 사유는 "가" 사유였는데, 개정고시 시행이후 사유는 "나" 또는 "다" 사유라면 어떻게 적용해야 하는지? 또는 이전 사유가 "나" 사유였고 이후 사유가 "가"에 해당된다면?

'09.6.1~'10.4.30 진료분에 해당되는 기간인 '10.4.30일에 "가" 사유로 240일을 처방하였고, '10.10.1일에 "나"사유로 120일 처방을 받았다면 투약일수 산정은?

'09.6.1~'10.4.30 진료분에 해당되는 기간인 '10.4.30일에 "나" 사유로 240일을 처방하였고, '10.10.1일에 "가"사유로 120일 처방을 받았다면 투약일수 산정은?

A ※ '09.6.1~'10.4.30일 진료분에 대해 "나", "다"사유 기재 건은 사후관리 누적대상에서 제외되며, 개정고시 이후 진료분은 "가", "나", "다" 사유 기재 건의 경우 사후 관리 대상에서 제외된다고 보시면 됩니다.

'10.4.30일에 "가" 사유로 240일을 처방한 경우 1일분만 누적하여 6개월 동안('09.11.1~'10.4.30) 214일 초과 여부에 대하여 점검하며, '10.10.1일에 "나"사유로 처방한 경우는 중복처방 누적일수에 포함시키지 않으므로 관리 대상에서

제외합니다.

'10.4.30일에 "나" 사유로 240일을 처방한 경우 예외사유에 해당되어 누적에서 제외 즉, 관리대상에서 제외되며, '10.10.1일에 "가" 사유로 처방한 경우는 중복처방 누적일수에 포함시키지 않으므로 관리 대상에서 제외합니다.

Q 의료급여 환자도 관리대상에 포함되는지요?

A 관리대상에 포함됩니다. 건강보험환자와 의료급여환자가 의과, 치과 및 보건기관에서 외래 진료 후 발행한 원외처방전의 의약품을 중복으로 처방한 경우 관리대상이 됩니다.

Q 동일성분 의약품 중복처방사유(특정내역 구분코드 : CT001, JT012) 기재 방법

A 예시

기존 처방약제	청구대상 약제	특정내역구분코드
A, B, C	A, B	CT001
A, B, C	A, B, C	CT001
A, B, C	A, B, C, D, E	JT012

청구대상 약제가 모두 중복처방 예외사유에 해당되는 경우에는 특정내역 구분코드 'CT001(처방내역 단위로 작성)'란에 사유별 코드를 기재하여야 하며, 일부 약제만 중복처방 예외사유에 해당되는 경우에는 특정내역 구분코드 'JT012(처방내역 줄번호 단위로 작성)'란에 사유별 코드를 기재하여야 합니다.

Q 전액 본인부담 약제는 어떻게 청구해야 하나요?

A 전액 본인부담 약제는 「요양급여비용 청구방법, 심사청구서 · 명세서서식 및 작성요령」에 따라 작성하며, 처방내역에는 해당약제에 사유별 코드 "E"와 구체적 사유(free text)를 특정내역구분코드 'CT001'란 또는 'JT012'란에 기재하여 청구하면 됩니다.

[일반원칙] 병용금기 성분, 특정연령대 금기 성분 및 임부금기 성분

1. 식품의약품 안전처장이 고시한 병용금기 성분 및 특정연령대 금기 성분과 임부금기 성분에 대하여는 요양급여를 인정하지 아니함.
   가. 이 경우 임부금기 성분은 고시 성분을 함유한 단일제와 복합제를 모두 포함 함.

2. 다만, 병용금기 성분, 특정연령대 금기 성분 및 임부금기 1등급 성분임에도 불구하고 부득이하게 처방 · 조제할 필요가 있다고 판단하여 사용하는 경우에는 예외로 할 수 있음. 이 경우 다음의 가, 나 모두에 처방 · 조제 사유를 의학적 근거와 함께 명시하여야 하며, 건강보험심사 평가원장이 그 사용이 적절하다고 인정하는 경우에 한함.
   가. 보건복지부장관이 고시한 「요양급여비용 심사청구 소프트웨어 검사 등에 관한 기준」에 따라 설치한 "의약품 처방 · 조제 지원 소프트웨어"에 의해 컴퓨터 화면에 제공(Pop-up)된 사유기재란
   나. 보건복지부장관이 고시한 「요양급여비용 청구방법, 심사청구서 · 명세서 서식 및 작성요령」에 따른 요양급여 비용명세서
3. 2호에도 불구하고 특정연령대 금기 성분인 "acetaminophen(encapsulated 포함)(서방형 제제에 한함)"등 서방형 제제, 장용성제제 등은 그 제제의 특성상 분할하거나 분말 형태로 처방 · 조제하여서는 안 됨.
4. 임부금기 2등급에 해당하는 성분을 처방 · 조제할 때는 부득이하게 사용할 필요가 있다고 의학적 타당성을 판단한 경우에 한하여야 하며, 투약 이전에 반드시 환자에게 적절한 안내조치를 하여야 함
5. 급여기준 적용일 : 식품의약품안전처장이 고시한 다음날부터 적용한다.

고시 제2017-109호

[일반원칙] 비용 효과적인 함량 의약품 사용

동일한 제조업자(수입자)가 제조(수입)한 동일성분 · 동일제형이지만 함량이 다른 의약품이 여러 가지 있는 경우, 1회 투약량에 대하여 가장 비용효과적인 함량의 약제를 사용하여 처방 · 조제하여야 한다. 다만, 부득이한 경우에는 예외로 할 수 있으며, 이 경우 해당 사유를 「요양급여비용 청구방법, 심사청구서 · 명세서 서식 및 작성요령(보건복지부 고시)」에서 정한 바에 따라 요양급여비용명세서에 명시하여 제출하여야 한다.

예 25 mg, 50 mg 함량의 약제가 각각 등재된 경우

- 1회 투약량이 50 mg인 경우 → 50 mg 1정 처방
- 1회 투약량이 75 mg 필요한 경우 → 50 mg 1정과 25 mg 1정 처방

고시 제2017-109호

내용액제(시럽 및 현탁액 등)

1. 동일성분의 정제 또는 캡슐제가 있는 내용액제(시럽 및 현탁액 등)는 허가사항 범위 내에서 아래와 같은 기준으로 투여 시 요양급여로 인정하며, 동 인정기준 이외에는 약값 전액을 환자가 부담토록 함.(개별 고시가 있는 내용액제는 해당 고시 기준을 따름)

아 래

가. 만 12세 미만 소아에게 투여한 경우

나. 고령, 치매 및 연하곤란 등으로 정제 또는 캡슐제를 삼킬 수 없는 경우

2. 제산제 및 Sucralfate제제는 허가사항 범위 내에서 투여 시 요양급여를 인정함.

고시 제2013-127호

청구의 Tip

약제 처방시 의무 기록에 약제가 꼭 투여되어야 하는 지에 대한 기술이 있을 경우 사례별 인정받을 수 있다.

Chapter 1 비타민제

비타민제의 요양급여기준

소모성 질환에는 허가된 용량 범위 내에서 투약한 경우 요양급여를 인정하며, 비타민 결핍증에는 다량 투여가 필요하므로 허가된 용량을 초과한 경우에도 요양급여를 인정함.

고시 제2013-127호

Chapter 2 스테로이드

스테로이드 주사제(Triamcinolone acetonide, Methylprednisolone acetate, Betamethasone sodium phosphate 등)

1. 허가사항 범위 내에서 투여 시 요양급여 함을 원칙으로 함.
2. 허가사항 범위(효능 · 효과, 용법 · 용량)를 초과하여 아래와 같은 경우에도 요양급여를 인정함.

아 래

가. 신경차단술시 사용한 경우

나. 추간관절차단(Facet joint block/injection)시 사용된 Triamcinolone acetonide 주사제는 1 level당 20 mg으로 최대 3 level(60 mg)까지, 양측은 각각 최대 2 level(80 mg)까지 인정.

※ 단, 사용상의 주의사항에 따라 Triamcinolone acetonide, Methylprednisolone acetate는 정맥, 척수강내, 경막외, 경막내로 투여하지 않으며, Betamethasone, Hydrocortisone는 경막 외로 투여하지 않음.

고시 제2016-49호

Triamcinolone acetonide 주사제(품명: 마카이드주)

허가사항 범위 내에서 아래와 같은 기준으로 투여 시 요양급여를 인정하며, 동 인정기준 이외에는 약값 전액을 환자가 부담토록 함.

아 래

당뇨병성 황반부종

1) 투여대상: 중심망막두께(Central retinal thickness) 300 µm 이상인 경우
2) 투여횟수: 단안당 1회

2015.09.01, 고시 제2015-154호

Methylprednisolone sodium succinate 주사제(품명: 솔루메드롤주 등)

1. 허가사항 범위 내에서 투여 시 요양급여 함을 원칙으로 함.
2. 허가사항 범위(효능 · 효과)를 초과하여 전두부탈모증(Alopeciatotalis) 치료(Steroid pulse therapy)에도 요양급여를 인정함.

고시 제2013-127호

Methylprednisolone aceponate 외용제(품명: 토피솔밀크로션 등)

허가사항 범위(아토피피부염, 심상성습진 등 습진) 내에서 투여 시 요양급여를 인정함.

고시 제2015-18호

Chapter 3 항전간제

[일반원칙] 경구용 항전간제

허가사항 중 간질에 투여하는 경우에는 아래와 같은 기준으로 투여 시 요양급여를 인정하며, 동 인정기준 이외에는 약값 전액을 환자가 부담토록 함.

아 래

가. 투여 시기
  1) 일반적으로 두 번째 간질 발작 후 한 가지 약물로 시작함.
  2) 위험인자가 있는 경우 첫 발작이라도 약물 투여를 인정함(예: 뇌파의 이상소견, 비정상적인 신경학적 소견, 심각한 뇌손상, 재발작의 위험 등)

나. 병용요법
  1) 단독약물의 최고 용량에 발작이 충분히 조절되지 않거나, 부작용으로 증량이 어려울 때 작용 기전이 다른 약제의 병용을 고려함.
  2) 난치성 간질 등에는 최대 4종 이내 병용투여를 인정하며, 4종 초과 시 투여소견서를 첨부하여야 함.(※ Pregabalin을 항전간제 목적으로 사용할 경우 병용 개수에 포함됨.)

다. 투여 중단
간질 종류 및 환자 상태에 따라 계획하여야 하며, 일반적으로 2~5년 발작이 없을 때 약물 중단을 고려함. 고시 제2013-127호

Clonazepam 경구제(품명: 리보트릴정 등)

1. 허가사항 범위 내에서 투여 시 요양급여함을 원칙으로 함.
2. 허가사항 범위를 초과하여 렘수면 행동장애(REM sleep behavior disorder)에 투여 시 요양급여를 인정함. 고시 제2018-18호

※ Clonazepam 허가사항(효능 · 효과)

1. 간질 및 부분발작(초점발작)
2. 원발성 및 2차적으로 전신화된 강직간대발작(대발작)

3. 유 · 소아 간질(특히 정형성 및 비정형성 결신발작)
4. 공황장애

Carbamazepine 경구제: 품명(테그레톨정 등)

1. 허가사항 범위 내에서 투여 시 요양급여 함을 원칙으로 함.
2. 허가사항 범위(효능 · 효과 등)를 초과하여 신경병인성 통증에 투여한 경우에도 요양급여를 인정함. 고시 제2013-127호

※ Carbamazepine 허가사항(효능 · 효과)

1. 간질: 정신운동발작, 간질성격 및 간질에 수반하는 정신장애, 간질의 경련발작 [강직간대발작(대발작)]
2. 삼차신경통
3. 조병, 조울병의 조상태, 정신분열증의 흥분상태

Pregabalin 경구제(품명: 리리카캡슐 등)

각 약제별 허가사항 범위 내에서 아래와 같은 기준으로 투여 시 요양급여 함을 원칙으로 하며, 동 인정기준 이외에는 약값 전액을 환자가 부담토록 함.

아 래

가. 간질(Epilepsy): 허가사항 범위 내에서 인정

나. 신경병증성 통증(Neuropathic pain)
  1) 당뇨병성 말초 신경병증성 통증
    가) Thioctic acid(또는 α-lipoic acid) 경구제와 병용투여 시 요양급여를 인정함.
    나) 당뇨병성 말초 신경병증성 통증치료제(예: Gabapentin 경구제, Duloxetine 경구제 등)간의 병용투여는 인정하지 아니함.
  2) 대상포진 후 신경통(Post-herpetic neuralgia): Lidocaine 패취제(품명: 리도탑카타플라스마 등)와 병용투여 시 투약비용이 저렴한 약제의 약값 전액을 환자가 부담토록 함. 단, 2~4주 치료 후에도 증세의 호전이 없어 병용투여시에는 요양급여를 인정함.

3) 척수손상에 따른 신경병증성 통증(Spinal cord injury)

4) 복합부위 통증증후군(CRPS; Compelx Regional Pain Syndrome)

5) 암성 신경병증성 통증 (「암환자에게 처방투여하는 약제에 대한 요양급여의 적용기준 및 방법에 관한 세부사항」의 'Ⅲ. 암성통증치료제' 범위 내에서 인정)

6) 척추수술 후 통증증후군(Post spinal surgery syndrome)

다. 섬유근육통(Fibromyalgia)에는 다음과 같이 요양급여를 인정함.

다 음

1) 섬유근육통으로 확진되고 삼환계 항우울제(TCA : Amitriptyline, Nortriptyline 등) 또는 허가사항 중 근골격계 질환에 수반하는 동통의 증상완화에 사용할 수 있는 근이완제(Cyclobenzaprine 등)를 적어도 1달 이상 사용한 후에도 효과가 불충분한 경우

2) Duloxetine(품명: 심발타 캡슐)과의 병용투여는 인정하지 아니함.

※ 섬유근육통 확진은 2010년 미국 류마티스학회 발표 진단기준에 부합하고 섬유근육통 영향척도(FIQ; Fibromyalgia Impact Questionnaire) 점수가 40점 이상이며, 시각적 아날로그 동통 스케일(pain VAS; pain Visual Analog pain Scale)이 40 mm 이상인 경우로 하며, 투여개시 13주 후 Pain VAS와 FIQ의 호전이 없는 경우 투여중단을 고려해야 함.

고시 제2016-31호

Gabapentin 경구제(품명: 뉴론틴캡슐 등)

허가사항 범위 내에서 아래와 같은 기준으로 투여 시 요양급여를 인정하며, 동 인정기준 이외에는 약값 전액을 환자가 부담토록 함.

아 래

1. 간질(Epilepsy): 각 약제의 허가사항 범위 내 인정
2. 신경병증성 통증(Neuropathic pain)

다 음

가. 당뇨병성 말초 신경병증성 통증

1) Thioctic acid(또는 α−lipoic acid) 경구제와 병용투여 시 요양급여를 인정함.

2) 당뇨병성 말초 신경병증성 통증치료제(예 Pregabalin 경구제, Duloxetine 경구제 등)간의 병용투여는 인정하지 아니함.

나. 대상포진 후 신경통(Post−herpetic neuralgia): Lidocaine 패취제(품명: 리도탑카타플라스마 등)와 병용투여 시 저렴한 약제의 약값 전액을 환자가 부담토록 함. 단, 2~4주 치료 후에도 증세의 호전이 없어 병용투여시에는 요양급여를 인정함.

다. 척수손상에 따른 신경병증성 통증(Spinal cord injury)

라. 복합부위 통증증후군(CRPS, Compelx Regional Pain Syndrome)

마. 다발성 경화증(Multiple sclerosis), 파브리병(Fabry's disease)

바. 척추 수술후 통증증후군(Post spinal surgery syndrome)

사. 절단 등으로 인한 신경병성 통증(환상통, 단단통)

아. 삼차신경통(1차적으로 다른 약제에 반응하지 않거나 부작용으로 인해 사용하기 어려운 경우)

자. 암성 신경병증성 통증(건강보험심사평가원장이 공고한 「암성통증 관련 사용 권고안」 참조 인정)

차. 인간면역결핍바이러스(HIV) 감염인의 신경병성 통증 고시 제2016-31호

Lamotrigin 경구제(품명:라믹탈정 등)

아래의 허가사항 범위 내에서 투여 시 요양급여를 인정함.

아 래

가. 간질

1) 단독요법 및 부가요법: 부분발작 및 전신 강직간대발작

2) 부가요법 : 레녹스−가스토 증후군에 의한 발작

나. 양극성 1형 장애 환자에서의 우울삽화의 재발 방지 고시 제2017-153호

Chapter 4 향정신성약물

[일반원칙] 향정신성약물

1. 허가사항 범위 내에서 1품목 투여를 원칙으로 하며, 1품목의 처방으로 치료 효과를 기대하기 어려운 경우에는 2품목 이상의 병용 처방을 인정함.
2. 1회 처방 시 30일까지 요양급여를 인정하며, 아래와 같은 경우에는 1회 처방 시 최대 90일까지 인정 가능함.

   아 래

   가. 말기환자, 중증 신체장애를 가진 환자, 중증 신경학적질환자, 중증 정신질환자

   나. 선원, 장기출장, 여행 등으로 인하여 장기처방이 불가피한 경우

3. 2항에도 불구하고, 허가사항 등에서 치료기간을 제한하고 있는 약제는 아래와 같이 요양급여를 인정함.

   아 래

   가. Triazolam(품명: 할시온정 등): 1회 처방시 3주이내

   나. Chloral hydrate(품명: 포크랄시럽): 1회 처방시 2주 이내

   다. Zolpidem 5 mg 및 10 mg(품명: 스틸녹스정 10밀리그람 등): 1회 처방 시 4주 이내

4. 3개월 이상 향정신성 약물을 장기 복용할 경우 6~12개월마다 혈액검사(간 · 신기능검사 포함) 및 환자상태를 추적 · 관찰하여 부작용 및 의존성여부 등을 평가하도록 권고함.
5. Benzodiazepine계열 등은 투여를 중지할 경우 금단증후군(Withdrawal syndrome)을 일으킬 수 있어 환자상태에 따라 4~16주 기간동안 1~2주마다 10~25%를 감량하면서 투여하도록 권고함.

   ※ 대상성분 : Alprazolam, Bromazepam, Chloral hydrate, Chlordiazepoxide, Clobazam, Clorazepate Clotiazepam, Diazepam, Ethyl loflazepate,

Etizolam, Flunitrazepam, Flurazepam, Lorazepam, Mexazolam, Midazolam, Triazolam, Zolpidem 고시 제2018-18호

Midazolam 주사제(품명: 바스캄주 등)

1. 허가사항 범위 내에서 투여 시 요양급여 함을 원칙으로 함.
2. 허가사항 범위(효능 · 효과 등)를 초과하여 아래와 같은 기준으로 투여한 경우에도 요양급여를 인정함.

아 래

가. 간질 중첩증(Status epilepticus)상병에 투여한 경우

1) 임상적 기준

가) 기존의 간질 중첩증 치료제(Diazepam, Phenytoin, Phenobarbital)에 효과가 없는 난치성 간질 중첩증의 경우

나) 환자의 상태가 위중하거나 이미 간질 중첩증의 발현이 충분한 시간(60−90분)이 경과한 경우에는 즉각 Midazolam 투여 가능

다) 저혈압이 심하거나 Barbiturate 치료에 부작용이 있는 경우

라) 신생아 또는 소아간질중첩증인 경우의 초기요법

마) 경련발작이 심한 응급상황에서 정맥주사가 어려울 때, 근육주사 등의 방법으로 투여하는 경우

2) 투여용량

가) 초기용량: 0.2−0.35 mg/kg 주사하며 총 15 mg을 초과하지 않도록 함.

나) 유지용량: 0.05−0.4 mg/kg/hr로 유지하나 뇌파검사(EEG monitoring)하에서는 1 mg/kg/hr까지 증량 가능

3) 투여기간

가) 뇌파검사에서 돌발성 억제현상(Burst−suppression pattern)이 보이고 임상적으로 경련이 없으면 서서히 감량 시작함.

나) 부작용이 심각하지 않은 경우 필요에 따라 최대 2주일간 투여 가능함.

다) 감량 후 재발하는 경우에는 다시 2주 연속 투여 가능함.

나. 인공호흡기와의 부조화(Ventilator fighting)에 진정목적으로 투여 시에는 0.1 mg/kg/hr, 최대 0.2 mg/kg/hr 용량으로 투여하며, Vecuronium 등 다

른 제제를 같이 사용할 때는 감량함. 고시 제2013-151호

Lorazepam 주사제(품명: 아티반주)

1. 허가사항 범위 내에서 투여 시 요양급여 함을 원칙으로 함.
2. 허가사항 범위(효능 · 효과 등)를 초과하여 아래와 같은 경우에도 요양급여를 인정함.

아 래

가. 경련발작

나. 간질 중첩상태 고시 제2013-127호

※ 허가사항 (효능 · 효과)

(경구: 정제)

1. 신경증에서의 불안 · 긴장 · 우울
2. 정신신체장애(자율신경실조증, 심장신경증)에서의 불안 · 긴장 · 우울
3. 마취 전 투약

(주사제)

경구투여가 불가능한 경우 및 경구투여보다 신속한 효과를 필요로 하는 경우:

1. 마취 전 투약
2. 다음 검사시의 불안 · 긴장: 내시경검사, 기관지경검사, 동맥촬영
3. 급성 불안, 급성 흥분 또는 급성 조증

Chapter 5 항우울제

정신신경용제

Fluvoxamine maleate(품명: 듀미록스정), Imipramine HCl(품명: 이미프라민정 등), Clomipramine HCl(품명: 그로민캅셀 등), Amitriptyline HCl(품명: 에트라빌정 등), Nortriptyline HCl(품명: 센시발정), Amoxapine(품명: 아디센정), Trazodone HCl(품명:트리티코정 등), Mianserin HCl(품명: 볼비돈정), Milnacipran HCl(품명: 익셀캅셀)

1. 현행과 같음
2. 현행과 같음
3. 삼환계 항우울제(Imipramine HCl, Clomipramine HCl, Amitriptyline HCl, Nortriptyline HCl)는 허가사항 범위를 초과하여 아래와 같이 투여하는 경우에도 요양급여를 인정함.

아 래

가. 섬유근육통(fibromyalgia) 확진시

나. 과민성 장증후군 (Irritable Bowel Syndrome)에 투여시

다. 턱관절 장애로 인한 만성통증에 투여시: Amitriptyline HCl, Nortriptyline HCl만 인정

고시 제2011-163호

Duloxetine 경구제(품명: 심발타캡슐 등)

1. 허가사항 범위 내에서 투여 시 요양급여 함을 원칙으로 하며, 우울병은 아래와 같은 기준으로 투여 시 요양급여를 인정함.

아 래

가. 정신건강의학과에서 우울병으로 확진된 경우

나. 만 24세 이하인 자의 우울병에 투여하는 경우에는 허가사항 중 사용상의 주의사항(경고, 이상반응, 일반적 주의 항목 등)에 따른 임상적 유용성이 위험성보다 높은지 신중하게 고려하여 투여하여야 함.

다. 정신건강의학과 이외의 타과에서 기타 질환으로 인한 우울병에 투여하는 경우

1) 우울증상이 지속적으로 2주 이상 계속되는 경우에 상용량으로 60일 이내에서 인정함.
2) 상기 용량 또는 기간을 초과하여 약제투여가 요구되는 경우에는 정신건강의학과에 자문의뢰함이 바람직함.
3) 암환자의 경우에는 상병 특성을 고려하여 60일 이상 장기투여가 필요하다고 판단되는 경우에 인정함.
4) 신경계 질환(뇌전증, 뇌졸중, 치매, 파킨슨병)의 경우에는 상병 특성을 고려하여 60일 이상 장기 투여가 필요하다고 판단되는 경우에 인정함.

※ 우울증상에 대한 기준
3가지 전형적 증상(우울한 기분, 흥미나 관심 소실, 피곤감/활동저하) 중 최소한 2가지와 7가지 증상(집중력/주의력 저하, 자신감 저하, 죄책감, 비관/염세적 사고, 자살사고, 수면장애, 식욕감퇴) 중 최소한 2가지가 있어야 함,

2. 당뇨병성 말초 신경병증성 통증에 요양급여를 인정함.
가. Thioctic acid(또는 α−lipoic acid) 경구제와 병용투여 시 요양급여를 인정함.
나. 당뇨병성 말초 신경병증성 통증치료제(예: Gabapentin, Pregabalin 등)간의 병용투여는 인정하지 아니함.

3. 섬유근육통(Fibromyalgia)의 치료에 투여하는 경우에는 다음과 같은 기준으로 투여 시 요양급여를 인정함.

다음

가. 섬유근육통으로 확진되고, 삼환계 항우울제(TCA; Amitriptyline, Nortriptyline 등) 또는 허가사항 중 근골격계 질환에 수반하는 동통의 증상완화에 사용할 수 있는 근이완제(Cyclobenzaprine 등)를 적어도 1달 이상 사용한 후에도 효과가 불충분한 경우
나. Pregabalin(품명: 리리카캡슐)과의 병용투여는 인정하지 아니함.
※ 섬유근육통 확진은 2010년 미국 류마티스학회 발표 진단기준에 부합하고 섬유근육통 진단설문지(FIQ; Fibromyalgia Impact Questionnaire) 점수가 40점 이상이며, 시각적 아날로그 동통 스케일(pain VAS; pain

Visual Analog Scale)이 40mm 이상인 경우로 하며, 투여개시 13주 후 VAS와 FIQ의 호전이 없는 경우 투여중단을 고려해야 함.

4. 허가사항 범위를 초과하여 암성 신경병증성 통증의 진통보조제로 투여시에는 「암환자에게 처방투여하는 약제에 대한 요양급여의 적용기준 및 방법에 관한 세부사항」의 'Ⅲ. 암성통증 치료제' 범위 내에서 급여 인정함. 고시 제2016-263호

Desvenlafaxine succinate 경구제(품명: 프리스틱서방정 50밀리그램, 100밀리그램)

허가사항인 우울병에는 아래와 같은 기준으로 요양급여를 인정함.

아 래

가. 정신건강의학과에서 우울병으로 확진된 경우

나. 정신건강의학과 이외의 타과에서 기타 질환으로 인한 우울병에 투여하는 경우

1) 우울증상이 지속적으로 2주 이상 계속되는 경우에 상용량으로 60일 범위 내에서 인정함.

2) 상기 용량 또는 기간을 초과하여 약제투여가 요구되는 경우에는 정신건강의학과로 자문의뢰함이 바람직함.

3) 암환자의 경우에는 상병 특성을 고려하여 60일 이상 장기 투여가 필요하다고 판단되는 경우에 인정함.

4) 신경계 질환(뇌전증, 뇌졸중, 치매, 파킨슨병)의 경우에는 상병 특성을 고려하여 60일 이상 장기 투여가 필요하다고 판단되는 경우에 인정함.

※ 우울증상에 대한 기준

3가지 전형적 증상(우울한 기분, 흥미나 관심 소실, 피곤감/활동저하) 중 최소한 2가지와 7가지 증상(집중력/주의력 저하, 자신감 저하, 죄책감, 비관/염세적 사고, 자살사고, 수면장애, 식욕감퇴) 중 최소한 2가지가 있어야 함.

다. 만 24세 이하인 자의 우울병에 투여하는 경우에는 허가사항 중 사용상의 주의사항(경고, 이상반응, 일반적 주의 항목 등)에 따른 임상적 유용성이 위험성보다 높은지 신중하게 고려하여 투여하여야 함. 고시 제2016-263호

Sertraline HCl(품명: 졸로푸트정 등), Paroxetine HCl(품명: 세로자트정 등), Fluoxetine HCl(품명: 푸로작캅셀 등), Mirtazapine(품명: 레메론정 등), Citalopram HBr(품명: 시탈로프람정 20밀리그람), Escitalopram oxalate(품명: 렉사프로정 등), Escitalopram(품명: 렉사프로멜츠구강붕해정)

1. 각 약제의 허가사항 범위 내에서 투여 시 요양급여 함을 원칙으로 함.
2. 허가사항 중 우울병에 투여한 경우에는 아래와 같이 요양급여를 인정함.

아 래

가. 정신건강의학과에서 우울병으로 확진된 경우

나. 정신건강의학과 이외의 타과에서 기타 질환으로 인한 우울병에 투여하는 경우

1) 우울증상이 지속적으로 2주 이상 계속되는 경우에 상용량으로 60일 범위 내에서 인정함.
2) 상기 용량 또는 기간을 초과하여 약제투여가 요구되는 경우에는 정신건강의학과로 자문의뢰함이 바람직함.
3) 암환자의 경우에는 상병 특성을 고려하여 60일 이상 장기 투여가 필요하다고 판단되는 경우에 인정함.
4) 신경계 질환(뇌전증, 뇌졸중, 치매, 파킨슨병)의 경우에는 상병 특성을 고려하여 60일 이상 장기 투여가 필요하다고 판단되는 경우에 인정함.

다. 현행과 같음

만 24세 이하인 자의 우울병에 투여하는 경우에는 허가사항 중 사용상의 주의사항(경고, 이상반응, 일반적 주의 항목 등)에 따른 임상적 유용성이 위험성보다 높은지 신중하게 고려하여 투여하여야 함.

3. 허가사항 범위(효능 · 효과 등)를 초과하여 다음과 같은 기준으로 투여한 경우에도 요양급여를 인정함.

다 음

Fluoxetine HCl제제(품명: 푸로작캅셀 등)를 기면증의 탈력발작(Cataplexy)에 투여한 경우에는 삼환계 약물을 우선 투여한 후 부작용 등으로 투여가 불가능한 경우에 인정함.

※ 우울증상에 대한 기준

3가지 전형적 증상(우울한 기분, 흥미나 관심 소실, 피곤감/활동저하) 중 최소한 2가지와 7가지 증상(집중력/주의력 저하, 자신감 저하, 죄책감, 비관/염세적 사고, 자살사고, 수면장애, 식욕감퇴) 중 최소한 2가지가 있어야 함.

고시 제2016-263호

Venlafaxine HCl 서방경구제(품명: 이팩사엑스알서방캅셀 등)

1. 허가사항 범위 내에서 투여 시 요양급여 함을 원칙으로 하며, 단일 용량 제제가 아니므로 처방용량에 따라 비용 효과적 용량의 약제를 선택하여야 함.
2. 만 24세 이하인 자의 우울병에 투여하는 경우에는 허가사항 중 사용상의 주의사항(경고, 이상반응, 일반적 주의 항목 등)에 따른 임상적 유용성이 위험성보다 높은지 신중하게 고려하여 투여하여야 함.
3. 허가사항 중 우울병에는 아래와 같은 기준으로 요양급여를 인정함.

아 래

가. 정신건강의학과에서 우울병으로 확진된 경우 1일 최대 225 mg까지는 인정하며, 이를 초과하여 허가용량 범위 내에서 투여한 경우에는 약값 전액을 환자가 부담토록 함.

나. 정신건강의학과 이외의 타과에서 기타 질환으로 인한 우울병에 투여하는 경우

1) 우울증상이 지속적으로 2주 이상 계속되는 경우에 상 용량으로 60일 범위 내에서 인정함.
2) 상기 용량 또는 기간을 초과하여 약제투여가 요구되는 경우에는 정신건강의학과로 자문의뢰함이 바람직함.
3) 암환자의 경우에는 상병 특성을 고려하여 60일 이상 장기 투여가 필요하다고 판단되는 경우에 인정함.
4) 신경계 질환(뇌전증, 뇌졸중, 치매, 파킨슨병)의 경우에는 상병 특성을 고려하여 60일 이상 장기 투여가 필요하다고 판단되는 경우에 인정함.

※ 우울증상에 대한 기준

3가지 전형적 증상(우울한 기분, 흥미나 관심 소실, 피곤감/활동저하) 중 최

소한 2가지와 7가지 증상(집중력/주의력 저하, 자신감 저하, 죄책감, 비관/염세적 사고, 자살사고, 수면장애, 식욕감퇴) 중 최소한 2가지가 있어야 함.

고시 제2016-263호

Chapter 6 부정맥용제

Esmolol HCl 주사제(품명: 브레비블록주)

1. 아래와 같은 기준으로 투여시 요양급여를 인정하며, 허가사항 범위이지만 동 인정기준 이외에 투여한 경우에는 약값 전액을 환자가 부담토록 함.

아 래

- 일반 환자로서 마취 및 수술 중에 빈맥이 나타날 경우 : bolus dose(0.5–1 mg/kg)를 3회까지 인정
- 심혈관계 질환(고혈압, 심장질환 등)을 가진 환자의 비심장 수술시 : bolus dose(0.5–1 mg/kg)와 maintenance dose(50–300 μg/kg/min)를 인정
- 심혈관계(open heart) 수술시 : 진료의가 판단하여 필요시에는 허가사항(용법 · 용량) 범위내에서 인정
- 수술의 경우 외에 단시간 조절을 필요로 하는 긴급 상황에서도 사용 필요성이 있으므로 다음의 경우로서 효능 · 효과 범위내에서 1~2일 정도 단기간 투여시에는 인정함.
  - 고혈압을 동반한 대동맥 박리증
  - 고혈압성 응급증
  - 급성 심근경색증
  - 불안정형 협심증 및 심근허혈과 관련된 심실 빈맥증
  - 타 제제에 반응하지 않는 심실상성 빈맥 증
  - 기타 긴급상황

2. 허가사항 범위(효능 · 효과)를 초과하여 마취 및 수술 중 급격한 혈압 상승이 있는 경우에 투여한 경우에도 요양급여를 인정함. 고시 제2011-163호

Chapter 7 소화성 위궤양용제

Artemisia asiatica 95% ethanol ext. 경구제(품명: 스티렌정 등)

아래와 같은 기준으로 투여시 요양급여를 인정하며, 허가사항 범위이지만 동 인정기준 이외에 투여하는 경우에는 약값 전액을 환자가 부담토록 함.

아 래

- 급성 위염, 만성 위염의 위점막병변(미란, 출혈, 발적, 부종)의 개선
- 다만, 'NSAIDs로 인한 위염의 예방'에는 스티렌정에 한해 인정

고시 제2011-163호

S-pantoprazole 경구제(품명: 레토프라정)

1. 허가사항 범위 내에서 투여 시 요양급여 함을 원칙으로 함.
2. 허가사항 범위를 초과하여 의인성 위궤양(Iatrogenic Ulcer)에 경구 섭취 개시 이후 각 약제의 위궤양 치료의 허가 용법 · 용량으로 투여를 원칙으로 하되, 최대 8주 급여까지 급여 인정함.

고시 제2018-58호

※ S-pantoprazole 허가사항(효능 · 효과)

- 십이지장궤양
- 위궤양
- 중등도~중증의 역류성 식도염

프로톤 펌프 억제 경구제

Omeprazole(품명: 로섹캅셀 등), Lansoprazole(품명: 란스톤캡슐 등), Pantoprazole(품명: 판토록정 등), Rabeprazole(품명: 파리에트정 등), Esomeprazol(품명: 넥시움정 등)

1. 허가사항 범위 내에서 투여 시 요양급여 함을 원칙으로 함.
2. 허가사항 범위를 초과하여 아래와 같은 경우에 항생제(Clarithromycin, Amoxicillin, Tetracycline) 및 항원충제(metronidazole)를 투여 시 요양급여를 인정함.

아 래

- 헬리코박터 파일로리(H.pylori) 감염이 확인된 다음의 환자에서 제균요법으로 투여하는 경우

다 음

가. 소화성궤양
나. 저등급 MALT(Mucosa Associated Lymphoid Tissue) 림프종
다. 조기 위암 절제술 후
라. 특발성 혈소판 감소성 자반증(idiopathic thrombopenic purpura)

3. 허가사항 범위를 초과하여 아래와 같은 기준으로 투여시 약값 전액을 환자가 부담토록 함.

아 래

- 헬리코박터 파일로리(H.pylori) 감염이 확인된 다음의 환자에서 제균요법으로 투여하는 경우

다 음

1) 위선종의 내시경절제술 후
2) 위암 가족력[부모, 형제, 자매(first degree)의 위암까지]
3) 위축성 위염
4) 기타 진료상 제균요법이 필요하여 환자가 투여에 동의한 경우

4. 허가사항 범위를 초과하여 의인성 위궤양(Iatrogenic Ulcer)에 경구 섭취 개시 이후 각 약제의 위궤양 치료의 허가 용법 · 용량으로 투여를 원칙으로 하되, 최대 8주까지 급여 인정함. 고시 제2018-58호

프로톤 펌프 억제 주사제

Omeprazole sodium(품명: 오메큐주사 등), Pantoprazole sodium(품명: 판토록주 등), Esomeprazole(품명: 넥시움주)

1. Omeprazole, Pantoprazole

가. 허가사항 범위 내에서 아래와 같은 기준으로 투여 시 요양급여를 인정하며, 동

인정기준 이외에는 약값 전액을 환자가 부담토록 함.

아 래

1) 소화성 궤양으로 인한 위장관 출혈
   경구투여가 불가능한 경우에 1일 80 mg씩 3일 이내 인정
2) 십이지장궤양, 위궤양, 역류성 식도염, 졸링거-엘리슨 증후군
   경구 투여가 불가능하고 H2 수용체 길항 주사제(H2 receptor antagonist) 투여에도 효과가 없는 경우에 1일 40 mg씩 3일 이내 인정

나. 허가사항 범위를 초과하여 아래와 같은 기준으로 투여한 경우에도 요양급여를 인정함.

아 래

1) 조혈모세포이식시 시행되는 고용량의 항암방사선치료(Chemoradiation therapy) 후
   가) 투여대상: 경구제 투여가 불가능하고 심한 속쓰림 등의 소화성 궤양 및 역류성 식도염 증상이 있는 경우
   나) 투여용량 및 기간
      (1) 1일 투여용량은 허가사항 범위 내에서 투여 시 인정
      (2) 투여기간은 H2 수용체 길항 주사제 또는 프로톤 펌프 억제(PPI) 주사제를 2주 이내 투여 시 인정
2) 소화성 궤양으로 인한 위장관 출혈 환자 중 활동성 출혈(Active bleeding) 또는 재출혈(Rebleeding) 고위험군인 경우에 초회 80 mg을 일시(Bolus) 주입 후 8 mg/hr 3일간 지속점적(Continuous infusion) 투여 시 인정
3) 의인성 위궤양(Iatrogenic Ulcer)에 경구 섭취가 제한되는 기간 동안 40~80 mg/day 용량으로 투여 시 최대 3일 급여 인정함.

2. Esomeprazole

가. 허가사항 범위 내에서 투여 시 요양급여 함을 원칙으로 하며, 허가사항 중 「식도염이 있는 역류성 식도질환 및 식도역류에 따른 증상이 심한 경우」에는 아래와 같은 기준으로 투여 시 요양급여를 인정하며, 동 인정기준 이외에는 약값 전액을 환자가 부담토록 함.

아 래

경구 투여가 불가능하고 H2 수용체 길항 주사제(H2 receptor antagonist) 투여에도 효과가 없는 경우에 1일 40 mg씩 3일 이내 인정

나. 허가사항 범위를 초과하여 아래와 같은 기준으로 투여한 경우에도 요양급여를 인정함.

아 래

1) 조혈모세포이식시 시행되는 고용량의 항암방사선치료(Chemoradiation therapy)후
   가) 투여대상: 경구제 투여가 불가능하고 심한 속쓰림 등의 소화성 궤양 및 역류성 식도염 증상이 있는 경우
   나) 투여용량 및 기간
      (1) 1일 투여용량은 허가사항 범위내에서 투여시 인정
      (2) 투여기간은 H2 수용체 길항 주사제 또는 프로톤 펌프 억제(PPI) 주사제를 2주 이내 투여시 인정
2) 소화성 궤양으로 인한 위장관 출혈 환자 중 활동성 출혈(Active bleeding) 또는 재출혈(Rebleeding) 고위험군인 경우에 초회 80 mg을 일시(Bolus) 주입 후 8 mg/hr 3일간 지속점적(Continuous infusion) 투여 시 인정
3) 의인성 위궤양(Iatrogenic Ulcer)에 경구섭취가 제한되는 기간동안 40~80 mg/day 용량으로 투여 시 최대 3일 급여 인정함. 고시 제2018-58호

Esomeprazol, strontium, tetrahydrate 경구제(품명: 에소메졸캡슐 20mg)

1. 허가사항 범위 내에서 아래와 같은 기준으로 투여 시 요양급여를 인정함.

아래

- 위식도 역류질환(GERD)–미란성 역류성 식도염의 치료–식도염 환자의 재발방지를 위한 장기간 유지요법–식도염이 없는 위식도 역류질환의 증상치료 요법
- Helicobacter pylori 박멸을 위한 항생제 병용요법–Helicobacter pylori 양성인 십이지장궤양의 치료–Helicobacter pylori 양성인 소화성궤양 환자

의 재발방지

- NSAID(COX−2 비선택성, 선택성) 투여와 관련된 상부 위장관 증상(통증, 불편감, 작열감) 치료의 단기요법
- 지속적인 NSAID 투여가 필요한 환자−NSAID 투여와 관련된 위궤양의 치료−NSAID 투여와 관련된 위궤양 및 십이지장궤양의 예방
- 졸링거−엘리슨 증후군의 치료

2. 허가사항 범위를 초과하여 의인성 위궤양(Iatrogenic Ulcer)에 경구섭취 개시 이후 각 약제의 위궤양 치료의 허가 용법 · 용량으로 투여를 원칙으로 하되, 최대 8주까지 급여 인정함. 고시 제2018−58호

Ilaprazole 경구제(품명: 놀텍정)

1. 허가사항 범위(십이지장궤양의 단기치료, 위궤양의 단기치료, 미란성식도염의 단기치료, 헬리코박터 파일로리(H.pylori)에 감염된 위 · 십이지장궤양의 재발방지를 위한 항생제 병용요법) 내에서 투여 시 요양급여를 인정함.
2. 허가사항 범위를 초과하여 의인성 위궤양(Iatrogenic ulcer)에 경구 섭취 개시 이후 각 약제의 위궤양 치료의 허가 용법 · 용량으로 투여를 원칙으로 하되, 최대 8주까지 급여 인정함. 고시 제2018−58호

Chapter 8 해열 진통 소염제

Celecoxib 경구제(품명: 쎄레브렉스캡슐 200밀리그람 등)

1. 허가사항 범위 내에서 골관절염, 류마티스성 관절염 및 강직성 척추염에 투여 시 요양급여를 인정하며, 동 인정기준 이외에는 약값 전액을 환자가 부담토록 함
2. 동 약제 투여 시 소화기관용 약제를 위염 등의 증상 예방 목적으로 병용 투여하여서는 안 됨.

   ※ 동 약제는 관상동맥 우회로술(CABG) 전후에 발생하는 통증의 치료에는 투여하지 않는 등 허가사항 중 주의사항(금기사항 등)과 용법 · 용량 등을 반드시 참고하여 처방(조제)하여야 함. 고시 제2017-215호

Polmacoxib 경구제(품명: 아셀렉스캡슐 2밀리그램 등)

1. 허가사항 범위 내에서 아래와 같은 기준으로 투여 시 요양급여를 인정하며, 동 인정기준 이외에는 약값 전액을 환자가 부담토록 함.

   아 래

   - 골관절염

   가. 상부 위장관의 궤양, 출혈, 천공의 치료 기왕력에 확인되는 경우
   나. Steroid 제제를 투여중인 경우
   다. 항응고제 투여가 필요한 경우
   라. 기존의 비스테로이드항염증제(NSAID)에 반응하지 않는 불응성인 경우
   마. 대량의 NSAID를 필요로 하는 경우
   바. 60세 이상의 고령자

2. 동 약제 투여 시 소화기관용 약제를 위염 등의 증상 예방 목적으로 병용 투여하여서는 안됨.

   ※ 동 약제는 관상동맥 우회로술(CABG) 전후에 발생하는 통증의 치료에는 투여하지 않는 등 허가사항 중 주의사항(금기사항 등)과 용법 · 용량 등을 반드시 참고하여 처방(조제)하여야 함. 고시 제2015-118호

Etoricoxib 경구제(품명: 알콕시아정 30밀리그램)

1. 허가사항 범위 내에서 아래와 같은 기준으로 투여 시 요양급여를 인정하며, 동 인정기준 이외에는 약값 전액을 환자가 부담토록 함.

아 래

- 골관절염

가. 상부 위장관의 궤양, 출혈, 천공의 치료 기왕력에 확인되는 경우
나. Steroid 제제를 투여중인 경우
다. 항응고제 투여가 필요한 경우
라. 기존의 비스테로이드항염증제(NSAID)에 반응하지 않는 불응성인 경우
마. 대량의 NSAID를 필요로 하는 경우
바. 60세 이상의 고령자

2. 동 약제 투여 시 소화기관용 약제를 위염 등의 증상 예방 목적으로 병용 투여하여서는 안됨.

※ 동 약제는 관상동맥 우회로술(CABG) 전후에 발생하는 통증의 치료에는 투여하지 않는 등 허가사항 중 주의사항(금기사항 등)과 용법 · 용량 등을 반드시 참고하여 처방(조제)하여야 함. 고시 제2015-81호

Propacetamol HCl(품명: 데노간주)

허가사항 범위 내에서 아래와 같은 기준으로 투여 시 요양급여를 인정하며, 동 인정기준 이외에는 약값 전액을 환자가 부담토록 함.

아 래

통증이나 고열로 인하여 신속하게 투여할 필요가 있거나 다른 경로로 투여할 수 없는 경우로서

가. 외과 수술 후 통증에 수술 당일부터 3일 이내
나. 감염성 질환 및 악성질환으로 인한 발열에 경구제 및 좌제 투여가 곤란한 경우

고시 제2013-127호

자오가 · 우슬 · 방풍 · 두충 · 구척 · 흑두 건조엑스 300 mg(품명: 신바로캡슐 등)

허가사항 범위 내에서 골관절증에 요양급여를 인정하며, 동 인정기준 이외에는 약값 전액을 환자가 부담토록 함. 고시 제2014-140호

Chapter 9 두통약

Naratriptan(품명: 나라믹정)

허가사항 범위 내에서 아래와 같은 기준으로 투여 시 요양급여를 인정하며, 동 인정 기준 이외에는 약값 전액을 환자가 부담토록 함.

아 래

가. 전조증상이 없는 편두통

나. 중등(Moderate) 또는 중증(Severe) 편두통

다. 심한 오심이나 구토, 수명(광선공포증), 고성(소음)공포증 등이 수반되는 편두통

고시 제2013-127호

Sumatriptan succinate 경구제(품명: 이미그란정)

허가사항 범위 내에서 아래와 같은 기준으로 투여 시 요양급여를 인정하며, 동 인정 기준 이외에는 약값 전액을 환자가 부담토록 함.

아 래

가. 대상

1) 전조증상이 없는 편두통

2) 중등(Moderate) 또는 중증(Severe) 편두통

3) 심한 오심이나 구토, 수명(광선공포증), 고성(소음)공포증 등이 수반되는 편두통

나. 용량 : 1일 100 mg

고시 제2014-210호

Zolmitriptan 경구제(품명: 조믹정)

허가사항 범위 내에서 아래와 같은 기준으로 투여 시 요양급여를 인정하며, 동 인정 기준 이외에는 약값 전액을 환자가 부담토록 함.

아 래

가. 대상

1) 전조증상이 없는 편두통

2) 중등(Moderate) 또는 중증(Severe) 편두통
3) 심한 오심이나 구토, 수명(광선공포증), 고성(소음)공포증 등이 수반되는 편두통

나. 용량 : 1일 5 mg 고시 제2013-127

Rizatriptan benzoate 경구제(품명: 맥살트멜트구강붕해정)

허가사항 범위 내에서 아래와 같은 기준으로 투여 시 요양급여를 인정하며, 동 인정 기준 이외에는 약값 전액을 환자가 부담토록 함.

아 래

가. 전조증상이 없는 편두통
나. 중등(Moderate) 또는 중증(Severe) 편두통
다. 심한 오심이나 구토, 수명(광선공포증), 고성(소음)공포증 등이 수반되는 편두통 고시 제2014-242호

Frovatriptan 경구제(품명:미가드정 2.5 mg)

허가사항 범위 내에서 아래와 같은 기준으로 투여 시 요양급여를 인정하며, 동 인정 기준 이외에는 약값 전액을 환자가 부담토록 함.

아 래

가. 전조증상이 없는 편두통
나. 중등(Moderate) 또는 중증(Severe) 편두통
다. 심한 오심이나 구토, 수명(광선공포증), 고성(소음) 공포증 등이 수반되는 편두통 고시 제2013-127호

Almotriptan 경구제 (품명: 알모그란정)

허가사항 범위 내에서 아래와 같은 기준으로 투여 시 요양급여를 인정하며, 동 인정 기준 이외에는 약값 전액을 환자가 부담토록 함.

아 래

가. 전조증상이 없는 편두통

나. 중등(Moderate) 또는 중증(Severe) 편두통

다. 심한 오심이나 구토, 수명(광선공포증), 고성(소음)공포증 등이 수반되는 편두통

고시 제2013-127호

Chapter 10 진통 진양 수렴 소염 외용제

진통 진양 수렴 소염 외용제

진통 · 진양 · 수렴 · 소염 목적으로 사용하는 외용약제주)는 각 약제의 허가사항 범위 내에서 아래와 같은 기준으로 투여시 요양급여를 인정하며, 허가사항 범위이지만 동 인정기준 이외에 투여한 경우에는 약값 전액을 환자가 부담토록 함.

아 래

- 경구 투여가 불가능한 경우(부작용 등으로 인하여 NSAIDs의 경구 투여가 불가능한 환자임을 입증하는 경우를 포함한다.)
- 로숀제, 겔제, 크림제를 물리치료 등 원내처치 시 사용한 경우
- Diclofenac diethylammonium, diclofenac epolamine, felbinac, flurbiprofen, indomethacin, ketoprofen, piroxicam, capsaicin 등을 함유하는 의약품 분류번호 264 진통 · 진양 · 수렴 · 소염제 중 제형이 카타플라스마제, 경고제, 패취제, 로숀제, 겔제, 크림제를 말한다.

  ※ Capsaicin 외용제 급여기준은 별도 기준 참조 고시 제2008-28호

Lidocaine 패취제(품명: 리도탑카타플라스마)

대상포진 후 신경통(Post-herpetic neuralgia)에는 허가사항 범위 내에서 투여 시 요양급여를 인정하며, Gabapentin 경구제(품명: 뉴론틴캡슐 등) 또는 Pregabalin 경구제(품명: 리리카캡슐 등)와 병용투여 시 아래와 같이 요양급여를 인정함.

아 래

- 병용 약제 중 투약비용이 저렴한 약제의 약값 전액을 환자가 부담토록 함.
- 단, 2~4주 치료 후에도 증세의 호전이 없어 병용투여시에는 요양급여를 인정함. 고시 제2016-31호

Capsaicin 외용제(품명: 다이악센크림 등)

허가사항 중 "당뇨병성 신경증, 대상포진에 의한 신경통, 류마티스성 관절염"에 투여시는 허가사항 범위내에서 요양급여를 인정하며, 이외의 허가사항에는 '진통 · 진양 · 수렴 · 소염 외용제'의 요양급여기준을 따른다.

다만, 의료급여는 의료급여법 시행규칙에 따른 '진통 · 진양 · 수렴 · 소염제인 외용제제'(보건복지부 고시 제2009-150호, 시행일 2009.8.24.)을 따른다. 고시 제2011-163호

Chapter 11 비타민 A 및 D제

Calcitriol 경구제(품명: 본키정 등)

1. 각 약제의 허가사항 범위내에서 환자의 증상에 따라 필요·적절하게 투여시 요양급여함을 원칙으로 함.
2. 허가사항 중 투석을 시행하지 않는 만성신부전증 환자에게 투여하는 경우에는 아래와 같은 기준으로 투여시 요양급여를 인정하며, 동 인정기준 이외에 투여하는 경우에는 약값 전액을 환자가 부담토록 함.

아 래

- 활성형 비타민 D3제제의 투여기준은 혈중 calcitriol이 감소되어 이차성 부갑상선 기능항진증을 유발할 때로서, GFR(사구체 여과율)이 40 ml/min/1.73m^2 이하이면서 부갑상선 기능항진증〔혈청 iPTH(intact PTH)가 200 pg/ml 이상〕의 소견이 있거나 GFR이 25 ml/min/1.73m^2 이하인 경우.

3. 허가사항 중 골다공증의 경우에는 골다공증 치료제 일반 원칙에 의하여 요양급여를 인정함.

고시 제2011-163호

Chapter 12 해독제

Flumazenil 주사제(품명: 아넥세이트주)

1. 허가사항 범위 내에서 아래와 같은 기준으로 투여 시 요양급여를 인정하며, 동 인정기준 이외에는 약값 전액을 환자가 부담토록 함.

아 래

가. 중환자 치료

1) 벤조디아제핀계(Benzodiazepine) 약물중독의 확진 및 해독

2) 원인불명으로 의식불명 시 Benzodiazepine계 약물, 다른 약물 또는 뇌손상에 의한 것인지의 감별을 위한 진단

3) 약물과량 사용 시 Benzodiazepine계 약물의 중추진정작용에 대한 특정역전(자발호흡 및 의식을 회복시킴으로써 삽관법을 불필요하게 하거나 발관법을 실시할 수 있도록 함)

나. 내시경 검사 및 시술시 진정에 사용한 Benzodiazepine계 약물의 역전이 필요한 다음과 같은 경우. 단, 빠른 회복 목적으로 사용시 인정하지 아니함.

다 음

1) 산소를 공급함에도 지속적으로 산소포화도(O_2 saturation)를 90% 이상 유지할 수 없는 경우

2) 시술을 지속할 수 없는 정도의 모순적 반응(paradoxical reaction)이 발생한 경우

– 단, 「진정 내시경 환자 관리료(나–799) 급여기준」의 급여인정 범위에 한함.

2. Benzodiazepine계 약물의 중추진정작용을 역전시키기 위해 모든 환자에게 일률적으로 투여한 경우는 요양급여를 인정하지 아니함. 고시 제2017-35호

Chapter 13 따로 분류되지 않는 대사성의약품

α-lipoic acid(또는 Thioctic acid) 경구제

허가사항 범위 내에서 투여 시 요양급여함을 원칙으로 하며, 당뇨병성 말초 신경병증성 통증치료제(예: Gabapentin 경구제, Pregabalin 경구제, Duloxetine 경구제 등)와 병용 투여 시 요양급여를 인정함. 고시 제2016-31호

Chapter 14 골다공증치료제

[일반원칙] 골다공증치료제

1. 허가사항 범위 내에서 아래와 같은 기준으로 투여 시 요양급여를 인정하며, 동 인정기준 이외에는 약값 전액을 환자가 부담토록 함.

아 래

가. 칼슘 및 Estrogen제제 등의 약제 골밀도 검사에서 T-score가 -1 이하인 경우(T-score≤-1.0)

나. Elcatonin제제, Raloxifene제제, Bazedoxifene제제, 활성형 Vit D3제제 및 Bisphosphonate제제 등의 약제(검사지 등 첨부)

1) 투여대상

가) 중심골[Central bone; 요추, 대퇴(Ward's triangle 제외)]: 이중 에너지 방사선 흡수계측(Dual-Energy X-ray Absorptiometry: DEXA)을 이용하여 골밀도 측정시 T-score가 -2.5 이하인 경우(T-score≤-2.5)

나) 정량적 전산화 단층 골밀도 검사(QCT) : 80 mg/cm^3 이하인 경우

다) 상기 가), 나)항 이외: 골밀도 측정시 T-score가 -3.0 이하인 경우(T-score≤-3.0)

라) 방사선 촬영 등에서 골다공증성 골절이 확인된 경우

2) 투여기간

가) 투여대상 다)에 해당하는 경우에는 6개월 이내

나) 투여대상 가), 나)에 해당하는 경우에는 1년 이내, 라)에 해당하는 경우에는 3년 이내로 하며, 추적검사에서 T-score가 -2.5 이하(QCT 80 mg/cm^3 이하)로 약제투여가 계속 필요한 경우는 급여토록 함.

다) 단순 X-ray는 골다공증성 골절 확인 진단법으로만 사용할 수 있음.

2. 골다공증 치료제에는 호르몬요법(Estrogen, Estrogenderivatives 등)과 비호르몬요법(Bisphosphonate, Elcatonin, 활성형 Vit.D3, Raloxifene 및 Bazedoxifene제제 등)이 있으며, 호르몬요법과 비호르몬요법을 병용투여하거나 비호르몬요법 간 병용투여는 인정하지 아니함. 다만 아래의 경우는 인정 가능함.

아 래

가. 칼슘제제와 호르몬 대체요법의 병용
나. 칼슘제제와 그 외 비호르몬요법의 병용
다. Bisphosphonate와 Vit. D 복합경구제(성분: Alendronate+Cholecalciferol 등)를 투여한 경우
라. Bisphosphonate 단일제와 활성형 Vit. D3 단일제 병용
마. SERM과 Vit.D 복합경구제(성분: Raloxifene+Cholecalciferiol)를 투여한 경우
※ SERM : Seletive Estrogen Receptor Modulator(선택적 에스트로겐 수용체 조절제)

3. 특정 소견 없이 단순히 골다공증 예방 목적으로 투여하는 경우에는 비급여 함.

고시 제2017-109호

Zoledronic acid 5 mg/100 ml 주사제

(품명 : 아클라스타 주사액 5밀리그람/100밀리리터)
(품명 : 산도스졸레드론산주사액 5밀리그램/ 100밀리리터)
허가사항 범위 내에서 아래와 같은 기준으로 투여 시 요양급여를 인정하며, 동 인정기준 이외에는 약값 전액을 환자가 부담토록 함.

아 래

가. 기존 유사 효능 · 효과 주사제(파미드로네이트 등)에 불응성이거나 부작용으로 투여가 불가능한 골파제트병
나. 골다공증에 투여 시 골다공증치료제 일반원칙을 따르며, 다음과 같은 대상에게 투여 시 인정함.

다 음

1) 투여대상
가) 중심골[Central bone; 요추, 대퇴(Ward's triangle 제외)]: 이중 에너지 방사선 흡수계측(Dual-Energy X-ray Absorptiometry: DEXA)을 이용하여 골밀도 측정시 T-score가 -2.5 이하인 경우

나) 정량적 전산화 단층 골밀도검사(QCT) : 80mg/cm^3 이하인 경우

다) 65세 이상의 폐경 후 골다공증 환자 중 대퇴골 골절 1개 이상 또는 척추 골절 2개 이상인 환자

2) 투여횟수: 1회/년

가) 투여대상 가), 나)에 해당하는 경우 1회 인정하며, 추적 검사상에서 T-score가 −2.5 이하(QCT 80 mg/cm^3 이하)이거나 골다공증성 골절이 발생하여 약제투여가 계속 필요한 경우 추가 2회까지 인정함.

나) 투여대상 다)의 경우 3회까지 인정함.

3) 단순 X-ray는 골다공증성 골절 확인 진단법으로만 사용할 수 있음.

고시 제2016-263호

Chapter 15 국소마취제

Levobupivacaine HCl 25 mg 주사제(품명: 카이로케인주)

아래와 같은 기준으로 투여하는 경우에 요양급여를 인정하며, 허가사항 범위이지만 동 인정기준 이외에 투여한 경우에는 약값 전액을 환자가 부담토록 함.

아 래

- 기존 Bupivacaine 제제의 부작용 등으로 동 약제 투여가 반드시 필요한 사유가 첨부된 경우에 인정함. 고시 제2011-163호

lidocaine HCl주사제

1. 허가사항 범위 내에서 투여 시 요양급여 함을 원칙으로 함.
2. 허가사항 범위(효능 · 효과 등)를 초과하여 아래와 같은 기준으로 투여 시에도 요양 급여를 인정함.

아 래

가. 관절의 통증을 제거할 목적으로 부신피질호르몬제 등 타약제와 병용하여 관절강 내 주입

나. 신경차단술

다. 신경병성통증(Neuropathic pain)에 지속적 주입(Continuous infusion therapy)

3. 방광경검사 시 마취목적으로 사용한 리도카인주의 약값은 별도 산정할 수 있으나 겔 등은 별도 산정할 수 없음 고시 제2013-127호

Prilocain 25 mg + Lidocain 25 mg 외용제(품명: 더마카인 5% 크림)

허가사항 범위 내에서 아래와 같은 기준으로 투여 시 요양급여를 인정하며 동 인정기준 이외에는 별도 산정할 수 없음.

아 래

가. 수술 및 처치항목

1) 귀 부위 항목: 자556(이용적출술), 자557나(외이도이물 또는 이구전색제

거-극히 복잡한 것), 자560(고막절개), 자561-1(고막소작술), 자562(중이내튜브유치술), 자562주(중이내튜브제거술), 자565-1(현미경하고 막팻치술)

2) 자14-2가(전염성연속종제거술-전신성인 것)

나. 용량

1) 귀 부위 항목: 1개(5 g/개) 범위 내에서 실사용량

2) 자14-2가(전염성연속종제거술-전신성인 것): 3개(5 g/개) 범위 내에서 실사용량

고시 제2013-127호

Chapter 16 마약성진통제

[일반원칙] 마약성진통제

허가사항 범위 내에서 아래와 같은 기준으로 투여 시 요양급여를 인정함.

아 래

가. 암성통증

「암환자에게 처방 · 투여하는 약제에 대한 요양급여의 적용기준 및 방법에 관한 세부사항」의 "Ⅲ. 암성통증 치료제" 범위 내에서 인정

나. 비암성통증

1) 투여대상

가) 비스테로이드항염제(NSAIDs)의 환자별 최대용량에도 반응하지 않는 심한 통증에 허가사항 범위 내에서 투여함. 단, 일부약제는 허가사항 범위 내에서 다음 투여대상에 한하여 급여인정함.

다 음

대상 약제	투여 대상
Oxycodone 단일 및 복합 경구제	골관절염, 하부요통, 신경병성통증, 만성췌장염
Hydromorphone 서방형 경구제	골관절염, 하부요통
Tapentadol	골관절염, 하부요통, 신경병성통증
Fentanyl 패취제	골관절염, 하부요통, 신경병성통증, 만성췌장염

나) 수술 후 통증에 급여인정하되, 서방형제제(Oxycodone 단일 및 복합제, Hydromorphone, Tapentadol, Fentanyl 패취제)는 인정하지 아니함.

2) 투여용량

다음 투여 용량을 초과하는 경우 약값 전액을 환자가 부담토록 함.

다 음

대상 약제	투여 용량
Oxycodone 단일 및 복합 경구제	Oxycodone으로 1일당 60 mg
Hydromorphone	1일당 24 mg

대상 약제	투여 용량
Tapentadol	1일당 300 mg
Fentanyl 패취제	3일당 37.5 ug/h
Morphine 경구제	1일당 90 mg

3) 투여기간

1회 처방당 최대 30일까지 인정하며, 속효성제제는 단기간 투여를 원칙으로 함.

※ 대상약제

Oxycodone 단일 및 복합 경구제, Hydromorphone 경구제, Tapentadol 경구제, Fentanyl 패취제, Morphine 경구제 고시 제2017-153호

Remifentanil 주사제(품명: 울티바주)

허가사항 범위 내에서 아래와 같은 기준으로 투여시 요양급여를 인정하며, 동 인정기준 이외에는 약값 전액을 환자가 부담토록 함

아 래

가. 마취유도 및 마취유지의 진통에 투여 시

1) 2시간 이내 사용량

2) 간 · 신부전환자, 심장 · 뇌질환자, 암환자, 희귀난치성 질환자에게 사용한 경우

나. 기계적 환기를 실시중인 중환자의 진통 및 진정(18세 이상)에 투여시

1) 3일 이내 사용량(1일 최대 15 mg)까지 인정함. 고시 제2016-203호

Fentanyl citrate 주사제(품명: 구연산펜타닐주 등)

1. 허가사항 범위 내에서 아래와 같은 기준으로 투여 시 요양급여를 인정하며, 동 인정기준 이외에는 약값 전액을 환자가 부담토록 함.

아 래

가. 개심술의 경우

1) 마취의사의 판단에 따라 투여 시 인정하고,

2) 흡입마취제를 병용한 경우 해당 흡입마취제는 약값의 50% 범위 내에서 인

정하고, N_2O는 사용기준량대로 인정함.

나. 뇌수술의 경우 흡입마취제와 병용한 경우에는(2시간 이상 마취의 경우 흡입마취제 단독마취시의 약값을 넘지 않는 경우에 한함) 흡입마취제의 사용기준량에 의한 약값의 50% 범위내에서 인정하고, N_2O는 사용 기준량대로 인정함

다. 상기 가, 나 수술 이외에 보다 안전한 마취를 위하여 환자상태(심혈관계 질환, 고혈압, 뇌질환 환자 등)를 고려하여,

1) 마취 의사의 판단에 따라 사용시 흡입마취제 병용 유무와 관계없이 4 ml까지 급여함.

2) 심혈관계 변동이 심한 경우에는 8 ml까지 급여(8 ml 초과 투여된 금액은 조정)하고, 흡입마취제는 사용기준량에 의한 해당 약값 범위 내에서 인정함.

라. 통증자가조절법(Patient Controlled Analgesia)에 사용하는 경우

1) 암환자(암성통증, 암관련 수술후 통증)

2) 개심술, 개두술, 장기이식, 제왕절개 수술 후 통증

3) 근위축성축삭경화증(Amyotrophic Lateral Sclerosis, ALS)환자의 만성통증, 만성난치통증(Chronic intractable pain)

2. 허가사항을 초과하여 아래와 같은 기준으로 투여시 요양급여를 인정함.

아 래

가. 질식분만 산모에 대하여 분만 전 통증조절 목적으로 실시하는 경막외 마취(무통분만)에 투여된 경우

나. 내시경 검사 · 치료시 의식하 진정 목적으로 사용하는 경우

– 단, 「진정 내시경 환자관리료(나–799) 급여기준」의 급여인정 범위에 한함.

3. 허가사항을 초과하여 중환자실 환자의 통증조절에 투여한 경우 요양급여를 인정하며, 약값 전액을 환자가 부담토록 함. 고시 제2017-246호

Buprenorpine 패취제(품명: 노스판패취 5 μg, 10 μg, 20 μg)

허가사항 범위 내에서 아래와 같은 기준으로 투여 시 요양급여를 인정함.

아 래

비암성통증(골관절염, 만성하부요통)

가) 비스테로이드항염제(NSAIDs)의 환자별 최대용량에도 반응하지 않아 마약성 진통제를 필요로 하는 심한 통증에 7일당 20 µg/h까지 인정함

나) 1회 처방당 최대 30일까지 인정함. 고시 제2016-223호

Chapter 17 중추성 근이완제

중추성 근이완제

중추성근이완제는, CNS 또는 척수에서 GABA(gamma-aminobutyric acid) 등의 신경전달물질에 대한 작용이나 sedation 효과 등을 통하여 근이완작용과 함께 진통효과를 나타내는 약제로서, 중추신경계 병변에 의하여 발생한 근육강직 등에 인정 가능하므로 다음과 같이 인정한다.

가. 경구제의 경우 각 성분별 약리기전 및 소요 비용 참조하여 허가사항 범위내에서 투여시 인정한다. 단, 추간판탈출증인 경우 적용범위는 대한신경외과학회 의견 참조하여 척수를 압박할 수 있는 범위인 제2-3 요추이상의 Level(경추간판탈출증, 흉추간판탈출증, 제1-2, 2-3 요추간판탈출증)에 인정한다.

나. 주사제는 각 약제의 허가사항 범위내에서 인정하되, 경구 투여로 효과가 없는 경우나 급성기에 투여시 인정한다.

허가사항(효능 · 효과)

Afloqualone

1. 다음 질환으로 인한 근긴장 상태의 개선: 경견완증후군, 요통증
2. 다음 질환으로 인한 경성마비: 뇌혈관장애, 뇌성마비, 경성척수마비, 척수혈관장애, 경부척추증, 후종인대골화증, 다발성 경화증, 근위축성 측색경화증, 척수소뇌변성증, 외상후유증(척수손상, 두부외상), 수술 후 후유증(뇌 · 척수종양을 포함), 기타 뇌척수질환

Tizanidine

1. 근골격계 질환에 수반하는 근육연축: 경견완증후군, 요통, 추간판탈출증
2. 신경계 질환에 의한 경직성 마비: 뇌혈관장애, 경직성 척수마비, 경부척추증, 뇌성마비, 외상후유증(척수손상, 두부외상), 척수소뇌변성증, 다발성 경화증, 근위축성 축색 경화증

Eperisone

1. 근골격계 질환에 수반하는 동통성 근육연축: 경견완증후군, 견관절주위염, 요통
2. 신경계 질환에 의한 경직성 마비: 뇌혈관장애, 경직성 척수마비, 경부척추증, 수술후 후유증(뇌 · 척수종양 포함), 외상후유증(척수손상, 두부외상), 근위축성 축색경화증, 뇌성마비, 척수소뇌변성증, 척수혈관장애, 아급성 척수시신경병변, 기타의 뇌척수질환

Baclofen

1. 다발성 경화증, 척추소뇌변성증으로 인한 골격근의 경직
2. 척수질환(염증성, 퇴행성, 외상성, 신생성, 원인불명 등)으로 인한 경직(예 : 경직성 척수마비, 근위축성 축색경화증, 척수공동증, 횡단성척수염, 외상성하지마비, 척수의 압박증, 기타의 척수병 등)
3. 대뇌 원인으로 인한 경직: 특히 뇌성마비, 뇌혈관사고, 신생성 뇌질환, 퇴행성 뇌질환 등이 있는 경우

Methocarbamol

근골격계 질환에 수반하는 동통성 연축: 요배통증, 경견완증후군, 견관절주위염, 변형성척추증

Cyclobenzaprine

급성, 동통(통증)성 근골격계 질환에 수반하는 증상완화

참고 Tolperisone의 경우 유럽 의약품청(EMA)에서 톨페리손(Tolperisone) 함유 제제를 '성인의 뇌졸중 후 경직(post-stroke spasticity)' 적응증에 한정하여 사용하도록 의료진 및 환자에게 주의 권고한 이후 '성인의 뇌졸중 후 경직' 상병에서만 사용 가능
('홍조, 발진' 등의 과민반응이 시판 후 보고)

Chapter 18 전신마취제

Ketamine HCl 주사제(품명: 휴온스염산케타민주 등)

1. 허가사항 범위 내에서 투여 시 요양급여 함을 원칙으로 함.
2. 허가사항 범위(효능 · 효과 및 용법 · 용량)를 초과하여 아래와 같은 경우에도 요양급여를 인정함.

아 래

가. 인공호흡기 사용이 필요한 상태이고, 기관지 경련 완화를 위해 충분한 기관지 확장제나 스테로이드 정주 치료에도 호전되지 않는 경우로써 다음과 같은 경우

다 음

1) 천식 지속상태
2) 급성 호흡부전의 중환자
3) 흡입화상 환자

나. 암성통증(Cancer pain) 또는 다른 방법으로 호전되지 아니한 만성신경병성 통증(Chronic neuropathic pain)에 주입치료(Infusion therapy)

다. 생후 3개월~18세의 내시경 검사 및 시술시 진정
단, 「진정 내시경 환자관리료(나-799) 급여기준」의 급여인정 범위에 한함.

고시 제2017-17호

참고 수기료는 바1가 정맥마취(전신마취)로 인정하고 동시술시 실시하는 EKG monitoring과 혈액산소분압(SpO2)은 별도 인정한다.

Chapter 19 기타 중추신경용약

Ropinirole HCl 경구제(품명: 리큅피디정 2 mg, 4 mg, 8 mg)

허가사항 범위(특발성 파킨슨씨병의 치료) 및 [일반원칙] 항파킨슨 약제 "세부사항" 범위 내에서 요양급여를 인정함. 고시 제2013-127호

Ginkgo Biloba Extract 경구제(품명: 타나민정, 기넥신에프정 등)

허가사항 범위내에서 아래와 같은 기준으로 투여시 요양급여를 인정하며, 허가사항 범위이지만 동 인정기준 이외에 투여한 경우에는 약값 전액을 환자가 부담토록 함.

아 래

가. 인지기능 장애를 동반한 치매(알츠하이머형, 혈관성)에 인지기능 개선목적으로 투여한 경우

단, Ginkgo Biloba Extract제제를 아세틸콜린 분해억제제(아리셉트, 레미닐, 엑셀론 등)나 memantine제제(에빅사 등)와 병용시 1종은 요양급여(본인 일부 부담)하고 병용 약제 중 투약비용이 저렴한 약제의 약값 전액은 환자가 부담함.

나. 중추성 어지러움에 투여한 경우

다. 간헐성 파행증 고시 제2013-54호

Chapter 20 혈액순환 개선제

Limaprost

효능 · 효과

1. 폐색성 혈전혈관염(버거병)에 의한 궤양, 동통, 냉감 등의 허혈성 증상의 개선
2. 후천성 요부척추관협착증(SLR시험에서 정상이고, 양측성의 간헐파행을 보이는 환자)에 의한 자각증상(하지동통, 하지저림) 및 보행 능력의 개선

용법 · 용량

1. 폐색성 혈전혈관염(버거병)에 의한 궤양, 동통, 냉감 등의 허혈성 증상의 개선에는 통상 성인 1일 3회, 1회 2정을 경구투여 한다.
2. 후천성 요부척추관 협착증(SLR시험에서 정상이고, 양측성의 간헐파행을 보이는 환자)에 의한 자각증상(하지동통, 하지저림) 및 보행능력의 개선에는 통상 성인 1일 3회, 1회 1정을 경구투여한다.

   연령, 증상에 따라 적절히 증감한다.

공개심의 사례

흉추의 골절, 경추골 척추협착 등 상병에 투여된 오팔몬정 인정여부 (3사례)

청구내역

- A 사례(여/53세)
  - 상병명: 척추협착
  - 주요 청구내역

    219 동아오팔몬정(리마프로스트알파-시클로덱스트린포접화합물)/A(642500950) [limaprost alpha-cyclodextrin(as limaprost)] 1×3×90

- B 사례(여/61세)
  - 상병명 : 폐경기 후 골다공증(다발 부위), 상세불명 부위의 흉추의 골절(폐쇄성), 척추 협착(척추의 다발 부위)
  - 주요 청구내역

    219 동아오팔몬정(리마프로스트알파-시클로덱스트린포접화합물)/

A(642500950) [limaprost alpha−cyclodextrin(as limaprost)] 1×2×30

- C 사례(여/80세)
  - 상병명 : 상세불명 부위의 흉추의 골절(폐쇄성), 달리 분류되지 않은 허탈된 척추(흉추부)
    상세불명 부위의 척추 협착
  - 주요 청구내역
    219 동아오팔몬정(리마프로스트알파−시클로덱스트린포접화합물)/
    A(642500950) [limaprost alpha−cyclodextrin(as limaprost)] 1×3×1

심의내용

- 「국민건강보험 요양급여의 기준에 관한 규칙」에 의하면 의약품은 약사법령에 의하여 허가 또는 신고된 사항(효능 · 효과 및 용법 · 용량 등)의 범위 안에서 환자의 증상 등에 따라 필요 · 적절하게 처방 · 투여하도록 원칙을 정하고 있음.
- 오팔몬정은 '후천성 요부척추관협착증(SLR시험에서 정상이고, 양측성의 간헐파행을 보이는 환자)에 의한 자각증상(하지동통, 하지저림) 및 보행능력의 개선'에 투여하도록 허가받은 약제로 요추부 척추협착 상병에 간헐파행이 확인된 경우에 인정함.
- 따라서, 경추협착 상병에 투여한 A사례, 간헐적 파행 소견을 보이지 않는 척추협착(척추의 다발부위) 상병에 투여한 B사례, 흉추의 골절 상병에 투여한 C사례 모두 식품의약품안전처 허가사항 범위 외에 투여하였으므로 인정하지 아니함.

참고
- Harry N. Herkowitz MD et al : Rothman−Simeone The Spine , Sixth Edition, 2011
- 척추학, 대한척추신경외과학회, 군자출판사, 2008년

2014.06.09. 진료심사평가위원회

Beraprost

효능 · 효과

만성동맥폐색증(버거씨병, 폐색성 동맥경화증, 당뇨병성 말초혈관병증 등)에 동반한 궤양, 동통 및 냉감의 개선, 원발성 폐고혈압증

용법 · 용량

만성동맥폐색증(버거씨병, 폐색성 동맥경화증, 당뇨병성 말초혈관병증 등)에 동반한 궤양, 동통 및 냉감의 개선: 보통 성인은 베라프로스트나트륨으로서 1일 0.12 mg(6정)을 3회 분할해서(1회 2정씩 복용) 식후에 경구투여 한다.

원발성 폐고혈압증 :

1) 보통 성인은 베라프로스트나트륨으로서 1일 0.06 mg(3정)을 3회 분할해서(1회 1정씩 복용) 식후에 경구투여하기 시작하여 증상(이상반응)을 충분히 관찰하면서 점차 증량한다. 증량할 경우에는 투여 횟수를 1일 3-4회, 최고용량을 1일 0.18 mg(9정)으로 한다.
2) 환자에 따라 약물에 대한 내성이 다양하게 나타나므로 본제의 투여 시 소량으로 시작하며, 증량하는 경우 환자의 상태를 면밀히 관찰한다.
3) 본제는 경구 투여 제제이므로 중증의 증상을 갖는 환자 등에서는 효과가 없을 수 있다. 혈류역학적 지표 그리고/또는 임상 증상이 충분히 개선되지 않는 경우, 주사제나 다른 치료로 전환하는 등의 적절한 치료를 실시해야 한다.

Chapter 21 갑상선, 부갑상선호르몬제

Teriparatide acetate 주사제(품명: 테리본피하주사)

허가사항 범위 내에서 아래와 같은 기준으로 투여 시 요양급여를 인정하며, 동 인정 기준 이외에는 약값 전액을 환자가 부담토록 함.

아 래

가. 투여대상

기존 골흡수억제제(alendronate, risedronate, etidronate 등) 중 한 가지 이상에 효과가 없거나 ※ 사용할 수 없는 환자로 다음의 조건을 모두 만족하는 경우

다 음

1) 65세 이상의 폐경 후 여성
2) 중심골[Central bone: 요추, 대퇴(Ward's triangle 제외)]에서 이중 에너지 방사선 흡수계측(Dual-Energy X-ray Absorptiometry: DEXA)으로 측정한 골밀도 검사결과 T-score −2.5 SD 이하
3) 골다공증성 골절이 2개 이상 발생(과거에 발생한 골절에 대해서는 골다공증성 골절에 대한 자료를 첨부하여야 함.)

나. 투여기간

최대 72주, 한 환자의 일생에서 72주 과정을 반복해서는 안됨.

다. Teriparatide 주사제(품명: 포스테오주)와 교체 투여는 급여로 인정하지 아니함.

※ 효과가 없는 경우란 1년 이상 충분한 투여에도 불구하고 새로운 골절이 발생한 경우를 의미함.

고시 제2017-17호

암성통증치료제(건강보험심사평가원 공고 제 2016-193호)

Ⅲ. 암성통증 치료제

성인 암성 통증의 약물요법

구 분	세부인정기준 및 방법
투여약제 (3) 진통보조제	〈진통보조제의 적용〉 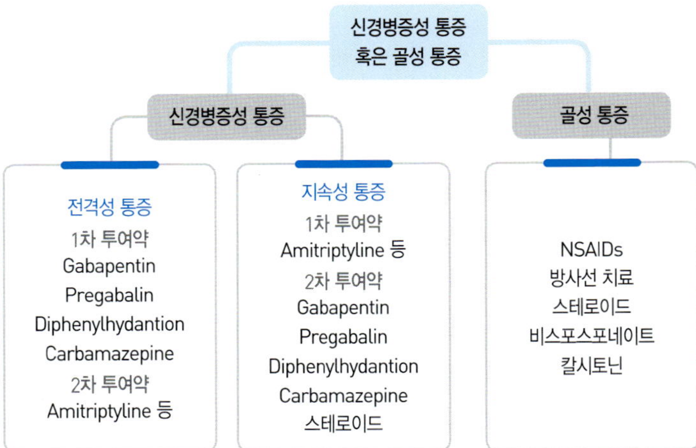 〈 신경병증성 통증의 진통보조제 〉 • 항우울제(antidepressants): amitriptyline, imipramine, nortriptyline, paroxetine, duloxetine • 항경련제(anticonvulsants): gabapentin, pregabalin, diphenylhydantoin, carbamazepine • 스테로이드(corticosteroids): dexamethasone, predisolone • 벤조다이아제핀(benzodiazepines): diazepam, lorazepam, midazolam • 페노사이아진계(phenothiazines): chlorpromazine, haloperidol

성인 암성 통증의 약물요법

구 분	세부인정기준 및 방법
나. 투여약제 (1) 마약성 진통제	**사용원칙** • 마약성진통제를 … (중략) …아주 드묾 • 마약성진통제는 … (중략) …의미하지는 않음 (중략) • 점막 흡수 펜타닐 구연산 제제(transmucosal fentanyl citrate: 액틱구강정, 펜토라박칼정, 앱스트랄설하정, 인스타닐나잘스프레이, 펜타칸설하정 등)는 〈현재 지속성 통증에 대한 아편양 제제 약물 치료를 받고 있는 암 환자의 돌발성 통증에 연하곤란 등으로 경구약제를 투여할 수 없는 경우〉에 투여 시 요양급여를 인정함.

구분 세부인정 기준 및 방법

구분	개정 전	개정 후
투여약제 (1) 마약성 진통제	**사용원칙** • 마약성진통제를 … (중략) …아주 드묾 • 마약성진통제는 … (중략) …의미하지는 않음 (중략) • 점막흡수 펜타닐 구연산 제제(transmucosal fentanyl citrate: 액틱구강정, 펜토라박칼정, 앱스트랄설하정, 인스타닐나잘스프레이 등)는 〈현재 지속성 통증에 대한 아편양 제제 약물 치료를 받고 있는 암환자의 돌발성 통증에 연하곤란 등으로 경구약제를 투여할 수 없는 경우〉에 투여 시 요양급여를 인정함.	**사용원칙** • 마약성진통제를 … (중략) …아주 드묾 • 마약성진통제는 … (중략) …의미하지는 않음 (중략) • 점막흡수 펜타닐 구연산 제제(transmucosal fentanyl citrate: 액틱구강정, 펜토라박칼정, 앱스트랄설하정, 인스타닐나잘스프레이, 펜타칸설하정 등)는 〈현재 지속성 통증에 대한 아편양 제제 약물치료를 받고있는 암 환자의 돌발성 통증에 연하곤란 등으로 경구약제를 투여할 수 없는 경우〉에 투여 시 요양급여를 인정함.

성인 암성 통증의 약물요법

건강보험심사평가원 공고 제 2016-216호

<table>
<tr><th>구분</th><th>세부인정기준 및 방법</th></tr>
<tr><td>투여약제
(1) 마약성 진통제</td><td>
사용원칙
(중략)
• 투여방법 및 제제변경에 따른 투여량의 조절
<table>
<tr><th rowspan="2">Drug</th><th colspan="2">Dose equianalgesic to 10mg IV/SC morphine</th><th rowspan="2">IV/SC:PO ratio</th><th rowspan="2">Half-life (hr)</th><th rowspan="2">Duration of action (hr)</th><th rowspan="2">투여간격(hr)</th></tr>
<tr><th>IV/SC</th><th>PO</th></tr>
<tr><td>Morphine</td><td>10</td><td>30</td><td>3:1</td><td>2~3.5</td><td>3~6</td><td>2~3</td></tr>
<tr><td>Codeine</td><td>-</td><td>200</td><td>-</td><td>2~3</td><td>2~4</td><td>4~6(codeine phosphate)
4~6(dihydrocodeine)</td></tr>
<tr><td>Oxycodone</td><td>-</td><td>15~20</td><td>-</td><td>3~4</td><td>2~4</td><td>2~4</td></tr>
<tr><td>Fentanyl</td><td>0.1</td><td>-</td><td>-</td><td>1~2</td><td>1~3</td><td>72(transdermal)</td></tr>
<tr><td>Tramadol</td><td>100</td><td>120</td><td>1.2:1</td><td>-</td><td>4~6</td><td>4~6</td></tr>
</table>
표 1. 동등진통 용량표: 마약성 진통제의 투여용량 및 투여 간격
</td></tr>
</table>

Section 8

통증 관련 치료재료

Section

8 통증 관련 치료재료

치료재료

고시 및 산정기준 고시 제2017-212호, 2017.12.01. 시행

용어설명

- **요양급여:** 요양급여란 가입자와 피부양자의 질병, 부상, 출산 등에 필요한 진찰, 검사, 처치 · 수술 및 그 밖의 치료, 예방 · 재활, 입원, 간호, 이송, 치료, 재료, 약제를 말함.

- **치료재료 급여 · 비급여 목록 및 급여 상한금액표:** 치료재료는 원칙적으로 관련행위에 포함되어 있으나 보건복지부장관이 별도로 개별 보상을 할 수 있는 품목들에 대해 요양급여 대상여부(급여 또는 비급여)와 급여인 경우 상한금액(가격)을 함께 고시하는 것을 말하며 제품별 청구코드와 품명 · 규격 · 제조사 · 판매사 · 가격 · 적용일자 등을 포함하고 있음.

- **상한금액:** 결정 신청한 치료 재료가 급여결정이 된 경우 가격을 정하여 고시하고 있으며 이를 상한금액이라 하고 상한 금액은 실구입가로 치료재료 비용 산정을 할 때 상한선이 됨

- **상대 가치점수:** 상대 가치점수는 의료행위의 가치를 소요된 자원 소모량을 기준으로 상대 비교한 점수이며 의사의 시간과 노력, 업무량, 인력 · 시설 · 장비 등 자원의양과 요양급여의 위험도를 고려하여 산출 한 것으로 의료행위 건강보험 수가의 기본임

  ※ 건강보험수가=상대가치점수 × 환산지수(점수당 단가)

- **산정불가(별도 산정불가, 행위료 포함):** 의료행위 상대 가치점수의 직접비용에 재료비가 구축되어 있어 별도 산정할 수 없는 치료 재료를 산정불가 또는 행위료 포함 치료재료라고 함. 산정불가 치료 재료는 식약처의 허가를 득한 후 즉시 유통이 가능하며 치료 재료 결정신청대상은 아님.

- **선별급여:** 선별급여는 대체 가능한 급여에 비해 비용 · 효과적이지 않거나 불분명하지만 사회적 요구도가 있는 경우, 치료 효과가 우수할 것으로 예상되나 자료의 축적이 필요한 경우에 요양급여 비용의 100분의 100미만 범위 내에서 본인부담을 상향(50%, 80%)하여 요양급여로 적용하는 것을 말함.

- **조건부 선별급여:** 조건부 선별급여는 선별급여 대상 중 자료의 축적 또는 의료이용의 관리가 필요한 경우 보건복지부장관이 해당 선별급여의 실시 조건을 사전에 정하여 이를 충족하는 요양기관에서만 실시 가능하도록 한 것임.

- **기준 선별급여:** 『치료재료급여 · 비급여 목록 및 급여상한금액표』에 급여대상으로 등재된 품목 중 '요양급여의 적용기준 및 방법에 관한세부사항(급여기준)'고시의 인정기준에 따라 요양급여 비용의 100분의 100범위내에서 본인부담률(50%, 80% 등)을 달리 적용하는 것을 말함.

- **급여기준:** 급여기준은 요양급여의 방법 · 절차 · 범위 · 상한 및 요양급여 제외 대상 등의 기준(국민건강보험법 41조)을 말하며 법규명령으로서 요양기관에 대해서는 요양급여를 실시하는 기준으로 되며, 급여의 적정성 여부를 심사 · 평가하는 기준이 됨.

Chapter 1 척추시술용

F1: 척추시술용류

품목군 명칭	상한금액(원)	급여여부	식약처 분류	품목군 설명
1. 신경감압술용 재료				
Disk 수핵 자동 흡입술용 재료	926,940	급여	A67050.02(2등급) 전지 전원식 골수술기	신경감압술용 재료(경피적 척추수핵 흡인술에 사용) 요추내의 경피적 추간판 절제술시 캐뉼라를 통해 추간판 수액 물질을 작은 덩어리로 분쇄하여 물로 세척하면서 흡인하는데 사용(뉴클레오톰 콘솔유니트와 동시에 사용하는 일회용키트) • 절단 및 흡입이 동시에 가능한 동식일 일체 • 재질: stainless steel 등
2. 추체성형술용				
1) 경피적 척추후굴풍선복원술용 재료				품목군 구성품별로 구분하여 분류
경피적 척추후굴 풍선복원술용 풍선카테타	532,140 553,800	급여	A57275.01(2등급) 범용풍선카테터 A59090.07(2등급) 풍선 확장기	말단에 Balloon이 달린 것으로 척추 압박골절시 Balloon Catheter와 연결한 압력계를 이용하여 말단의 Balloon을 팽창시켜 척추체내로 골 시멘트를 주입하기 위한 공간 확보 위해 사용 - 구성: KP용 Balloon Catheter(Balloon, 내외측 튜브, 마커, 허브, 3-way valve, Guide Wire), 풍선확장기(압축실린더, 압축기몸체, 압축핸들, O-링, 연결관, 압력계)
경피적 척추후굴 풍선복원술용 풍선카테타 & 주입용 KIT	639,300	급여	A57275.01(2등급) 범용풍선카테터 A59090.07(2등급) 풍선확장기 등	척추 압박골절이 있는 척추분절에 삽입하여 확장시키는 목적으로 사용 - 구성: 범용풍선카테터와 풍선확장기, 수동식 일회용 의료용 천자기
주입기 KIT	85,500	급여	A61090.01(1등급) 의료용 시멘트 분배기	척추체내로 확보한 공간에 고점도의 골 시멘트를 원하는 Point에 주입하는 용도 - KP용 주입기 KIT 구성 Bone Access needle, Introducer system Bone Filler Device - 재질: Stainless Steel 등
2) 경피적 척추성형술용 재료				
척추성형술용 Needle	54,180	급여	A55020.02(2등급) 수동식 일회용 의료용 천공기	척추성형술시 척추체의 pedicle을 puncture 하여 Bone Cement를 척추 체내에 주입하는 용도 - 구성: Needle, Hub, Handle, Stylet, Stylet handle - 재질: Stainless Steel등

품목군 명칭	상한금액(원)	급여여부	식약처 분류	품목군 설명
관련 행위	자-47 경피적 척추 성형술[방사선료 포함] 자-47-1 경피적 척추후굴풍선복원술[방사선료 포함] 자-49 라. 추간판제거술(척추수핵흡인술 [뉴크레오톰이용 수핵제거 등]) 등			
관련기준	• 요추부의 최소침습 추간판제거술(자-49 나. 내시경하 추간판제거술, 자-49 다. 척추수핵용해술, 자-49 라. 척추수핵흡인술 등)의 급여기준(고시 제2017-152호, 2017.9.1.) • 경피적 척추 성형술(vertebroplasty) 인정기준(고시 제2015-139호, 2015.8.1) • 경피적 척추후굴풍선복원술(Kyphoplasty) 인정기준(고시 제2015-139호, 2015.8.1)			

신경자극기류

Chapter 2

H3: 신경자극기류

품목군 명칭	상한금액(원)	급여여부	식약처 분류	품목군 설명
3. 척수신경자극기				
1) 척수신경자극기 IPG 비충전식				
척수신경자극기 IPG 비충전식(4극)	7,135,610	급여	A16180(3등급) 의료용전기자극기	전기자극(펄스)등을 이용하여 치료할 목적등으로 사용하는 이식용 기구
척수신경자극기 IPG 비충전식(8극)	8,760,280	급여	A16180(3등급) 의료용전기자극기	Extension 사용 선택사항으로 비용 절감, 배터리 수명이 기존과 달리 5년 이상 연장함.
척수신경자극기 IPG 비충전식(16극)	10,667,730	급여	A16180 의료용전기자극기 (이식형)	비충전식 중 유일한 16극으로 광범위한 양측성 복합성 통증치료가 가능, 다양한 통증 조절 프로그램을 사용할 수 있음 (사용가능 프로그램 개수 32개로 다양)
척수신경자극기 IPG 비충전식(16극) MRI촬영가능	11,734,500	급여	A16180.09(4등급) 이식형통증완화 전기자극장치	전기자극(펄스) 등을 이용하여 치료할 목적 등으로 사용하는 이식용 기구 MRI 촬영 가능하여 10% 가치평가 적용
2) 척수신경자극기 IPG 충전식				
척수신경자극기 IPG 충전식(16극)	11,569,860	급여	A16180.09(4등급) 이식형통증완화 전기자극장치	전기자극(펄스) 등을 이용하여 치료할 목적 등으로 사용하는 이식용 기구 충전식 배터리 + 16가지 프로그래밍 제품임. 충전 가능해서 임플란트 수명이 연장되고, 충전을 통해 자극을 지속적으로 전달할 수 있음.
척수신경자극기 IPG 충전식(16극) MRI촬영가능	12,754,910	급여	A16180.09(4등급) 이식형통증 완화 전기자극장치	전기자극(펄스) 등을 이용하여 치료할 목적 등으로 사용하는 이식용 기구 MRI 촬영 가능하여 10% 가치평가 적용
3) 척수신경자극기 LEAD				
척수신경자극기 LEAD(4극)	1,161,600	급여	A58060(2등급) 의료용전극	전극수 4개로 직선형 형상임.
척수신경자극기 LEAD(8극)	1,510,090	급여	A16280.01(4등급) 이식형전기 자극장치용전극	전극수 8개로 실린더 형상임.
척수신경자극기 LEAD(8극) MRI 촬영가능	1,661,090	급여	A16280.01(4등급) 이식형전기 자극장치용전극	전기자극(펄스) 등을 이용하여 치료할 목적 등으로 사용하는 이식용 기구 MRI 촬영 가능하여 10% 가치평가 적용하여 품목군 신설함.

품목군 명칭	상한금액(원)	급여여부	식약처 분류	품목군 설명
4) 척수신경자극기 Extension	380,170	급여	A16180(4) 의료용전기자극기 (이식형)	신경자극기를 전극(Lead)와 연결시키기 위해 사용, 원위부는 전극(Lead)에 연결되고 근위부는 신경자극기와 연결됨. Permanent Lead로 테스트 자극을 할 경우 리드의 오염 방지하기 위해 사용. IPG에 추가적인 리드를 배열할 때 사용함.
5) 척수신경자극기 (Pocket adapter)	361,160	급여	A16180(4) 의료용전기자극기 (이식형)	기존의 신경자극 시스템을 이식한 환자가 리드나 연장선을 제거하지 않고 새로운 신경자극기로 교체할 경우에 자극기와 Lead 혹은 연장선을 연결해주기 위해 사용
6) 척수신경자극기 Magnet	22,160	급여	A16180(4) 의료용전기자극기 (이식형)	전기자극 발생을 On/Off하기 위한 보조장치
7) 척수신경자극기 Programmer				
척수신경자극기 Programmer (16극용)	207,400	급여	A16180(4) 의료용전기자극기 (이식형) A16180.09 이식형통증완화 전기자극장치	프로그램 On/Off, 자극의 세기 조절, 환자의 컨디션과 통증의 정도에 따라 다양한 프로그램 저장 가능한 기능이 있음.
관련행위	저621 척수신경자극기 설치, 교환 및 제거술 조 637 말초신경자극술(체내삽입형 신경자극기 이용) 등			
관련기준	이식형신경자극기 산정 기준(고시 제2010-2호, 2010.04.01.)			

척수신경자극기 치료 재료 급여기준

척수신경자극기 치료 재료는 급여 행위인 '척수신경자극기 설치, 교환 및 제거술'과 비급여 행위인 '대뇌운동피질자극술' 또는 '말초신경자극술'에 사용 시 「치료재료 급여 · 비급여 목록 및 급여 상한금액표」에 의한 급여 또는 비급여 코드를 각각 적용함.

고시 제2017-173호, 2017.10.01. 시행

고시 개정 사유

급여기준에 명시되어있는 치료재료가 「치료재료 급여 · 비급여 목록 및 급여 상한금액표」에서 삭제되어 이를 반영하고 관련 치료 재료 중분류명으로 개정 및 문구정비를 통한 급여기준을 명확화.

변경 전 고시번호 고시 제2010-2호, 2010.04.01. 시행

변경 전 고시내용

〈이식형신경자극기 산정기준〉

이식형 신경자극기(GENESIS IPG 등)는 급여 행위인 "척수신경자극기 설치, 교환 및 제거술"에 사용하는 경우에는「치료재료 급여 · 비급여목록 및 급여상한 금액표」에 의한 급여코드를 적용하고, 비급여 행위인 "대뇌운동피질자극술" 및 "말초신경자극술"에 사용하는 경우에는「치료재료 급여 · 비급여 목록 및 급여상한 금액표」에 의한 비급여코드를 적용함.

관련 심사례

저 621 척수신경자극기설치술에 대하여(2사례)

- A 사례(남/39세)

  청구내역

  상병명: 척수의 손상의 후유증 등

  주요 청구내역

  저621가(2) 척수신경자극기설치술(관혈적)－신경근절개를 하지 않는 경우×1

  자471다 단란술 또는 측로조성술－척수내낭종 또는 척수공동과 타 부위간×1

  저621다 척수신경자극기설치술(수일간의 시험적 거치술만 실시한 경우) [경피적]×1

  진료내역

  ⋯▸ [11.7] C.C: 통증을 동반한 양하지마비, 6년 전 8월경 발생

  ⋯▸ P.I: 6년 전 8월 낙상 이후 흉추 골절되어 ○○병원에서 op시행 후 우측 완신경총병증으로 마비있어 오다 금년 1월경 부터 양하지 통증 발생하여 ○○병원에서 신경차단술 등을 계속 시행하였으나, 증상 호전이 없고 추적 흉추 MRI상 경추 4번–흉추 9번 및 흉추 12번–요추 2번 두 부위의 척수 공동증 인지되고 VAS 10점으로 통증조절이 없어 경추 4번–흉추 9번은 척수공동–지주막하 단락술을 흉추 12번부터의 척수원추척수공동증은 척수신경자극기를 삽입치료를 위해 입원

  ⋯▸ [11.7] 흉추 자기공명영상진단]

견해

① Old spinal cord injury from T9 to T10 level, ② 척수공동수증

···› [11.9] 수술전 진단: 척수공동증, 흉추 9번 압박골절, 척수손상

① 흉추 6, 7번 전후궁절제술

② 척수공동–지주막하 단락술

③ 요추 1번 전후궁절제술

④ 척수신경 자극 전극삽입술

···› [11.14] 좌측 상복부 척수신경자극기 삽입술

Procedure

Drapping was done with usual fashion. Stitch out of the back was done. Left upper abdomen was incisioned obliquely and tunneling was made from back to abdomen. Small pocket was made on left upper abdomen. Extension like was connected into SCS electrode and IPG. IPG was inserted in left upper abdomen. After bleeding control, the wound was closed.

···› [11.20] 활력징후 안정적임, 왼쪽 옆구리 수술 상처부위 부종

옆구리 심한 부종 있음. 척수신경자극기 삽입 부위에 혈종찬 것이 인지됨.

→ 국소마취 하 척수신경자극기 삽입 부위 혈종제거를 설명하고 수술시행함.

···› [11.20] 수술명: wound revision

Procedure

Linear skin incisioned. Hemovac was expelled out. The hematoma was removed with repeated suction and irrigation. There was no active bleeding point. After bleeding control, wound was closed.

···› [1.11] 퇴원

- B 사례(남/51세)

청구내역

상병명: 기타 만성 췌장염 등

주요 청구내역

저 621가(1) 척수신경자극기설치술(관혈적) – 신경근절개를 하는 경우×1

저621 가(1) 척수신경자극기설치술(관혈적) – 신경근절개를 하는 경우 [제2의 수술]×0.5

저621 나 척수신경자극기설치술(경피적)×1

진료내역

- [8.12] 흉추 MRI
  디스크탈출, 퇴행성변화, 척추협착 없음
  흉추부 척수손상 없음
  C.C: 만성 불치성 통증
- P.I: 2년전 OO병원에서 만성췌장염 진단 받은 후 본원 소화기내과에서 경과 관찰하는 환자로 만성췌장염 진단 후부터 복부통증 등 통증 지속되었고 통증 조절되지 않아 내원함.
  통증: VAS 6–10, 상복부, 명치 등 통증
- [8.14] 수술전 진단명: 만성 복부 통증, 수술명: 경피적척수신경자극술
- [8.15] 수술명: 경피적척수신경자극술
- [8.24] 수술명: 척수신경자극기설치술
- [9.5] 배터리삽입술: 경막하척수신경자극술

참고 저 621 척수신경자극기 설치술의 인정기준
(보건복지가족부 고시 제 2006–38호, 2006.05.25)

심의내용

진료내역 및 척수신경자극기설치술 인정기준 등 참조 각 사례는 아래와 같이 결정하며, 현 인정기준 상의 '불인성 통증'과 '암성 통증'의 정의 등에 대해 관련 학회에 의견을 요청키로 함.

아래

① A 사례(남/39세)

동 건은 양하지 통증을 주호소로 한 척수손상의 후유증 등의 상병에 척수신경자극기를 시행한 사례로 척수공동증(syringomyelia)으로 인한 불인성 통증 치료에 척수신경자극기의 효과는 현재까지 입증되지 아니한 바, 인정하지 아니함.

② B 사례(남/51세)

동 건은 기타 만성 췌장염 등의 상병에 척수신경자극기를 시행한 사례로 내장통(visceral pain)에 척수신경자극술은 현재까지 임상적 유효성이 검증되지 않아 보편적인 치료방법으로 보기 곤란한 바, 인정하지 아니함.

2008.03.03. 진료심사평가위원회

J4: Catheter류

품목군 명칭	상한금액(원)	급여여부	식약처분류	품목군 설명
7) 약물 주입기(Continuous Infuser와 Continuous & Bolus PCA)				수술 후, 암성통증 관리 등에 장시간 지속적으로 약물을 투여하는데 사용하는 약물 주입기로 환자 스스로 조절할 수 있는 자가조절장치(PCA)에 따라 Continuous infuser와 Continuous & Bolus PCA로 구분됨. • 품목군 자가조절장치 유 · 무와 약물주입 방식 및 유속 선택 여부에 따라 구분하여 분류함.
(1) Continuous Infuser				일정기간 지속적으로 일정량의 약물 주입용으로 자가조절장치 없음 • 품목군 주입방식(스프링/풍선식(대기압식)/가스식) 및 유속선택 기능에 따라 단일유속형/유속선택형으로 구분
Continuous Infuser(스프링식/단일유속형)	28,520	급여(기준선별 80%)	A79010.05(2등급) 수동식 의약품 주입펌프	약물 주입 속도와 용량을 일정하게 유지하기 위한 기계의 작동 원리가 스프링의 탄성에 의해 단일 유속으로 약물이 주입되는 방식 • 듀얼 스프링의 탄성력으로 일정한 비율과 양의 약물을 주입하는 기구
Continuous Infuser(풍선식(대기압식)/단일유속형)	28,520	급여(기준선별 80%)	A79010.01(2등급) 의약품주입펌프	일정시간 지속적으로 일정량의 약물 주입 • 풍선수축식/단일유속형 풍선수축시 Balloon의 압을 이용하여 약물을 일정하게 주입하는 원리
Continuous Infuser(풍선식(대기압식)/유속선택)	28,520	급여(기준선별 80%)	A79010.04(2등급) 수동식 의약품 주입펌프	일정시간 지속적으로 일정량의 약물 주입 • 풍선수축식/유속선택형
Continuous Infuser(가스주입식/단일유속형)	32,940	급여(기준선별 80%)	A79160(2등급) 의약품주입용기구	일정시간 지속적으로 일정량의 약물 주입 • 가스주입식/단일유속형 가스의 화학반응으로 가스압력에 의해 피스톤을 밀어 약물 주입하는 방식
Infuser용 BAG	16,680	급여(기준선별 80%)	A79160.02(2등급) 직접주입용 의약품 주입용기구	약물저장용 수액백(PVC백으로 구성된 약물저장 주머니에 약물 주입하고 의약품 주입 펌프에 장착하여 약물을 주입할 수 있는 의약품 주입기구)로 통증 자가조절장치(Patient Controlled Module)에 연결하여 Infusion Pump와 Infusion용 Line과 함께 사용

품목군 명칭	상한금액(원)	급여여부	식약처분류	품목군 설명
Infuser용 LINE	24,940	급여 (기준선별 80%)	A79160.02(2등급) 직접 주입용 의약품 주입용기구	(전자) 기계식 의약품 주입펌프용 연결관으로 Infusion Pump와 Infusion용 Bag과 함께 사용 • 압력밸브, 유량조절기로 약물흐름이 차단되거나 유속의 문제점이 발생 시 알려주며 기계에 장착되어 약물흐름 통제 • IV 필터, 슬라이드클램프, 연결관 등으로 구성
Infuser용 BAG & LINE	37,230	급여 (기준선별 80%)	A79160.02(2등급) 직접 주입용 의약품 주입용기구	의약품 주입펌프용 약물 Bag 및 Line으로 전자식 주입펌프에 연결하여 약물 bag에 있는 약물을 환자의 정맥이나 경막외, 피하로 주입하기 위해 사용
(2) **Continuous & Bolus PCA**				일반적인 약품 기능에 미세조절(시간당 0.5–2ml)이 가능한 조절기가 부착되어 환자에게 약물을 투입하는 재료 • 품목군 주입방식[스프링/기계식/풍선식(대기압식)/가스식] 및 유속선택 기능에 따라 단일유속형/유속선택형으로 구분
Continuous & Bolus PCA (스프링식/단일유속형)	51,090	급여 (기준선별 80%)	A79010.05(2등급) 수동식 의약품 주입펌프	스프링의 탄성에 의하여 단일 유속 • 듀얼 스프링의 탄성력으로 일정한 비율과 양의 약물을 주입하는 기구
Continuous & Bolus PCA(기계식/유속선택형)	58,030	급여 (기준선별 80%)	A79010.01(2등급) 전동식 의약품 주입펌프	기계식/유속선택형 • 막힘 압력센서, 주입완료 알람 등을 내포하고 있으며 액정화면이 있고 유속을 조절할 수 있는 장점(무게가 풍선식이나 가스주입식보다 무거움)
Continuous & Bolus PCA [풍선식(대기압식)/단일유속형]	51,090	급여 (기준선별 80%)	A79010.04(2등급) 수동식 의약품 주입펌프	일반적인 약품 기능에 미세조절(시간당 0.5–2 ml)이 가능한 조절기가 부탁되어 환자에게 약물을 투입 • 자가 조절장치/풍선식/단일유속형
Continuous & Bolus PCA [풍선식(대기압식)/유속선택형]	65,950	급여 (기준선별 80%)	A79010.04(2등급) 수동식 의약품 주입펌프	일반적인 약품 기능에 미세조절(시간당 0.5–2 ml)이 가능한 조절기가 부탁되어 환자에게 약물을 투입 • 자가조절장치/풍선식/유속선택형 • 풍선수축식 Balloon의 압을 이용하여 약물을 일정하게 주입 • 유속선택형(0.1–8 ml/hr)
Continuous & Bolus PCA (가스주입식/단일유속형)	65,950	급여 (기준선별 80%)	A79160(2등급) 의약품 주입용기구	일반적인 약품 기능에 미세조절(시간당 0.5–2 ml)이 가능한 조절기가 부착되어 환자에게 약물을 투입 • 자가조절장치/가스주입식/단일유속형

품목군 명칭	상한금액(원)	급여여부	식약처분류	품목군 설명
Patient Controlled Module	10,140	급여 (기준선별 80%)	A79160(2등급) 의약품 주입용 기구	정맥내 및 피하로 약물을 주입하는데 엘라스토메릭기법을 사용하여 의약품을 주입하는 주입용 기구(휴대용, 일회용) PCM(Patient Control Module: 자가조절 장치)은 Infuser의 구성품
Bolus PCA	41,350	급여 (기준선별 80%)	A79010.04(2등급) 수동식 의약품 주입 펌프	휴대용 약물 주입 펌프로서 Balloon의 압을 이용하여 약물을 일정하게 주입 • 지속적으로 약물이 주입이 안 되며, PCM을 누를 때만 일시적으로 추가 약물 주입
Basal Bolus Infuser	45,270	급여 (기준선별 80%)	A79160(2등급) 의약품 주입용 기구	정맥 내 및 피하로 약물을 주입하는데 엘라스토메릭 기법을 사용하여 의약품을 주입하는 주입용기구(휴대용, 일회용) • PCM (Patient Control Module)과 함께 사용 • 원하는 유속, 용량에 맞는 infuser선택
9) 경막외 신경차단술용				국소마취제 등의 약물의 지속적 투여를 위해 경막외 공간에 삽입하는 Catheter • 품목군 삽입방법에 따라 Epidural Catheter와 지속적 경막외 블록크용으로 구분
(1) **Epidural Catheter**				품목군 구성에 따라 단품/ Set로 구분하고 Set 경우 "일반형"과 "Wire고정형"으로 분류함
Epidural Catheter	5,050	급여	A57300(2등급) 마취액 주입용 카테터	경막외마취와 척추부분마취시 마취액 주입 Catheter(단품)
Epidural SET (일반형)	9,820	급여	A57300(2등급) 마취액 주입용 카테터	경막외마취와 척추부분 마취시 마취액 주입 Catheter Set • 구성: Epidural Needle, Epidural Catheter, Connector, Filter, LOR Syringe등
Epidural SET(Wire고정형)	12,860	급여	A79120.01(2등급) 마취액 주입도구 한벌	경막외마취와 척추부분마취시 마취액 주입 Catheter Set으로 Coil형(카테터 내부에 Coil이 감겨 있음)으로 꺾어지지 않는 장점 • 끝부분은 Soft Tip으로 되어 있어 신경 손상을 방지하고, Side Hole로 넓은 부위에 마취 가능
(2) 지속적 경막외블록크용 (Port & Catheter)	447,270	급여	A79150.01(4등급) 이식형 의약품 주입기	경막외 신경차단술시 피하매몰 저장펌프 삽입술에 사용하는 Port형 장기유치카테터로 경막외강내에 삽입된 Catheter를 통해 약물 주입 • 흉곽 하단의 갈비뼈 안쪽에 Port를 심고 Catheter는 경막외강내 삽입하여 사용 • 구성: Catheter, Tunnel Device(Introducer 별도 필요 없음)

품목군 명칭	상한금액(원)	급여여부	식약처분류	품목군 설명
10) 척추강내약물 주입펌프이식술용				체내에 이식하여 약물을 주입하는 이식형 의약품 주입기구로 카테터를 척수강 내로 삽입하여 고정하고 약물 주입펌프를 하복부 피부아래 매몰하여 약물을 직접 척수강지주막내로 지속(장기간) 약물을 주입하는 이식형 의약품 주입기고 • 전신 작용하는 진통제 투여와 기존 치료(신경 차단술, PCA 등)로 효과를 보지 못하는 암성 및 만성 통증, 경직 환자의 장기적인 저용량 약물 치료로 통증 및 경직감소, 고용량 약물 투여로 인한 부작용을 줄이기 위함. • 품목군 사용목적에 따라 구성품별로 구분 • 4대 중증질환 보장성 강화로 비급여에서 선별급여 전환
척추강내약물 주입펌프이식술용 Catheter	1,851,200	선별 50%	A79160.02(2등급) 직접 주입용 의약품 주입기구	척수강 내에 삽입되어 약물 주입하는 카테터
척추강내약물 주입펌프이식술용 Catheter 부분교체 KIT	1,512,160	선별 50%	A79160.02(2등급) 직접 주입용 의약품 주입기구	Catheter의 Spinal segment만을 부분적으로 교체하기 위한 교체 KIT
척추강내약물 주입펌프이식술용 Catheter Passer	223,530	선별 50%	A79160.02(2등급) 직접 주입용 의약품 주입기구	펌프와 연결된 Indura catheter를 피하적으로 카테터 삽입부까지 밀어 넣는데 사용
척추강내약물 주입펌프이식술용 Infusion pump	13,520,000	선별 50%	A79160.02(2등급) 직접 주입용 의약품 주입기구	배터리로 작동되는 이식형 제품, 프로그래밍한 지침에 따라 약물을 저장하고 주입함(약 7년 간격으로 교체)
척추강내약물 주입펌프이식술용 약물 재주입 KIT	63,810	선별 50%	A79160.02(2등급) 직접 주입용 의약품 주입기구	약물을 재주입하기 위한 재료(약 3개월 마다 교체)
척추강내약물 주입펌프이식술용 Access Port 주입용 KIT	135,210	선별 50%	A79160.02(2등급) 직접 주입용 의약품 주입기구	Catheter Access Port로의 특정 약물 및 염료를 주입
척추강내약물 주입펌프이식술용 Programmer	207,400	선별 50%	A79010.04(4등급) 전동식 이식형 의약품 주입펌프	척수강내 약물 주입펌프이식술 환자가 약물 용량을 조절하여 자가 통증 관리가 가능한 환자용 Programmer – 환자의 증상이 예측 가능한 상태에 따라 약물 주입 주기, 약물 양, 횟수 등을 프로그래밍하여 사용(돌발성 통증 발현 시 단발성 주입도 가능, 배터리로 작동)
관련행위				바 2 마취, 바 22 경막외 신경차단 자 484 나. 척수강내 약물 주입펌프이식술

품목군 명칭	상한금액(원)	급여여부	식약처분류	품목군 설명
관련기준				• Infusion pump와 수액유량 조절기 등의 급여기준(고시 제2016-112호, 2016.07.01) • 경막외 신경차단술(피하매몰 저정기 펌프 삽입술에 의한 방법)시 장기유치용 Port형 카테터의 인정기준(고시 제2005-72호, 2005.11.10.) • Epidural catheter 인정기준(고시 제2009-250호, 2010.01.01.) • Epidural set(또는 Catheter) 별도 산정기준(고시 제2010-86호, 2010.11.01) • 척수강내 약물 주입 펌프 이식술의 급여기준(고시 제2014-107호, 행위 2014.06.30)

소모성 재료

연번	제목	세부사항 고시원문	쉽게풀어쓰기
13	처치 및 수술시 사용되는 소모성 재료 (Tegaderm, Ioban)의 급여기준	처치, 수술시 사용되는 소모성 재료로 수술 전 피부 준비용 플라스틱 Tape(상품명: Ioban 등)와 환부에 부착시키는 반투과성 막인 멸균드레싱용 재료(상품명: Tegaderm 등)에 대하여 재료대 별도 인정여부를 검토한 결과, 소독제인 Iodine이 점착되어 있는 수술 전 피부준비용 플라스틱 Tape는 지속적인 항균 및 멸균 상태 유지로 수술중이거나 수술후의 감염방지 효과와 수술부위 절개, 봉합을 용이하게 하여 조직 손상이 감소되는 장점이 있으나 수술시 및 수술후의 감염 예방을 위하여 보조적으로 사용하는 재료로서 소정 수술료에 포함되므로 별도 산정할 수 없음. 그러나, 투명한 반투과성 멸균드레싱 재료는 염증반응이 없는 상처부위(Clean wound)에 접착시켜 드레싱의 제거없이 상처 부위의 관찰이 용이하고, 외부의 산소 투과 및 내부의 땀과 수분의 방출로 정상적인 피부기능을 유지하여 합병증 예방 효과가 있으며 1회 사용으로 장기간(3~4일간)의 드레싱 유지가 가능하여 처치 횟수 감소의 장점이 있으므로, 동 재료는 [Central IV line]과 [Skin Graft Donor site]에 사용한 경우에 한하여 실사용량을 별도 산정하되, 이외의 경우에는 해당 처치 및 수술료에 포함되므로 그 비용을 별도 산정할 수 없음. (고시 제2000-73호, 2001.01.01. 시행)	• "수술 전 피부준비용 플라스틱 Tape(상품명: Ioban 등)"는 소독제 Iodine(요오드)이 끈끈하게 달라붙어 있어 지속적인 항균 및 멸균 상태를 유지하며 수술중이나 수술 후 감염 예방을 위하여 보조적으로 사용하는 재료로 관련된 수술 행위비용에 재료비용이 포함되어 사용하는 재료로 관련된 수술 행위비용에 재료 비용이 포함되어 요양기관에서 별도로 재료비용을 청구할 수 없음. • 환부에 부착시키는 반투과성 막인 "멸균드레싱용 재료(상품명: Tegaderm 등)"는 염증반응이 없는 상처부위(Clean wound)에 접착시켜 드레싱의 제거없이 상처부위의 관찰이 용이하고, 외부의 산소 투과 및 내부의 땀과 수분의 방출로 정상적인 피부기능을 유지하여 합병증 예방효과가 있으며 1회 사용으로 장기간(3~4일간)의 드레싱 유지가 가능하여 처치횟수 감소의 장점이 있으므로, [Central IV line]과 [Skin Graft Donor site]에 사용한 경우에 한하여 실제 사용량으로 비용을 청구하되, 이외의 경우에는 해당 처치 및 수술행위 비용에 재료비용이 포함되므로 요양기관에서 별도로 재료비용을 청구할 수 없음. 〈용어설명〉 1) Central IV line: 약제 투여 및 혈액 채취를 위해 장기간 정맥혈관을 안전하게 확보할 필요가 있으며 이때 주로 사용되어지는 혈관이 중심정맥으로 이 부위(중심정맥, Central Venous Line)에 중심 정맥카테터(Central Vein Catheter)를 삽입하게 됨. 2) Skin Graft Donor site: 피부 이식을 위해 피부를 떼어준 공여 부위

연번	제목	세부사항 고시원문	쉽게풀어쓰기
39	운동점 차단술시 NEEDLE ELECTRODE 급여기준	이상근육의 위치 확인 후, 치료 약물을 주입할 때 사용하는 운동점 차단술용 NEEDLE ELECTRODE는 여러 근육에 수회 실시하더라도 1일 1개 인정함. 다만, 상지 및 하지 근육을 동시에 시술하는 경우 1개를 추가 인정함. (고시 제2017-15호, 2017.02.01. 시행)	1. 운동점 차단술시 이상근육의 위치 확인 후, 치료 약물을 주입할 때 사용하는 "Teflon coating needle"은 여러 근육에 수회 실시하더라도 1일 1개 재료 비용을 요양기관에서 청구할 수 있음. 2. 다만, 상지 및 하지 근육을 동시에 시술하는 경우 1개 비용을 추가로 청구할 수 있음. 〈용어설명〉 1) 운동점 차단술: 근육의 이상으로 근육경직이 있는 경우 페놀, 알콜, 보톡스 등을 주입하여 근육을 이완시킴으로써 근경직을 낮추는 목적으로 사용하는 치료
검사료 1	심전도 침상 감시시 사용하는 Electrode의 인정 갯수	나725다 (1) 심전도 침상감시시 사용되는 전극은 2일에 4개 산정을 원칙으로 함. (고시 제2007-46호, 2007.06.01. 시행)	심전도 침상감시(Bedside ECG Monitoring)시 사용되는 전극(Electrode)은 2일에 4개 청구를 원칙으로 함. 〈용어설명〉 1) 심전도 침상감시: 침상에서 심장의 활동 상태를 지속적으로 관찰하는 검사로, 비정상정인 활동 감지시 경적을 울리게 하거나 기록할 수 있음. 2) 전극(Electrode): 심장의 활동 신호를 감지하기 위해 신체에 부착하는 패치 형태의 부착물

Section 9

자동차보험

Section

9 자동차보험

일반원칙

자동차보험 진료수가에 관한 기준

개정 2017.12.26 고시 제2017-990호

제1장 총칙: 제1조(목적), 제2조(정의), 제3조(적용범위)–생략

제2장 진료의 기준 및 진료수가의 인정범위 및 산정방법

제4조(진료의 기준) 의료기관은 교통사고 환자의 조속한 원상회복을 위하여 필요한 진료에 최선을 다하되, 그 진료는 **의학적으로 인정되는 범위 안**에서 **보편, 타당한 방법, 범위 및 기술** 등에 따라 행하여야 한다.

제5조(진료수가의 인정범위):

가. **교통사고 환자에 대한 진료수가의 인정범위**는 다음 각 호에 따른다.

1) '국민건강보험법' 제41조제3항 및 제4항에 따라 보건복지부장관(보건복지부장관이 그 권한을 위임하거나 위탁한 경우에는 그 위임 또는 위탁을 받은 자를 포함한다. 이하 같다.)이 정한 내역 및 기준

2) '국민건강보험법' 시행규칙 별표 7에 따른 '장애인보장구에 대한 보험급여기준'

3) '응급의료에 관한 법률' 제23조제1하에 따른 응급의료수가기준

나. 제1항에서 정한 인정범위(이하 : 건강보험기준"이라 한다.)와 달리 정하는 사항에 대해서는 다음 각 호에 따른다.

1) 건강보험기준과 달리 적용할 필요에 의하여 별표 1에 규정된 사항

2) 건강보험기준에 규정되지 않았거나 요양급여로 정하지 아니한 진료항목에 대해 별표2에 규정된 사항

3) 제2호에 정하지 아니한 항목의 진료수가에 대하여 고용노동부장관이 고시한 '산업재해 보상보험 요양급여 산정기준'의 별표 "산재보험에서 추가로 인정하는 요양급여의 범위 및 비용산정기준"에 규정된 사항. 다만, 제1절 치과 보철의 [진료원칙] 중 제6호, 제7절 보험급여청구서 호가인 및 진단서 발급 수수료, 제10절 재활보조기구 처방 및 검수료, 제11절 이송료, 제 14절 전신 해부에 따른 비용, 제15절 재활치료료 중 제 3호는 제외한다.

다. 진료수가 적용기준 및 방법에 관한 세부사항은 별표 3에 따른다.

라. 제2항제2호 및 제3호에 명시된 항목이 건강보험기준의 개정으로 새로이 요양급여의 범위에 포함되는 경우에는 그날부터 건강보험기준에 따른다.

마. 법 제31조제1항제1호에 따른 의료재활시설의 재활의학과 전문의가 다음 각호의 어느 하나에 해당하는 환자의 동의를 받아 시범재활치료를 할 경우에는 별표 4에 따른다.

1) 사고 후 2년 이내의 기간동안 치료 중인 환자로서 적극적인 재활치료의 효과가 기대되는 경우

2) 사고 후 2년이 경과하였으나 부적절한 치료(전문재활치료를 중단한 경우 등)를 받은 환자로서 적극적인 재활치료의 효과가 기대되는 경우

제6조(진료수가 인정 제외대상)

가. 5조에 따른 인정범위의 진료비에도 불구하고 다음 각 호에 해당하는 진료비는 그 인정범위에서 제외된다.

1) **명백히 해당 자동차 사고와 인과관계가 없는 상병(傷病)에 대한 진료비.** 다만, 해당 자동차 사고 당시에는 증상이 없었으나 환자에게 고의 또는 중대한 과실이 없으며 의료기관 또한 고의 또는 과실없이 진료 중에 발생한 증상("합병증"을 말한다)에 대한 진료비는 그러하지 아니하다.

2) **해당 자동차사고가 있기 전에 이미 가지고 있던 증상**("기왕증"을 말한다)에 대한 진료비. 다만, 기왕증이라 하여도 해당 자동차사고로 인하여 악화된 경우에는 그 악화로 인한 진료비는 그러하지 아니하다.

3) **교통사고환자의 요구로 발생한 상급병실료**(일반병실료와의 차액을 말한다). 다만, 「보험업법」에 따라 인가된 자동차보험약관이 정하는 기준에 의하여 부득이하게 상급병실을 사용한 경우에는 그러하지 아니하다.

4) **교통사고환자가 제12조제1항에 따른 의료기관의 퇴원 또는 전원(轉院) 지시에 불응하는 경우**에 그 지시일의 다음 날부터 그 의료기관에서 입원함으로 인하여 증가된 진료비. 다만, 퇴원 또는 전원 지시에 따라 통원치료 또는 다른 의료기관으로 전원하여 발생한 진료 비는 그러하지 아니하다.

나. 제1항에 따라 진료수가의 인정범위에서 제외되는 비용은 교통사고환자 등에게 청구할 수 있다. **다만, 제1항제1호 단서 중 의료기관의 고의 또는 과실로 인한 합병증에 대한 진료비는 그러하지 아니하다.**

제7조(선택진료비용의 인정범위 등)–생략

제8조(진료수가의 산정방법)

가. 제5조의 진료수가 인정범위는 다음 각 호의 비용으로 산정하되, 제4호 및 제5호는 각 호의 순서에 따라 적용한다.

1) 건강보험기준 중 상대가치점수, 금액이 정해진 행위, 치료 재료, 상한금액이 정해진 약제에 대해서는 '국민건강보험법' 제45조제4항 및 제46조, 같은 법 시행령 제21조제2항, 제3항제1호,제3호 및 제22조에 따른 요양급여의 상대가치점수 및 금액

2) 제5조제1항제2호에 의한 장애인보장구는 '국민건강보험법' 시행규칙 '별표7'에 의한 금액

3) 제5조제2항제1호부터 제3호까지에서 정한 항목 및 제5조제5항에서 정한 항목에 대해서는 그 항목의 점수 및 금액

4) 제1호 및 제 3호에서 비용이 정해지지 아니한 행위는 '건강보험 행위 급여, 비급여 목록표 및 급여 상대가치점수' "제2부 행위 급여목록, 상대가치점수 및 산정지침" 중 가장 유사한 분류항목의 점수 및 금액

5) 건강보험기준의 비급여대상으로 상대가치점수가 정해지지 아니한 행위는 해당 진료에 소요된 실제비용, 비급여로 정해진 치료재료 및 상한 금액이 정해지지 않은 약제는 의료기관의 실구입가

나. 제1항에도 불구하고 제5조제2항 각 호의 인정범위 중 금액으로 정한 항목은 의료기관 종별가산율을 적용하지 아니하되, 별도로 가산을 인정하는 항목은 그러하지 아니하다.

다. 개별 의료기관이 제5조의 진료수가 인정범위에 해당하는 비용에 관하여 별도로 정한 금액 또는 실제 구입금액이 제1항제1호부터 제4호까지의 규정에 따라 정한 금액보다 낮은 경우에는 제1항제1호부터 제4호까지의 규정에도 불구하고 그 금액을 산정한다.

제3장 진료수가의 청구, 지급절차 및 방법 등: 제9조(진료수가의 청구, 지급절차 및 방법 등), 제10조(진료기록의 확인청구), 제11조 (삭제)–생략

제4장 보칙: 제12조(교통사고환자의 퇴원, 전원 지시 등), 제13조(전자문서교환방식의 표준화), 제14조(재검토기한)–생략

부칙 〈2017.12.26〉 제1조 (시행일)

청구의 Tip

신경차단술 등 급여 항목은 건강보험의 고시, 중심조 결정사항, 지심조 결정사항, 심사지침 등을 따른다.
비급여 항목은 대체 항목이 없을 경우 인정하며, 근복공의 적용 기준 등을 따른다.

[별표 1] 건강보험기준과 달리 적용하는 사항(제5조제2항제1호 관련)

대분류	건강보험기준 및 응급의료기준 중 달리 적용하는 사항
일반사항	[의료기관 종별가산율] 「건강보험 행위 급여 · 비급여 목록표 및 급여 상대가치점수」의 제1편 제1부 "II. 요양기관 종별가산율" 1항의 의료기관 종별에 따라 가산하는 비율을 다음과 같이한다. 1. 가목은 45% 2. 나목은 37% 3. 다목은 21% 4. 라목은 15%
제1장 기본진료료	[입원료] 「건강보험 행위 급여 · 비급여목록표 및 급여 상대가치 점수」 제1편 제2부 제1장 [산정지침] 2. 입원료 등 라. ⑸ 및 ⑹을 다음과 같이 한다. 1. 상급 종합병원과 종합병원을 제외한 의료기관의 입원료(가-2)는 입원 51일째부터 150일까지는 해당 점수의 90%를 산정하고(산정코드 첫 번째 자리에 '8'로 기재), 입원 151일째부터 해당 점수의 85%를 산정한다. (산정코드 첫 번째 자리에 '9'로 기재). 2. 종합병원의 입원료(가-2)는 입원 기간에 관계없이 해당 점수의 100%를 산정한다. 3. 상급 종합병원의 입원료(가-2, 가-9)는 입원기간에 관계없이 해당 점수의 100%에 병원관리료 100%를 가산하여 산정한다. (산정코드 두 번째 자리에 '9'로 기재) 다만, 4인실로 신고하는 1~3 인실 입원료의 병원 관리료는 키-1-바 특정 병원관리료 (VA016, 90016)로 산정하되, 산정기간은 2015.9.1.부터 2018.12.31.까지 진료분에 한한다.
제5장 주사료	[주사료] 피하 또는 근육내주사(마-1)는 외래는 1일 1회, 입원은 1일 4회 이내만 산정한다. 다만, 응급을 요하거나 진료상 반드시 필요한 경우에는 예외로 한다. 수액제 주입로를 통한 주사(마-5-1)는 외래는 1일 1회, 입원은 1일 4회 이내만 산정한다.
제7장 이학요법료	[이학요법료] 표층열치료(사-101), 한냉치료(사-101-1), 경피적 전기자극치료(사-104), 간섭파 전류치료(사-104의 '주')는 수상일로 부터 17일까지 외래는 1일 1회 2부위까지, 입원은 1일 2회 2부위까지 산정하며, 수상일로 부터 18일 이후부터는 부위 불문하고 외래는 1일 1회, 입원은 1일 2회만 산정한다.
제9장 처치 및 수술료 등	생략함.

[별표 2] 건강보험기준에 규정되지 않았거나 요양급여로 정하지 아니한 진료 항목에 대한 사항(제5조 제2항 제2호 관련)

분류번호	코드	분류	금액(원)
		[입원료]	실제소요비용 (일반병실료와의 차액)
키-1		상급병실료	
	VA011(90011)	가. 1인실	
	VA012(90012)	나. 2인실	
	VA013(90013)	다. 3인실	
		[검사료]	
노-775	EZ775	관절계를 이용한 무릎관절인대검사	20,470
노-776	VB021~VB024 (91021~91024)	**체온 열검사 Thermography(전신)**	
		주 부위별 수가는 전신의 60%를 산정한다.	
	VB011 (91011)	가. 상급종합병원	117,510
	VB012 (91012)	나. 종합병원	95,710
	VB013 (91013)	다. 병원	92,120
	VB014 (91014)	라. 의원	92,120
		[영상진단 및 방사선 치료료]	
키-5		X-Ray 필름 복사(매당)	
	VC011	가. 상급종합병원	4,000
	VC012	나. 종합병원	3,700
	VC013	다. 병원	3,400
	VC014	라. 의원	3,200
키-24	VC040	영상진단 저장매체 복사수수료 (개당) 주 1. CD 등 저장매체 종류에 불문하고 소정금액을 산정한다. 2. 타 의료기관으로의 전원 등 진료상 필요하여 복사한 경우 산정한다.	10,000
		[정신요법료]	
오-6	NZ006	행동치료 Behavior Therapy	20,470
		[처치 및 수술료]	
조-83	SZ083	추간판내 고주파 열치료술 Intra Discal Electrothermal Therapy 주 1. '건강보험 행위 급여, 비급여 목록표 및 급여 상대가치 점수 '제1편 제2부 제9장 자-49다. 척추수핵 용해술 소정점수에 25%를 가산하여 산정한다. 2. '치료재료 급여, 비급여 목록 및 급여 상한금액표'의 "추간판내 고주파 열치료술용" 중 사용된 재료대는 별도 산정한다. [기타]	
카-21		슬링 sling	실구입가
	VM061	가. 팔걸이 arm sling	
	VM062	나. 쇄골밴드, 8자형 밴드	

주 행위에 사용된 약제 및 치료 재료는 별도로 명시된 경우를 제외하고는 각 분류항목의 소정점수(금액)에 포함되므로 별도 산정하지 아니한다.

[별표 3] 자동차 보험진료수가 적용기준 및 방법에 관한 세부사항(제5조 제3항 관련)

연번	항목	제목	세부인정사항
1	일반사항	진료수가(행위) 인정범위	1. 교통사고 환자에 대한 진료수가(행위)는 건강보험 요양급여 목록에 등재(고시)되어 있는 행위를 우선 인정함. 2. 건강보험기준에서 비급여로 정해진 행위에 대해서는 요양급여 대상에 대체가능한 행위가 없거나 환자의 증상 및 질병의 정도에 따라 진료상 반드시 필요한 경우 사례별로 인정함.
2		진료수가(약제) 인정범위	1. 교통사고 환자에게 사용하는 약제는 약사법령에 의한 허가 · 신고 사항(효능 · 효과, 용법 · 용량 등) 범위 내에서 환자의 증상 등에 따라 필요 · 적절하게 투여하여야 함. 2. 이 경우 건강보험 '약제급여 목록 및 급여 상한 금액표'에 등재된 약제를 우선 이정하고, 등재되지않은 약제를 사용하는 경우에는 별도 산정이 가능한 약제로서 등재된 약제 중 대체 가능한 약제가 없거나 환자의 증상 및 질병의 정도에 따라 진료상 반드시 필요한 경우 사례별로 인정함.
3		진료수가(치료 재료) 인정범위	1. 교통사고 환자에게 사용하는 치료 재료는 약사법 및 기타 다른 관계법령에 의하여 허가 · 신고 또는 인정된 사항(효능 · 효과 및 사용방법)의 범위 내에서 환자의 증상에 따라 의학적 판단에 의하여 필요 적절하게 사용하여야 함. 2. 이 경우 건강보험에서 요양급여 대상인 치료재료를 우선 인정하고, 비급여대상으로 정해진 치료재료는 요양급여 대상 치료재료 중 대체가능한 치료재료가 없거나 환자의 증상 및 질병의 정도에 따라 진료상 반드시 필요한 경우 사례별로 인정함. 3. 건강보험 기준에서 인정범위 등이 별도 정해지지 않은 경우에는 '치료 재료 급여 · 비급여 목록 및 급여 상한금액표' 상 · 중분류의 사용 용도 범위 내에서 사용하되, 환자 진료상 불가피하게 사용 용도범위를 벗어나 사용한 것으로 확인이 되는 경우는 사례별로 인정함.
4		진료수가(신의료 기술 등) 인정범위	1. 건강보험에서 요양급여대상 또는 비급여대상으로 결정되지 않은 새로운 행위 및 치료 재료(신 의료기술 등)를 자동차 사고 환자에게 시행 또는 사용하는 경우, 인정범위는 건강보험요양급여대상 여부의 결정신청서가 접수된 행위 · 치료 재료로서, 건강보험기준 중 대체 가능한 행위 · 치료 재료가 없거나 환자의 증상 및 질병의 정도에 따라 의학적으로 불가피한 경우에 인정함. 2. 이 경우 의료기관은 해당 신의료 기술 등에 대한 가격(행위는 실제 비용, 치료 재료는 실구입가)을 기재한 비용 산정 목록표를 심사평가원에 제출하여야 함.
5		건강보험기준 중 전액 본인부담 항목에 대한 인정기준	자동차 보험 진료수가 기준 제5조제1항에 의한 건강보험기준 중 인정기준을 초과하여 환자 본인이 전액을 부담하는 부분에 대해서는 교통사고환자의 진료를 위해 필요한 경우 인정할 수 있음.
7	입원료	교통사고환자에 대한 상급병실료 산정기준	「자동차 보험 진료수가에 관한 기준」 제6조제1항에 의거 보험업법에 따라 인가된 자동차 보험약관에 의하여 부득이하게 상급 병실을 사용한 경우에는 입원당 약관에서 정하는 범위 내에서 기본입원료 외에 상급병실료(일반병실료와의 차액)를 별도 산정하되, 보험회사 등은 상급병실의 사용이 부득이한지 여부를 면밀히 관찰하여 불필요한 상급병실 사용이 발생하지 않도록 하여야 함.

연번	항목	제목	세부인정사항
8		건강보험(의료급여 포함) 또는 산재 등 타 법령에 의거 진료를 받고 있던 환자가 자동차보험으로 적용될 경우 입원료 체감제 적용 방법	건강보험(의료급여 포함) 또는 산재등 타법령에 의거 진료를 받고 있던 환자가 자동차보험으로 적용될 경우 입원료 체감제는 자동차보험 적용일로부터 적용함.
9	의약품 관리료	건강보험(의료급여 포함) 또는 산재 등 타 법령에 의거 진료를 받고 있던 환자가 자동차보험으로 적용될 경우 입원환자 의약품 관리료 산정방법	건강보험(의료급여 포함) 또는 산재 등 타법령에 의거 진료를 받고 있던 환자가 자동차보험으로 적용될 경우 입원환자 의약품 관리료는 자동차보험 적용일을 시점으로 하여 해당 소정 점수의 의약품관리료를 산정함.
10	이학요법료	교통사고환자에 대한 물리치료사 1인당 1일 물리치료 실시 입원	해당항목의 물리치료를 실시할 수 있는 일정한 면적의 해당 치료실과 실제 사용할 수 있는 장비를 보유하고 있는 의료기관에서 재활 및 물리치료를 실시한 경우에 상근하는 물리치료사 1인당 물리치료 실시 인원(물리치료 실시 총 청구건수를 의미함)은 월평균(또는 주 평균) 1일 30명까지 인정함. 다만, 상근물리치료사 1인 이상이 근무하는 기관에서 시간제, 격일제 근무자(주3일 이상이면서 주 20시간 이상 근무하는 자)의 경우 0.5인으로 보아 월 평균(또는 주 균) 1일 15명까지 인정함. ※ 월 평균(주평균) 물리치료 실시 인원 = 1개월간(1주일간) 총 물리치료 청구건수(물치치료 실시 연인원) ÷ 1개월간(1주일간) 물리치료사 근무일수
12	입원료 및 식대	입원료 및 식대 심사 기준	1. 교통사고 환자의 입원은 의사가 진료상 필요하다고 인정하여 진료기록부상 의학적으로 타당한 기록이 있는 경우 인정함. 2. 의료기관은 입원 중인 교통사고환자의 입원이 불필요하다고 판단한 경우 환자에게 퇴원을 지시하여야 함. – 환자가 퇴원지시에 불응하는 경우 의료기관은 퇴원 또는 전원 소견을 보험회사등에 즉시 서면으로 통지(별지 제3호 서식)하고, 환자나 보호자에게 퇴원 및 전원의 필요성을 충분히 납득할 수 있도록 설명하고 진료기록부에 기재하여야 함. – 보험회사등은 의료기관에서 통지된 퇴원 또는 전원 가능 소견서에 대하여 의료기관에 입원진료비 지급보증 중지 여부를 회신하여야함.(별지 제4호 서식) – 심사 기관은 보험회사등이 의료기관으로부터 퇴원 또는 전원 가능소견을 통지 받고 입원진료비 지급보증 중지를 회신하기 전까지의 입원료와 입원진료비 지급보증 중지를 회신하지 아니한 경우의 입원료는 인정하여야 함. 3. 입원중인 환자가 주치의의 허가를 받아 외박시 입원료는 산정가능하나, 연속하여 24시간을 초과하는 경우에는 입원료 중 입원환자 병원관리료만 산정함. 이때 병원관리료 산정방법은 건강보험 입원환자 외박시 병원관리료 산정방법과 동일함. 또한 입원중인 환자가 무단으로 외출, 외박하는 경우에는 무단 외출, 외박일 이후 입원료는 인정하지 아니함.

연번	항목	제목	세부인정사항
13	진료수가 제외대상	진료비 처리방법	명백히 해당 자동차사고와 인과관계가 없는 상병에 대한 진료비 및 교통사고 환자가 해당 자동차사고가 있기 전에 가지고 있던 증상("기왕증"을 말한다)의 진료비에 대하여 – 보험 회사등은 환자 또는 보호자에게 '건강보험 등으로 처리됨' 을 서면으로 안내(별지 제5호 서식) – 의료기관은 주치의의 의학적 판단에 따라 진료비 구분하여 청구 – 심사기관은 자동차 보험진료수가 인정범위에서 제외되는 것으로 판단하는 경우 그 진료비를 인정하지 아니하나, 제6조제1항제 1호 및 제2호의 단서조항에 해당하는 경우 해당 진료비를 인정함
14	처치 및 수술료	동일 피부 절개하에 2가지 이상 수술을 동시 시술시 수가 산정방법	동일 피부 절개하에 2가지 이상 수술을 동시에 시술한 경우 자동차 보험진료수가의 인정범위(제5조)내에서 모든 수술료에 대하여 주된 수술은 소정점수(또는 금액)에 의하여 산정하고, 제2의 수술부터는 해당 수술 소정점수(또는 금액)의 50%, 상급 종합병원 · 종합병원은 해당 수술 소정점수(또는 금액)의 70%를 산정함. 다만, 주된 수술시에 부수적으로 동시에 실시하는 수술의 경우에는 주된 수술의 소정점수(또는 금액)만 산정함
17	시범재활치료	대상자 선정절차	1. 제5조 제5항의 재활의학과 전문의는 시범재활치료가 필요하다고 판단한 환자에게 시범재활치료에 대해 설명한 후 '시범재활치료 계획 및 환자동의서'(별지 제6호 서식)를 작성하고, 7일이내에 지급 의사를 통지 받은 보험회사 등에게 제출한다. 2. 시범 재활치료 대상자를 통보 받은 보험회사등은 의료재활시설이 심사기관으로 해당 환자에 대한 자동차보험진료수가를 청구한 경우 해당 환자가 시범 재활치료 대상자임을 심사기관에 알려야 한다. 3. 시범 재활치료 대상자의 시범 재활치료 기간 연장이 필요한 경우, 재활의학과 전문의는 '시범 재활치료계획 및 환자동의서' 에 현재의 환자 상태, 기간 연장이 필요한 사유 및 연장 기간 등을 기재하여 시범 재활치료 기간이 종료되기 7일전까지 보험회사 등에게 제출한다.
18	시범재활치료	재가적응훈련관 대상자 선정절차	1. 제5조 제5항의 재활의학과 전문의는 교통사고로 인하여 독립적 일상 생활동작의 수행이 완벽하지 못하여 간헐적으로 타인의 도움이 필요하다고 판단되는 환자(환자의 보호자를 포함한다)에게 재가 적응훈련관에서 실시하는 특수재활치료에 대해 설명한 후 '자동차보험 재가 적응훈련계획 및 동의서'(별지 제9호 서식)를 작성하고, 7일 이내에 지급 의사를 통지 받은 보험회사 등에게 제출한다. 2. 재가 적응훈련 대상자를 통보 받은 보험회사등은 의료 재활시설이 심사기관으로 해당 환자에 대한 자동차 보험진료수가를 청구한 경우 해당 환자가 재가 적응훈련관에서 실시하는 특수재활치료 대상자임을 심사기관에 알려야 한다.
19	입원환자식대	교통사고 환자에 대한 치료식 영양 관리료 적용기준	당해 요양기관에 소속된 영양사가 1인당 1일 40명 이하의 환자에게 치료식(멸균식 포함)을 제공한 경우에 산정한다. 그외 치료식 영양관리료 산정기준, 영양사 인력 산정기준 및 현황 통보 기준은 건강보험기준을 적용한다.

[별표 4] 교통사고 환자 시범 재활치료 항목 및 기준에 관한 사항(제5조 제5항 관련)

1. 시범 재활치료 대상자만 별도 인정 항목(주 의료기관 종별가산율은 적용하지 아니한다.)

(1) 기본진료료: 생략

(2) 검사료: 생략

(3) 이학요법료: 생략

(4) 수중운동치료: 생략

2. 시범 재활치료 대상자만 적용하는 건강보험기준 완화 항목

분류번호	분류	산정기준
가-2	입원료(Inpatient Care)	입원기간에 관계없이 「건강보험 행위 급여·비급여 목록표 및 급여 상대가치 점수」 제1편 제2부 제1장 가-2 입원료 해당 점수의 100%에 병원관리료 100%를 가산하여 산정(산정코드 두 번째 자리에 '9'로 기재)
나-610가	신경학적검사-일반검사 (Neurologic Examination)	신경계 질환에만 월 2회 이내 산정하되, 정신기능, 뇌신경 운동기능, 지각기능, 반사 자율신경계 및 자세, 보행, 실화 등을 순서로 전 신체신경 부위에 대하여 시행하였을 경우 산정
나-661	도수근력검사 (Manual Muscle Test)	월 2회이내 산정
너-771	일상생활 동작검사 (Activities of Daily Living Test)	1. 월 2회이내 산정 2. Functional Independence Measure(FIM), 척수신경 평가 도구(SCIM)를 이용한 경우에도 소정점수를 산정한 다.(EY772)
너-773	관절가동범위검사 (Range of Motion Test)	1. 월 2회 이내 산정 2. 같은날 여러 부위에 실시한 경우에는 상, 하지, 수부 3부위로 구분하여 각 부위별로 소정점수를 1회만 산정하되 양측 병변이 있는 경우 각각 산정
사-105	마사지치료[1일당] (Massage Therapy)	1. 상지·하지 관련 상병으로 인한 관절구축을 개선하기 위해 실시한 경우에도 산정 2. 수기로 10분 이상 실시한 경우에 산정
사-106	단순운동치료[1일당] (Simple Therapeutic Exercise)	1. 입원은 1일 2회, 외래는 1일 1회 산정 2. 같은날 「건강보험 행위 급여·비급여 목록표 및 급여 상대가치 점수」 제1편 제2부 제7장 제2절 사-116 운동치료, 집단운동치료 또는 수중운동치료를 실시하는 경우 주된 항목 1종만 산정
사-116	운동치료[1일당] (Therapeutic Exercise)	1. 입원은 1일 2회, 외래는 1일 1회 산정 2. 전산화된 평가 및 치료가 가능한 등척성 운동기구를 사용하여 근력운동을 30분 이상 실시하고 전산화된 정량적 평가결과지를 비치한 경우에도 '등속성 운동치료'로 산정 3. 같은날 「건강보험 행위 급여·비급여 목록표 및 급여 상대 가치점수」 제1편 제2부 제7장 제1절 사-106 단순 운동치료, 집단 운동치료 또는 수중 운동치료를 실시하는 경우 주된 항목 1종만 산정
사-128-나	사회사업상담 (Social Work Counselling)	1. 주 1회 산정하되, 치료기간 중 3회 이내만 산정 2. 같은 날 집단상담 또는 재활심리상담-개인을 실시한 경우 주된 항목 1종만 산정

청구의 Tip

자동차보험에서 신경차단술은 수상 후 2주내 조기 시행 시 불인정한다.(단, 사례별 예외 적용)
입원: 사지 염좌 및 타박-1주, 경요추 염좌-2주, 신경뿌리병증-3주, 골절-4주 이며, 그 이상은 주 2~3회 외래 방문으로 조정하고, 나머지는 불인정함.(즉, 초과 주수 n×2.5로 인정함.)

공개심의 사례

- **교통사고 후 편타손상, 요부 염좌 상병하 장기간 입원일수 인정 여부**

청구: 입원료 28일, 투약, 물리치료, 신경차단술 등

심사:

입원료 14일 인정, 초과분은 주당 외래 2-3회로 하여 5회로 조정함.

신경차단술은 수상 2주 후, 주 2-3회 청구 관련 인정함.

물리치료 인정함.

- **교통사고 후 경추 MRI 인정여부**

청구내역

여자/17세

사고일자: 2013.08.30

진료일자: 2013.09.02

C.C: 구통증, 우측 상지 얼얼한 통증(tingling sensation), 요부 통증, 메스꺼움을 동반한 어지럼증, 의식소실(-), 구토(-)

사고경위: 급우회전 중 직진차량과 충돌운전자

청구내역: 경추 MRI 1×1×1

C spine MRI 결과 Imp) Within Normal Limit, Sprain

결정사항

고통사고환자의 척추 촬영시 신경학적 이상 소견이 확인되는 경우에는 관찰기간 없이 촬영이 가능하나, 신경학적 소견없이 통증만으로는 보존적 치료하에 통상적인 관찰 기간(**적어도 CT는 3~4일, MRI는 7일 이상**)이 필요하며, 동 관찰기간 이후에도 증상이 지속되거나 악화될 경우에 촬영할 수 있다고 판단됨.

동 사례(F/17)는 환자의 경추통, tingling sensation 호소로 수상 4일째 경추 MRI를 촬영한 건으로, 객관적인 이학검사 결과없이 환자의 주관적인 증상만으로 조기 촬영한 경추 MRI는 심사 조정함. 2013.12.20. 자동차보험심사자문위원회

• **교통사고 후 도수치료 인정여부**

청구내역

여자/74세

사고일자: 2013.05.20

진료일자: 2013.11.01 계속

상병명: 상세불명의 관절증, 아래다리

상세불명의 견갑골 부분의 골절, 폐쇄성

청구내역: 도수치료 1 × 20회

결정사항

도수치료 15회를 이미 초과하여 산정되었으므로 도수치료 20회 심사조정

관련근거

〈산재요양급여 산정기준 [별표]〉

도수치료 주 1. 재활의학과, 정형외과, 신경외과전문의가 직접 10분 이상 실시한 경우에 주 3회 이내 산정하되, 치료기간 중 15회 이내만 산정

마취통증의학영역에서의 초음파 청구

주 1. 만1세 미만의 소아에 대하여는 소정점수의 50% 를, 만1세 이상 만6세 미만의 소아에 대하여는 소정점수의 30%를 가산한다.(산정코드 첫 번째 자리에 만1세 미만은 A, 만 1세 이상~만 6세 미만 은 B로 기재)

2. 도플러 검사를 실시한 경우 소정점수의 10%를 가산한다(산정코드 두 번째 자리에 1로 기재). 다만, 「나-940」, 「나-943」, 「나-948」, 「나-952」, 「나-956」, 「나-961」은 소정점수에 포함되어 있으므로 그러하지 아니한다.

3. 조영제를 사용하여 검사한 경우 소정점수의 30%를 가산하고(산정코드 두 번째 자리에 2로 기재), 검사 시 사용된 조영제는 별도 산정한다.

기본 초음파

분류번호	코드	분류	점수	의원	병원
나-940		단순초음파			
	EB401	가. 단순초음파(I) One Point Ultrasonography	130.01	10,580	9,560
	EB402	나. 단순초음파(II) Simple Ultrasonography	260.03	21,170	19,110

1. 단순초음파(II)
   A. 분류된 진단초음파의 해부학적 부위 상태를 모두 확인하는 것이 아니라, 일부만을 확인하기 위하여 시행하는 초음파검사–경두개결손 뇌실질 초음파 등
   B. 처치, 시술 진행시 보조 역할로 시행하는 초음파
   C. 천자 부위 위치확인(방광 천자, 관절 천자 등)
   D. 카테터 삽입 부위 위치확인(경경정맥간내문맥정맥단락술 등)
   E. 다발성 골절 진단을 위하여 늑골, 늑연골, 흉벽 근육 등에 초음파 검사를 시행한 경우에는 나942나 유방, 액와부 제외한 흉부 초음파로 산정하며, 단발 골절 시는 나940나 단순초음파 (II)로 산정함.

진단 초음파

분류번호	코드	분류	점수	의원	병원
나-946		근골격, 연부			
		가. 관절 초음파 Joint Ultrasonography			
	EB469	주 류마티스성 질환에 의한 다발성 관절염을 진단 또는 평가하기 위하여 3부위 이상의 관절을 종합적으로 검사한 경우 1,165.61점을 산정 한다.			
	EB461 EB462	(1) 손가락[1] · 발가락[2] (편측) [Finger, Toe(Unilateral)]	544.62	44,330	40,030
	EB463 EB464	(2) 주관절[3] · 슬관절[4] (편측) [Elbow, Knee (Unilateral)]	600.00	48,840	44,100
	EB465– EB468	(3) 고관절[5] · 견관절[6] · 손목관절[7] · 발목관절[8] (편측) [Hip, Shoulder, Wrist, Ankle (Unilateral)]	751.34	61,160	55,220
		나. 연부조직 초음파 Soft Tissue Ultrasonography			
	EB470	(1) 일반 General	544.62	44,330	40,030
	EB471	(2) 정밀 Detailed	699.55	56,940	51,420

1. **관절초음파 Joint Ultrasonography (편측)**

A. 관절초음파(편측)는 양측 병변이 있는 경우에 해당 부위 소정점수의 200%를 산정함. 다만, 편측 병변의 비교, 관찰을 위해 양측에 시행한 경우에는 해당 부위 소정점수의 100%로 산정함.

B. 수근관절과 족근관절만 단독으로 검사할 경우 나 946가(1)로 산정하고, 손목관절이나 발목관절을 같이 검사할 경우 나946가(3)으로 산정함.

분류번호	코드	분류	점수	의원	병원
나-950		신경			
		가. 중추신경계 초음파 Central Nervous System Ultrasonography			
		주 만 1세미만 소아를 대상으로 검사한 경우에 산정하되, 제5절 '주 1'에도 불구하고 해당 가산은 소정점수에 포함되어 있으므로 산정하지 아니한다.			
	EB501	(1) 경천문 뇌 Brain(Transfontanelle)	1,653.90	134,630	121,560
	EB502	(2) 척수 Spinal Cord	1,653.90	134,630	121,560
	EB503	나. 말초신경 초음파(편측) Peripheral Nerve Ultrasonography	493.27	40,150	36,260
	EB504	주 사지 신경 모두를 종합적으로 검사한 경우 1,286.78점을 산정한다.			

2. **노985(비급여) 수술중 초음파의 범위**

A. 수술실에서 사용되는 모든 초음파 검사를 의미함. 수술 중에 문합 부위 혈류 계통을 확인하는 간단한 행위부터 수술 중 지속적 모니터링하는 행위까지 포함됨. 다만, 심혈관조영실, 혈관조영실 등은 수술실이 아니므로 수술중 초음파가 아니며, 유도초음파 혹은 특수초음파로 산정함.

유도 초음파

분류번호	코드	분류	점수	의원	병원
나-956		유도초음파 Guiding Ultrasonography For Procedure			
	EB561	가. 유도초음파(I)	443.90	36,130	32,630
	EB562	나. 유도초음파(II)	887.80	72,270	65,250
	EB563	다. 유도초음파(III)	1,065.36	86,720	78,300
	EB564	라. 유도초음파(IV)	2,663.40	216,800	195,760

3. 나956 유도초음파 산정방법

A. 천자, 세침 흡인, 생검, 경피적 경화술, 고주파열치료술 등의 행위를 양측 장기에 각각 시행하거나, 편측에 여러 번 시행하더라도 주된 유도 초음파 소정 점수를 1회만 산정함.

B. (예시 1) 양측 유방에 초음파 유도하 생검을 시행한 경우 유도 초음파(II)의 소정점수 100%를 산정함.

C. (예시 2) 초음파 유도 하 신 낭종을 흡인하고 경화술을 시행할 경우 유도 초음파(III)의 소정점수 100%를 산정함.

D. 초음파 검사의 급여 기준에 따라 급여 목록 중 제2장(검사료) 또는 제9장(처치 및 수술료 등)에 해당될 경우 산정함.

특수 초음파

분류번호	코드	분류	점수	의원	병원
나-961		심장			
	EB611	가. 경식도 심초음파 Transesophageal Echocardiography	2,427.91	197,630	178,450
	EB610	주 선천성 심질환에 검사를 실시한 경우 295.85점을 별도 산정한다.			
	EB612	나. 심장내 초음파 Intracardiac Echocardiography	2,670.71	217,400	196,300

청구의 Tip

1. 중심정맥관 삽입시 확인: 단순초음파(II) 청구
2. 초음파 유도 하 갑상선 생검: 유도초음파(II) 청구

산업재해보상보험

Section 10

별첨 복합부위통증증후군 업무처리 지침

Section 10

산업재해 보상보험

일반원칙

산업재해 보상보험 요양급여 산정기준

2017.12.29 일부개정, 고용노동부 고시 제2017-116호(2081.1.1 시행) 7-990호

[별표] 산재보험에서 추가로 인정하는 요양급여의 범위 및 비용산정기준

제15절 재활치료료〈신설 2011.12.30〉

1. 전문 재활치료료

산정지침 〈개정 2014.03.31., 2016.12.30., 2017.12.29〉

A. 해당 항목의 재활치료를 실시할 수 있는 일정한 면적의 해당 치료실과 실제 사용할 수 있는 장비를 보유하고 있는 요양기관에서 재활의학과 전문의가 상근하고, 해당 전문의 또는 전공의 처방에 따라 상근하는 물리치료사 또는 해당분야 전문치료사가 실시하고 그 결과를 진료기록부에 기록한 경우에 산정한다.

B. 전문 재활치료료는 산정기준의 산정 횟수 제한에도 불구하고 진료상 필요하다는 의사의 소견이 있는 경우 추가로 인정할 수 있다.

C. 행위진료료 가산특례는 증식치료 및 도수치료, 체외충격파치료-근골격계 질환에 대하여만 적용한다.

D. 언어재활사의 자격기준은 '장애인복지법'에 따른다.

[치료 종류 및 금액] 〈개정 2014.03.31., 2016.12.30., 2017.12.29〉

분류번호	분류	지급대상	금액(원)
어-3	증식치료(Prolotherapy) [1일당] 가. 사지관절부위 나. 척추부위	1. 전문재활치료료 산정 지침 제1호에도 불구하고, 재활의학과 전문의 또는 동통재활분야 교육을 이수한 의사가 직접 실시한 경우에 산정 2. 사용된 약제 및 유도료는 소정 금액에 포함되므로 별도 산정하지 않음 3. 관절 및 그 주위부를 1부위(요 · 천추부위는 1부위)로 하며, 동일에 2이상의 부위에 각각 실시한 경우에는 소정금액의 50%를 가산하여 산정하되, 실시부위를 불문하고 최대 2부위 이내만 산정 4. '가', '나' 각각 치료기간 중 6회 이내만 산정	5,750 11,520

분류번호	분류	지급대상	금액(원)
어-4	도수치료(Manual Therapy) [1일당]	1. 카이로프랙틱(Chiropractic), 정골의학(Osteopathy), 정형도수치료(Orthopaedic manual therapy) 등의 도수 치료는 치료방법에 따라 다음 각 목에 해당하는 전문과목의 전문의 또는 물리치료사가 실시한 경우 산정 하며, 도수 치료는 주 3회 이내 산정하되, 치료기간 중 15회 이내만 산정 가. 전문 재활치료료 산정지침 제1호에도 불구하고 도수 치료는 재활의학과, 정형외과, 신경외과 전문의가 10분 이상 실시한 경우에 산정 나. 위 "가"의 규정에도 불구하고 정골의학(Osteopathy), 정형도수 치료(Orthopaedic manual therapy) 등의 도수 치료는 물리치료 사가 실시할 수 있되, 의사의 지시 감독하에 물리치료사가 30분 이상 실시한 경우에 산정 2. 시술 부위를 불문하고 소정금액을 산정 3. 행위 및 상대가치 점수 제7장 이학요법료 맛사지치료(사-105)는 소정 금액에 포함되며, 운동치료(사-106, 사-116)또는 재활기능치료(사-130)와 동시에 실시한 경우에는 주된 항목의 소정 금액만 산정	25,000
어-5	체외 충격파치료-근골격계 질환 (Extracorporeal Shock Wave Therapy)	1. 근골격계 질환(가관절, 골절 지연유합, 석회 화성 건초염, 족저근막염, 종골 골극, 상완골 내상과염 및 외상과염, 동결건, 견관절 회전 근개파열, 어깨 건초염 및 활액낭염)이 발병 하고 3개월간 보존적인 치료에도 호전이 없는 통증환자에 대하여 실시한 경우에 산정 2. 전문 재활치료료 산정 지침 제1호에도 불구하고, 재활의학과 또는 정형외과 전문의가 직접 10분 이상 실시한 경우에 주 1회 산정하되, 최초 시술시부터 4회 이내만 산정 3. 다만, 상병명, 환자의 상태 및 동 치료에 대한 환자의 반응 등에 따라 제통되지 않을 경우에는 치료의 방향 등을 고려하여 2회에 한하여 추가 산정	42,030

2. 제16절 냉각부하검사료

[산정지침] 〈신설 2016.12.30.〉

A. **레이노증후군 진단**을 목적으로 의사의 처방에 따라 검사를 실시하고 그 결과를 작성한 경우에 산정한다.

B. 냉각부하검사료에는 검사에 필요한 촬영료, 판독료 및 재료대가 포함된 것으로 간주하며, 행위진료료 가산특례는 적용하지 않는다.

분류번호	분류	금액(원)
요-1	냉각부하검사	50,000

Thermography(적외선 체열 촬영) 관련

1. 고용노동부 고시 제2016-55호(2016.12.30)
2. 적용: **복합부위통증증후군, 신경병증성 통증, 말초혈관 질환(레이노증후군 포함)** 환자에게 실시한 경우 산정 가능
3. 상근 전문의 및 전공의 처방에 따라 의사 또는 임상병리사가 실시하고 그 결과를 진료기록부에 기록한 경우 산정
4. 실시부위: **체간(얼굴포함), 좌, 우, 상, 하지 5부위로 구분. 각 부위별 소정금액 산정. 2 부위 검사부터는 소정금액의 50%씩 가산하되 최대 5부위까지 산정 가능. 치료기간 중 1회만 산정.**

복합부위통증증후군 업무처리 지침

근거법령: 산업재해보상보험법

지침번호: 2014-22호

입안책임부서: 재활계획부

제 · 개정 구분: 제정

제정일자: 2014.08.28

개정일자: -

개정차수: -

시행일자: 2014.09.01

복합부위통증증후군 업무처리 지침

제정 2014.08.28. 지침 제2014-22호

목차

2. (참고자료) 통증관련 장해보상기준-12

Ⅰ. 추진배경

- 현재 산재요양 상병인 복합부위통증증후군(CRPS)은 AMA(미국의사협회) 5판('00년)을 기준으로 진단
  - 그간, AMA 제6판으로의 개정(2008년)과 IASP(세계통증학회) 기준 (2007년)도 마련되어 의학계에서 활용중
- 한편, 공단과 법원(IASP 기준)의 진단기준 차이로 행정소송 반복 패소, 국민권익위원회 등은 공단의 진단기준에 대해 문제제기

  ※ 행정소송('11년~'13년) : 공단 패소 4건, 원처분 취소 17건
- 최근 국내외 의학계에서 복합부위통증증후군에 대한 **객관적 진단을 위한 진단기준 등이 마련**되고 있는 실정
  - 이에 **산재보험에서의 복합부위통증증후군 진단기준(진단방법, 평가방법 등)을 마련하여 합리적 운용을 도모할 필요**

  ※ 그간, **AMA 6판은 임상적 진단 부족을, IASP 기준**은 진단방법, 객관적 평가방법이 미흡하다는 문제점 지적이 있었으나, 최근 국내외 의학계에서 복합부위통증증후군에 대한 **객관적 진단을 위한 진단기준 등이 마련**

Ⅱ. 복합부위통증증후군 개요

1. 정의

- 복합부위통증증후군(CRPS*)은 드물게 발생하는 교감신경계의 질환으로 극심한 만성적으로 나타나는 것이 특징

  * CRPS: Complex Regional Pain Syndrome
- 사지의 외상 후, 그리고 드물게는 중추신경 손상(뇌졸중, 척수손상)이나 심근경색증 후에 발생하는 특징적인 통증과 함께,
  - 감각이상, 자율신경계의 기능부전, 운동기능장해 그리고 영양이상 등의 여러 증상을 동반하는 신경병성 통증 병변

2. 분류

- '손상 유형'에 따라, 제1형은 질환이 유발하는 침해성 손상(비신경성 손상), 제2

형은 말초신경 손상이 있은 후 발증하는 증후군

구분	제1형 (반사성 교감신경이영양증)	제2형 (작열통)
원인	외상(종류와 무관)	신경의 부분 손상
부위	병변 부위와 무관 (사지 말단부)	거의 대부분 손상신경의 지배영역에 국한
증상의 확산	필수 내지 매우 빈번 (말초부위에서 점차 근부위로)	드물다
자발통(自發痛)	대부분 심부와 천부체위에 따라 통증의 정도가 달라짐	천부통증이 우세 체위에 따른 통증 변화 없음
이질통	대부분 확산되는 경향	신경지배 영역에 필수적
자율신경증상, 운동증상, 감각증상	말초부위에서 전체적으로 확산되는 경향	신경손상과 연관

1) 제1형: 손상이나 질병으로부터 회복되는 과정에서 시간의 경과에 따라 증상이 호전되지 않고 교감 신경계의 비정상적인 장기간의 반응 때문에 통증, 부종, 관절강직, 피부탈색, 다한증 및 골다공증 등 여러증상이 발생하는 질환
2) 제2형: 총상이나 교통사고, 자상, 열상 등으로 신경손상으로 인해 발생하며 국소통증, 감각변화, 이질통, 통각과민, 체온의 비대칭, 발한 이상, 피부색 이상, 부종 등의 증상이 발생하는 질환

3. 발병원인 및 시기

- 유발인자는 외상, 발치, 수술, 석고고정술 등이 원인으로 추정(명확한 규명은 없는 실정)
  - 발병시기는 모든 연령에서 발생가능하며 대개 손상 직후 발생하지만 수개월 이후에도 발생

4. 증상

가. 제 1기(조기, early stage: 발병 후 3개월)

- 특징적인 주 증상은 심한 통증과 감각과민, 이질통 그리고 뚜렷한 국소 부종을 호소
  - 그외 피부는 따뜻하며 빨갛고 땀이 많으며, 근육의 경련과 관절운동 제한(조기 증상들은 경미한 경우 수주 후 호전)

나. 제 2기(이영양성기, dystrophic stage: 3개월~1년)

- 통증의 악화가 광범위해지며, 부종도 점차 퍼지고 딱딱해짐.
  - 사지가 차고 창백하고, 얇고 반질반질해지며, 털이 적어지고 손톱이나 발톱이 부서지고 잘 갈라짐.
  - 관절이 두꺼워지고 수동적 운동 제한, 골다공증이 보이기 시작, 근력이 약해지고, 수지의 정밀한 협동운동이 잘 되지 않음.

다. 제 3기(위축기, atrophic stage: 1년 이후)

- 통증과 감각장해는 다소 감소하나 사지 전체를 침범할 수 있음.
  - 영양 변화(營養, trophic change)심화, 피부의 변화 진행, 연부조직 및 근육의 위축과 관절구축
  - 방사선 사진에서 골의 광범위한 위축(골다공증)이 보임.(심화 및 지속시 기능저하 회복 불가)

5. 치료

1) 통증치료

가. 약물치료: 마약성 진통제, 항경련제, 항우울제, 경구용 스테로이드 제재를 투여

나. 중재적치료(시술) : 교감신경차단술, 척수신경자극기 삽입술*, 척수강내 약물주입기 이식술, 교감신경절제, 심부 뇌자극술

* '척수신경자극기 설치술 관련 적용지침' 참조(지침 2012-43호)

다. 신경조절치료: 침, 경피전기신경자극 치료, 척수자극 치료

2) 기능회복을 위한 재활치료

가. 작업치료

나. 물리치료: 근력강화, 온냉교대욕, 마사지, 초음파치료, 전기자극치료 등

3) 심리치료 및 정신과적 치료

※ 치료기간: 대개 치료되기까지 6-12개월이나 5% 정도는 만성통증으로 진행. 다만 CRPS의 예후는 다양하고 그 이환기간 또한 다양하기 때문에 증상별로 치료기간을 특정할 수 없음.

III. 복합부위통증증후군 진단기준 적용지침

1. 진단기준

〈산재보험 요양상병 「복합부위통증증후군」 진단기준〉

전반적 정의

복합부위통증증후군은 어떤 외상이나 병소에서 일반적으로 예견되는 시간적인 경과나 통증의 정도와는 부합하지 않는 국소적인 지속적 자발통이나 유발통이 있는 특징을 보이는 일련의 통증의 상황들을 말한다. 이러한 통증은 특정한 신경의 영역이나 피부분절을 따르지 않고 국소적으로 나타나며 감각이상, 혈관운동이상, 운동이상, 발한기능 이상, 이영양성 변화 등이 나타나면 병기가 진행됨에 따라 다양한 경과를 보인다.

임상적인 진단을 위해서는 반드시 아래의 진단 기준을 충족시켜야 한다.

1. 유발되는 이벤트와 부합하지 않는 지속적인 통증이 있어야 한다.
2. 아래의 4개의 카테고리 중 3개에서 최소한 1개 이상의 증상이 있어야 한다.
   1) 감각이상: 감각과민, 이질통
   2) 혈관운동이상: 체온 불균형, 피부 색깔의 변화와 불균형
   3) 발한 이상/부종: 부종, 발한의 변화와 불균형
   4) 운동 이상/이영양성 변화 : 운동 가동역 감소, 운동부전, 모발, 손발톱, 피부에 있어서의 이영양성 변화
3. 평가 당시에 아래의 4개의 카테고리들 중에 최소한 2개 이상의 카테고리에서 최소한 1개 이상의 징후가 있어야 한다.
   1) 감각이상: 바늘로 자극하는 등의 자극에 대해 통각과민, 가벼운 접촉자극, 냉온자극, 심부체성 압박, 관절운동 등에 의한 이질통의 증거가 있어야한다.
   2) 혈관운동이상: 양측 체온의 1도 이상의 불균형, 피부 색깔의 변화와 불균형에 대한 증거가 있어야 한다.
   3) 발한 이상/부종: 부종, 발한의 변화와 불균형의 증거가 있어야 한다.
   4) 운동기능 이상/이영양성 변화: 운동 가동역 감소, 운동부전, 모발, 손발톱, 피부에 있어서의 이영양성 변화에 대한 증거가 있어야 한다.
4. 다른 진단이 이러한 증상들이나 질환들을 더 잘 설명해 주는 경우에는 진단에서 배제한다.

2. 진단기준에 대한 필요한 범주별 검사항목

1 보다 객관적인 감별진단을 위해 필수 검사항목 지정

징후		진단방법	필수 검사항목
감각이상	• 자발통	☐ VAS ☐ NRS	• NRS • CRPS type II는 EMG/NCS
	• 통각과민, 이질통 (기계적, 열성, 심부체성)	☐ QST ☐ EMG/NCS	
혈관운동이상	• 혈관 확장 또는 수축	☐ 삼상 골스캔	• 삼상 골스캔, 사진촬영(포토)
	• 피부 온도의 비대칭	☐ 체온열검사	
	• 피부색의 변화	☐ 사진촬영	
발한이상/부종	• 부종	☐ 단순방사선 ☐ 초음파 ☐ MRI	• 3개 중 1개항목 (판독지에 부종 여부 명시)
		☐ 사진촬영	• 사진촬영(포토)
	• 다한증 또는 저한증	☐ QSART	• 의무기록지
운동이상/ 이영양성 변화	• 운동부전	☐ 도수근력평가(MMT) ☐ 관절가동범위검사(ROM) ☐ 골밀도검사(BMD) ☐ CT	• 골밀도검사(BMD), CT촬영
	• 운동가동역 감소	☐ 사진촬영	• 사진촬영(포토)
	• 모발 또는 손발톱 변화 • 피부위축		

- 「사진촬영」은 의료인이 직접 촬영한 사진 인정
- NRS, 사진촬영료는 기본진료료에 포함되므로 별도 산정하지 아니함.
  (다만, 필름, 사진 현상 인화료 또는 칼라프린트 인화지는 별도 산정함.)
- 필수 검사항목으로 징후 판단이 곤란하여 필수검사항목 이외 진단방법이 필요하다는 자문의사회의 심의 소견이 있을 경우 특별진찰 실시

〈참고: 검사항목 용어 정의〉

- VAS(Visual Anaalog Scale): 1–10 숫자로 통증 정도 평가
- NRS(Numerical Rating Scale): 1–10 세부 눈금으로 통증 정도 평가
- EMG/NCS(Electro–Myo–Graphy/Nerve Conduction Study): 근육과 신경의 움직임에 따라 발생하는 전류의 변화를 기록하는 근전도/신경전도 검사
- QST(Quantitative Sensory Testinge): 열자극역치(냉 · 온자극), 기계적 자극역치, 열성통증 역치, 진동 역치 등의 정량적 감각검사 측정

- QSART(Quantitative sudomotor axon reflex testing): 자율신경계 이상들을 평가할 수 있는 정량적인 땀 분비 축색 반사 검사

3. 상병 결정 및 요양관리

- 요양상병(추가상병) 신청
  - 복합부위통증증후군으로 요양상병(추가 상병)을 신청할 경우, 복합부위통증증후군 Ⅰ형 또는 Ⅱ형을 확인
  - 또한, 의료기관에서 작성한 진단기준(평가표)와 필수검사 결과지가 누락되지 않도록 확인 철저

    ※ 누락되었을 경우 보완요청으로 평가표와 필수검사 결과지는 반드시 첨부토록 함.
- 요양상병 결정: "자문의사회의 심의"
  - 복합부위통증증후군 상병은 만성통증, 기능장애, 운동장애 증상 및 이러한 증상(특히 만성통증)의 지속화로 인한 정신장애 등 복합적인 증상을 보이므로 다수의 전문적인 의학적 소견이 필요하므로 자문의사회의에서 심의 결정
  - 자문의사회의 구성 : 2개 이상 전문과목으로 구성된 자문의사회의 심의(전문과목: 신경외과, 정형외과, 마취통증의학과, 재활의학과, 신경과, 정신건강의학과)
- 요양관리 결정: 통증치료 전문 의료기관에서 요양
  - 복합부위통증증후군 치료의 핵심 분야는 약물치료, 중재적 통증치료, 재활치료 그리고 심리치료 및 신경정신과적 치료등 다학과적 치료가 필요하므로
  - 통증치료를 전문으로 하는 의료기관에서 요양하도록 의료기관 결정

    (통증치료 전문과목: 신경외과, 신경과, 마취통증의학과, 재활의학과)

    ※ 요양중인 산재보험 의료기관에 통증치료 전문과가 없을 경우 통증치료 전문과가 있는 산재보험 의료기관으로 전원 또는 병행진료

4. 진단기준 적용일

- (적용일자) CRPS 진단기준 적용은 2014. 9. 1부터 시행하되, 2014. 9. 1 이전에 접수되어 현재 진행 중인 민원서류에 대하여도 적용
  - 2014. 9. 1 이전에 접수되어 진행 중인 민원서류에 대하여 필수 검사항목이 누락된 경우 특별진찰 실시

- (기 불승인처분에 대한 적용) 기존 업무매뉴얼에 의한 CRPS 요양상병 불승인처분에 대하여는 재해자의 재신청이 있을 경우 변경된 진단기준으로 판단

Ⅳ. 행정사항

- (기 불승인처분에 대한 적용) 기존 업무매뉴얼에 의한 CRPS 요양상병 불승인처분에 대하여는 재해자의 재신청이 있을 경우 변경된 진단기준으로 판단
  - (요양 중인 산재근로자) 재해자의 추가상병 요양급여 신청에 의거 IASP 진단기준으로 판단
  - (요양종결한 산재근로자) 재해자의 요양 관계와 상병상태 악화 여부에 따라 추가상병 신청 또는 재요양신청으로 판단

    ※ 보험급여는 신청일 기준으로 3년 시효 적용하는 것이 원칙
- (필수 검사항목 확인 철저) 요양담당자는 CRPS 진단기준에 필요한 필수 검사항목에 따른 결과지, 필름, 사진 등을 철저히 확인한 후 자문의사회의 상정하고, 만일 미비한 부분이 있으면 반드시 보완 후 상정토록 함.

  붙임 : 평가표(의료기관용, 소속기관용)

평가표-의료기관용

복합부위통증증후군의 진단기준

재해자		성별/생년월일		작성일시	

진단기준

임상 증상 및 증후	해당	비해당	필수검사
복합부위통증증후군을 야기시킬 수 있는 침해성 요인들이나, 사지 고정 등의 병인이 확실히 있어야 한다.			
최초 수상일	년 월 일		
최초 증상 발생일 : □수상직후 □수상 후 ( )년 경과 후			
다른 특정 질환 (PHN, DM neuropathy) 등에 의한 증상			
증상(Symptom)			
(1) 감각이상 ☐ 감각과민 ☐ 이질통			
(2) 혈관이상 ☐ 혈관 확장 또는 수축 ☐ 피부 온도의 비대칭			
☐ 피부색의 변화			
(3) 부종 또는 발한 이상 ☐ 부종 ☐ 다한증 또는 저한증			
(4) 운동 또는 이영양성 변화 ☐ 운동 가동역 감소 ☐ 운동부전 ☐ 손발톱 또는 모발의 변화 ☐ 피부위축 또는 피부 이영양성 변화			
징후(Sign)			
(1) 감각이상 ☐ 통각과민 ☐ 이질통			☐ NRS ☐ EMG/NCS
(2) 혈관이상 ☐ 혈관 확장 또는 수축 ☐ 피부 온도의 비대칭 ☐ 피부색의 변화			☐ 삼상골스캔 ☐ 체열촬영 ☐ 사진촬영
(3) 부종 또는 발한 이상 ☐ 부종 ☐ 다한증 또는 저한증			☐ 사진촬영(필수) ☐ 의무기록지(필수) ☐ 단순방사선 ☐ 초음파 ☐ MRI

(4) 운동 또는 이영양성 변화 ☐ 운동 가동역 감소 ☐ 운동부전 ☐ 손발톱 또는 모발의 변화 ☐ 피부위축 또는 피부 이영양성 변화			☐ BMD ☐ CT촬영 ☐ 사진촬영
해당되는 증상 및 증후 범주의 총 개수			
(1) 증상 : 4범주 중 총 ( )범주에 해당 (2)징후 : 4범주 중 총 ( )범주에 해당			

※ 유의사항

1. 감각이상: EMG/NCS는 CRPS 제2형인 경우에만 필수검사
2. 혈관이상: 3개 항목 모두 필수검사(사진촬영은 의료인이 촬영 필수)
3. 부종 및 발한이상: 필수 외 3개항목 중 1개 이상 필수검사(판독지에 부종여부 명시)
4. 운동 또는 이영양성 변화: 3개항목 모두 필수검사(사진촬영은 의료인이 촬영 필수)

검사결과	
1. ☐ NRS ☐ EMG/NCS	
2. ☐ QST	
3. ☐ 3상 골스캔	
4. ☐ 체열촬영	
5. ☐ 단순방사선 ☐ 초음파 ☐ MRI	
6. ☐ QSART	
7. ☐ 골밀도검사(BMD) ☐ CT촬영	
8. 신경정신과적 검사 결과	
9. 기타 검사 결과	
작성의사: 면허번호 :	

평가표–소속기관용

복합부위통증증후군 진단 심의표

<table>
<tr><td>재해자</td><td></td><td>성별/생년월일</td><td></td><td colspan="2">재해일자</td><td></td></tr>
<tr><th colspan="4">임상 증상 및 증후</th><th>해당</th><th>비해당</th><th>필수 확인자료</th></tr>
<tr><td colspan="4">복합부위통증증후군을 야기시킬 수 있는 침해성 요인들이나, 사지 고정 등의 병인이 확실히 있어야 한다</td><td></td><td></td><td></td></tr>
<tr><td colspan="4">다른 특정 질환(PHN, DM neuropathy) 등에 의한 증상</td><td></td><td></td><td></td></tr>
<tr><td colspan="7">증상(Symptom)</td></tr>
<tr><td colspan="4">(1) 감각이상
☐ 감각과민 ☐ 이질통</td><td></td><td></td><td></td></tr>
<tr><td colspan="4">(2) 혈관이상
☐ 혈관 확장 또는 수축 ☐ 피부 온도의 비대칭
☐ 피부색의 변화</td><td></td><td></td><td></td></tr>
<tr><td colspan="4">(3) 부종 또는 발한 이상
☐ 부종 ☐ 다한증 또는 저한증</td><td></td><td></td><td></td></tr>
<tr><td colspan="4">(4) 운동 또는 이영양성 변화
☐ 운동 가동역 감소
☐ 운동부전
☐ 손발톱 또는 모발의 변화
☐ 피부위축 또는 피부 이영양성 변화</td><td></td><td></td><td></td></tr>
<tr><td colspan="7">징후(Sign)</td></tr>
<tr><td colspan="4">(1) 감각이상
☐ 통각과민 ☐ 이질통</td><td></td><td></td><td>☐ NRS ☐ EMG/NCS</td></tr>
<tr><td colspan="4">(2) 혈관이상
☐ 혈관 확장 또는 수축
☐ 피부 온도의 비대칭
☐ 피부색의 변화</td><td></td><td></td><td>☐ 삼상골스캔
☐ 사진촬영</td></tr>
<tr><td colspan="4">(3) 부종 또는 발한 이상
☐ 부종 ☐ 다한증 또는 저한증</td><td></td><td></td><td>☐ 사진촬영(필수)
☐ 의무기록지(필수)
☐ 단순방사선
☐ 초음파
☐ MRI</td></tr>
<tr><td colspan="4">(4) 운동 또는 이영양성 변화
☐ 운동 가동역 감소
☐ 운동부전
☐ 손발톱 또는 모발의 변화
☐ 피부위축 또는 피부 이영양성 변화</td><td></td><td></td><td>☐ BMD
☐ CT촬영
☐ 사진촬영</td></tr>
<tr><td colspan="7">해당되는 증상 및 증후 범주의 총 개수</td></tr>
<tr><td colspan="7">(1) 증상 : 4범주 중 총 (　)범주에 해당 (2)징후 : 4범주 중 총 (　)범주에 해당</td></tr>
</table>

진단기준

※유의사항

1. 감각이상: EMG/NCS는 CRPS 제2형인 경우에만 필수 확인
2. 부종 및 발한이상: 필수 외 3개항목 중 1개 이상 필수 확인

근로복지공단 자문의사 전문의

성명 : (인)

참고자료

통증 관련 장해보상기준

- 동통 및 장해등급과의 관계
  - 기질적 또는 기능적 장해가 남고 동시에 국부에 제12급 EH는 제14급 정도의 동통등 신경증상을 수반하는 경우는 개개의 장해로 인정하지 않고 기질적 또는 기능적 장해와 신경증상 중 상위의 등급을 인정
  - 신경계통의 기능 또는 신경기능장해
  - 장해인정 원칙
    - ⋯› 뇌신경 및 척수신경의 신경통에 대해서는 동통 발작의 빈도, 동통의 강도와 지속시간 및 동통의 원인이 되는 타각적 소견과 동통이 노동능력에 미치는 영향을 판단하여 결정
  - 장해등급기준
    - ⋯› 7급: 손쉬운 노무 외에는 노동에 항상 지장이 있는 정도의 동통이 있는 사람
    - ⋯› 9급: 일반적인 노동능력은 남아 있지만 동통에 의해 때때로 노동에 종사할 수 없기 때문에 취업 가능한 직종의 범위가 상당한 정도로 제한되어 있는 사람
    - ⋯› 12급: 노동에 통상지장이 없지만 때때로 노동에 지장을 주는 정도의 동통이 있는 사람
  - 작열통(작열통, Causalgia)
  - 작열통의 정의 및 장해인정 원칙
    - ⋯› 작열통은 외상이 치유되는 과정 중에 동통의 성질, 강도 등에 대해서 병적인 증상을 보이는 것으로 사지 또는 기타의 신경불완전 손상에 의하여 발생

···› 작열통은 의학적으로 이상한 동통의 원인이 설명될 수 있는 것이기 때문에 사라져 버린 것이 아니고 남은 경우는 장해보상의 대상이 되지만, 외상 후 생긴 동통이 자연적 경과에 따라 사라진다고 인정되는 것은 장해보상의 대상에서 제외

- 장해 등급기준

···› 신경계통의 기능 또는 신경기능장해에 준하여 7, 9, 12급 인정

···› 수상 부위의 동통(국부의 신경증상)

···› 12급: 노동에는 통상 지장이 없지만 때때로 강도의 동통으로 인하여 어느 정도 지장이 있는 사람

···› 14급: 노동에는 지장이 없지만 수상 부위에 거의 항상 동통이 남거나 또는 신경손상으로 인해 동통 이외의 이상감각이 나타나는 경우

- 외상성신경증(외상성신경증)
  - 외상성신경증의 정의 및 장해인정 원칙

···› 외상성신경증은 외상이 원인이 되어 발생하는 기질적 변화라고 증명하는 것이 불가능한 심인반응(모든 외상에 수반하여 발생 가능하고 정신건강의학과등의 진단이 필요)

- 장해 등급기준

···› 14급: 정신의학적 요법으로 치유가 안되는 경우

주 약어

- 근복공 : 근로복지공단
- 중심조 : 중앙심사조정위원회
- 지심조 : 지역심사조정위원회

Section

11

참고문헌

참고문헌

1. 마취통증의학. 대한마취통증의학회. 2014년 3판. 여문각.
2. 통증의학. 대한통증학회. 2012년 4판. 신원의학
3. 통증수기의 정석. 대한통증학회. 2016년 1판. 메디안북.
4. 통증 초음파 실전 22례. 대한통증학회. 2018년 1판. 메디안북.
5. 건강보험요양급여비용. 건강보험심사평가원. 2018년 2월판.
6. 요양급여의 적용기준 및 방법에 관한 세부사항과 심사지침. 건강보험심사평가원. 2017년 8월판.
7. 요양급여의 적용기준 및 방법에 관한 세부사항(약제)과 심사지침. 건강보험심사평가원. 2017년 7월판.
8. 요양급여비용 청구길라잡이. 건강보험심사평가원 서울지원. 2018년 3월판.
9. 자동차보험진료수가 심사업무에 관한 규정, 청구서 명세서 작성요령. 건강보험심사평가원 자동차보험심사센터 자보심사운영부. 2018년 2월판.
10. 의료급여 청구 부당사례 모음집. 건강보험심사평가원. 2017년 12월판.
11. 2017년 손에 잡히는 의료 심사, 평가 길잡이. 건강보험심사평가원. 2018년.
12. 치료재료 건강보험 가이드맵. 건강보험심사평가원. 2017년 12월판.
13. 쉽게 풀어 쓴 치료재료 급여기준. 건강보험심사평가원. 2017년 12월판.
14. 자동차보험진료수가에 관한 기준. 건강보험심사평가원 자동차보험심사센터 자보심사운영부. 2017년 12월판.
15. 자동차보험진료수가 심사업무처리에 관한 규정, 청구서, 명세서 세부작성요령. 건강보험심사평가원. 2018년 2월판.
16. 정보제공 및 소통을 위한 자동차보험 진료수가 의료기관 교육. 건강보험심사평가원 자동차보험심사센터 자보심사운영부. 2015년 5월판.